Climatério e Menopausa

Climatério e Menopausa

2ª Tiragem

Coleção Febrasgo

COORDENAÇÃO

Maria Celeste Osório Wender
César Eduardo Fernandes
Marcos Felipe Silva de Sá

© 2019 Elsevier Editora Ltda.

Todos os direitos reservados e protegidos pela Lei 9.610 de 19/02/1998.

Nenhuma parte deste livro, sem autorização prévia por escrito da editora, poderá ser reproduzida ou transmitida sejam quais forem os meios empregados: eletrônicos, mecânicos, fotográficos, gravação ou quaisquer outros.

ISBN: 978-85-352-9126-1
ISBN versão eletrônica: 978-85-352-9127-8

Copidesque: Carla Camargo Martins
Revisão: Laura Souza
Editoração Eletrônica: Estúdio Castellani

Elsevier Editora Ltda.
Conhecimento sem Fronteiras
Rua da Assembléia, 100 – 6º andar – Sala 601
CEP: 20011-904 – Centro – Rio de Janeiro – RJ – Brasil

Av. Dr. Chucri Zaidan, 296 – 23º andar
CEP: 04583-110 – Brooklin – São Paulo – SP – Brasil

Serviço de Atendimento ao Cliente
0800 026 53 40
atendimento1@elsevier.com

Consulte nosso catálogo completo, os últimos lançamentos e os serviços exclusivos no site www.elsevier.com.br

---

Nota

Esta obra foi produzida por Elsevier Brasil Ltda. sob sua exclusiva responsabilidade. Médicos e pesquisadores devem sempre fundamentar-se em sua experiência e no próprio conhecimento para avaliar e empregar quaisquer informações, métodos, substâncias ou experimentos descritos nesta publicação. Devido ao rápido avanço nas ciências médicas, particularmente, os diagnósticos e a posologia de medicamentos precisam ser verificados de maneira independente.

Para todos os efeitos legais, a Editora, os autores, os editores ou colaboradores relacionados a esta obra não assumem responsabilidade por qualquer dano/ou prejuízo causado a pessoas ou propriedades envolvendo responsabilidade pelo produto, negligência ou outros, ou advindos de qualquer uso ou aplicação de quaisquer métodos, produtos, instruções ou ideias contidos no conteúdo aqui publicado.

A Editora

CIP-Brasil. Catalogação na Publicação
Sindicato Nacional dos Editores de Livros, RJ

C571   Climatério e menopausa / coordenação Maria Celeste
        Wender. – 1. ed. – Rio de Janeiro : Elsevier, 2019.
           : il. (Febrasgo ; 10)

        ISBN 978-85-352-9126-1

        1. Climatério. 2. Menopausa. 3. Mulheres de meia-idade –
        Saúde e higiene. I. Wender, Maria Celeste. II. Série.

18-50799   CDD: 618.175
                                            CDU:618.173

COORDENAÇÃO

Maria Celeste Osório Wender

Professora Titular de Ginecologia e Obstetrícia da Universidade Federal do Rio Grande do Sul (UFRGS).

Ambulatório de Climatério e Contracepção em Situações Especiais do Hospital de Clínicas de Porto Alegre (HCPA).

Chefe do Serviço de Ginecologia e Obstetrícia do HCPA.

Vice-Presidente da FEBRASGO – Região Sul.

César Eduardo Fernandes

Professor Titular da Disciplina de Ginecologia da Faculdade de Medicina do ABC (FMABC).

Marcos Felipe Silva de Sá

Professor Titular do Departamento de Ginecologia e Obstetrícia da Faculdade de Medicina de Ribeirão Preto da Universidade de São Paulo (FMRP-USP).

COLABORADORES

Adriana Orcesi Pedro

Professora livre-docente em Ginecologia pela UNICAMP. Presidente da Comissão especializada em osteoporose da FEBRASGO. Médica do Ambulatório de Climatério do CAISM da UNICAMP.

Alinne Alves Inuy

Médica Assistente do Ambulatório de Menopausa da Disciplina de Endocrinologia da Universidade Federal de São Paulo (Unifesp).

Almir Antonio Urbanetz

Professor Titular do Departamento de Tocoginecologia do Setor de Ciências da Saúde da Universidade Federal do Paraná (UFPR). Ex-presidente da Sogipa (1988-1989 e 2014-2015). Chefe do Departamento de Tocoginecologia do Setor de Ciências da UFPR. Coordenador do Proago – Febrasgo. Membro da Comissão de Defesa e Valorização Profissional da Febrasgo (2016-2019).

Ana Lúcia Ribeiro Valadares

Doutorado e Pós-doutorado em Tocoginecologia pela Faculdade de Medicina da Universidade Estadual de Campinas (UNICAMP).

André Luiz Malavasi Longo de Oliveira

Hospital das Clínicas da FMUSP. Presidente da CNE Trombose na Mulher.

Andrea Damin

Mestrado e Doutorado em Patologia na UFCSPA, Post-doctoral Fellow no Braman Breast Cancer Institute, Miami University. Professora Adjunta do Departamento de Ginecologia e Obstetrícia da Ufrgs-Serviço de Mastologia do Hospital de Clínicas de Porto Alegre.

Ane Juliane Rodrigues Wachholz

Residente de Ginecologia e Obstetrícia do Hospital Materno Infantil de Goiânia. Membro da FEBRASGO.

Ben-Hur Albergaria

Professor de Epidemiologia Clínica – Universidade Federal do Espírito Santo – UFES. Mestrado pela Universidade Federal de São Paulo (Unifesp; EPM). Vice-Presidente da Comissão Nacional de Osteoporose da FEBRASGO. Secretário da Associação Brasileira de Avaliação Óssea e Osteometabolismo (ABRASSO). Diretor Técnico – Diagnóstico e Pesquisa da Osteoporose (CEDOES).

Camila Ada Guazzelli

Ginecologista da Fundação do ABC e Voluntária do Setor de Ginecologia Endócrina da Disciplina de Ginecologia da Faculdade de Medicina do ABC (FMABC).

Daniella de Godoi Nasciutti Rassi

Ginecologia e Obstetrícia (Hospital Materno Infantil – Goiânia).

Dolores Pardini

Mestra e doutora em Endocrinologia e Metabologia pela Sociedade Brasileira de Endocrinologia e Metabologia (SBEM)/Associação Médica Brasileira (AMB). Chefe do Ambulatório de Menopausa da Disciplina de Endocrinologia da Universidade Federal de São Paulo (Unifesp). Vice-Presidente do Departamento de Endocrinologia Feminina e Andrologia da SBEM.

Edmund C. Baracat

Professor Titular da Disciplina de Ginecologia do Departamento de Obstetrícia e Ginecologia da FMUSP.

Eliana Aguiar Petri Nahas

Mestrado, Faculdade de Medicina de Botucatu – Unesp. Ginecologia, Faculdade de Medicina de Botucatu – Unesp. Doutorado, Faculdade de Medicina de Botucatu – Unesp. Professora livre-docente, Faculdade de Medicina de Botucatu – Unesp. Secretária da Comissão Nacional Especializada em Climatério da FEBRASGO.

Isabel Cristina Espósito Sorpreso

Título de Especialista em Ginecologia e Obstetrícia. Professora Assistente Disciplina de Ginecologia do Departamento de Obstetrícia e Ginecologia da Faculdade de Medicina da Universidade de São Paulo. Presidente da Comissão de Atenção Primária da FEBRASGO e Membro da Comissão de Anticoncepção da FEBRASGO. Consultora da área técnica Saúde da Mulher – Secretaria de Estado da Saúde/SP.

Jaime Kulak Junior

Professor Adjunto do Departamento de Tocoginecologia da Universidade Federal do Paraná (UFPR). Doutor em Ginecologia pela Faculdade de Medicina de Ribeirão Preto da Universidade de São Paulo (FMRP-USP). Membro da Comissão Nacional Especializada em Climatério da FEBRASGO.

Joel Rennó Jr.

Diretor do Programa de Saúde Mental da Mulher do Instituto de Psiquiatria da Universidade de São Paulo (USP). Professor do Departamento de Psiquiatria da Faculdade de Medicina da Universidade de São Paulo (FMUSP). Coordenador da Comissão de Saúde Mental da Mulher da Associação Brasileira de Psiquiatria.

Jorge Nahas Neto

Mestre, Faculdade de Medicina de Botucatu – Unesp. Ginecologista e Obstetra, Faculdade de Medicina de Botucatu – Unesp. Doutor, Faculdade de Medicina de Botucatu – Unesp. Professor livre-docente, Faculdade de Medicina de Botucatu – Unesp. 1º Secretário SOGES-SP. Secretário da Comissão Nacional de Osteoporose da FEBRASGO.

José Maria Soares Júnior

Livre-docência em Ginecologia pela Escola Paulista de Medicina da Universidade de São Paulo. Professor Associado da Disciplina de Ginecologia do Departamento de Obstetrícia e Ginecologia, Hospital das Clínicas, Faculdade de Medicina da Universidade de São Paulo. Supervisor do Setor de Ginecologia Endócrina e Climatério da Disciplina de Ginecologia do Departamento de Obstetrícia e Ginecologia, Hospital das Clínicas, Faculdade de Medicina da Universidade de São Paulo. Vice-Chefe do Departamento de Obstetrícia e Ginecologia, Hospital das Clínicas, Faculdade de Medicina da Universidade de São Paulo Diretor Tesoureiro da SOGESP.

Kadija Rahal Chrisostomo

Mestre em Tocoginecologia pela Universidade Federal do Paraná (UFPR). Especialista em Ginecologia e Obstetrícia pela FEBRASGO/AMB.

Lorena Ana Mercedes Lara Urbanetz

Médica graduada pela Universidade Federal do Paraná (UFPR). Residência Médica em Ginecologia e Obstetrícia na Escola Paulista de Medicina da Universidade Federal de São Paulo (EPM-Unifesp). Título de Especialista em Ginecologia e Obstetrícia (TEGO). R 4 em Reprodução Humana da Unifesp.

Lucas Marchesan

Endocrinologista, Unidade de Endocrinologia Ginecológica, Hospital de Clínicas de Porto Alegre. Mestrando do Programa de Pós-graduação (PPG) em Endocrinologia da Universidade Federal do Rio Grande do Sul (UFRGS).

Lúcia Costa Paiva

Professora Titular de Ginecologia no Departamento de Tocoginecologia, Faculdade de Ciências Médicas da Universidade de Campinas (UNICAMP).

Luciano de Melo Pompei

Professor Auxiliar da Disciplina de Ginecologia da Faculdade de Medicina do ABC (FMABC). Livre-docente pela Faculdade de Medicina da Universidade de São Paulo.

Luiz Francisco Cintra Baccaro

Professor Doutor no Departamento de Tocoginecologia da Faculdade de Ciências Médicas da Universidade de Campinas (Unicamp).

Manoel João Batista Castello Girão

Professor Titular do Departamento de Ginecologia da Universidade Federal de São Paulo (Unifesp).

Marair Gracio Ferreira Sartori

Professora Associada do Departamento de Ginecologia da Universidade Federal de São Paulo (Unifesp).

Marcelo Luis Steiner

Doutor em Ginecologia pela Universidade Estadual Paulista. Professor Afiliado ao Departamento de Ginecologia e Obstetrícia da Faculdade de Medicina do ABC (FMABC).

Marco Aurélio Albernaz

Ginecologia/Obstetrícia – Hospital Geral de Goiânia. Preceptor da Residência Médica de Ginecologia e Obstetrícia do Hospital Materno Infantil de Goiânia. Coordenador da Divisão de Ensino e Pesquisa do Hospital Materno Infantil de Goiânia. Ex-Presidente e atual tesoureiro da Associação Brasileira de Climatério (SOBRAC). Membro da Comissão Especializada em Climatério da FEBRASGO.

Maria Cândida P. Baracat

Ginecologia e Obstetrícia na Faculdade de Medicina da USP. Pós-graduanda na Faculdade de Medicina da USP. Assistente da Disciplina de Histeroscopia do Departamento de Ginecologia da USP.

Maria Célia Mendes

Mestrado e Doutorado em Tocoginecologia no Departamento de Ginecologia e Obstetrícia da Faculdade de Medicina de Ribeirão Preto da USP (DGO/FMRP/USP). Profa. Dra. do Setor de Reprodução Humana do DGO/FMRP/FAEPA. Coordenadora do Ambulatório de Climatério do Hospital das Clínicas da FMRP/USP.

Marisa Teresinha Patriarca

Médica Assistente Doutora e Professora da Pós-graduação do Departamento de Ginecologia da Unifesp. Coordenadora e responsável pelo Setor de Climatério do Serviço de Ginecologia do Hospital do Servidor Público Estadual de São Paulo (IAMSPE).

Miriam da Silva Wanderley

Professora Associada da Área de Ginecologia e Obstetrícia da Faculdade de Medicina da Universidade de Brasília. Mestre e Doutora em Tocoginecologia pela Faculdade de Medicina de Ribeirão Preto da Universidade de São Paulo. Membro da Comissão Nacional Especializada em Climatério da FEBRASGO e da Comissão Comissão Nacional do TEGO (Título de Especialista em Ginecologia e Obstetrícia) da FEBRASGO.

Mona Lúcia Dall'Agno

Especialista em Ginecologia e Obstetrícia pela FEBRASGO. Residência médica em Ginecologia e Obstetrícia (PUC-RS). Ano opcional em Ginecologia e Obstetrícia – Ênfase em Reprodução Humana e Endocrinologia Ginecológica (Hospital de Clínicas de Porto Alegre – UFRGS). Mestre em Ginecologia e Obstetrícia pelo Programa de Pós-Graduação em Ciências da Saúde: Ginecologia e Obstetrícia/ UFRGS.

Natália Tavares Gomes

Ginecologista do Setor de Ginecologia do Esporte da Escola Paulista de Medicina da Universidade Federal de São Paulo (EPM-Unifesp).

Nilson Roberto de Melo

Professor Associado da Disciplina de Ginecologia da Faculdade de Medicina da Universidade de São Paulo (FMUSP).

Otavio Celso Eluf Gebara

Professor Livre-docente em Cardiologia e Doutor em Medicina pela Faculdade de Medicina da Universidade de São Paulo (FMUSP). Fellow do American College of Cardiology. Diretor de Cardiologia do Hospital Santa Paula em São Paulo.

Paula Andrea S. Navarro

Departamento de Ginecologia e Obstetrícia da Faculdade de Medicina de Ribeirão Preto da Universidade de São Paulo (FMRP-USP).

Poli Mara Spritzer

Endocrinologista e Coordenadora da Unidade de Endocrinologia Ginecológica do Hospital de Clínicas de Porto Alegre. Professora Titular de Fisiologia e Endocrinologia da Universidade Federal do Rio Grande do Sul (UFRGS).

Rayana Azevedo Burgos

Residência em Ginecologia e Obstetrícia pelo Hospital Materno Infantil de Goiânia.

Renan Rocha

Psiquiatra do Programa de Saúde Mental da Mulher, Núcleo de Prevenção das Violências e Promoção da Saúde, Clínicas Integradas, Universidade do Extremo Sul Catarinense (UNESC). Membro da Comissão de Saúde Mental da Mulher, Associação Brasileira de Psiquiatria. Mestre em Ciências da Saúde, Laboratório de Epidemiologia da UNESC.

Renato Torresan

Mastologista, Mestre e Doutor pela UNICAMP. Médico Assistente Doutor do CAISM – Centro de Atenção Integral à Saúde da Mulher (UNICAMP).

Ricardo dos Santos Simões

Mestre em Ciências pela Universidade de São Paulo. Título de especialista em Ginecologia e Obstetrícia. Médico assistente do Departamento de Obstetrícia e Ginecologia do Hospital das Clínicas da Universidade de São Paulo. Médico assistente do Hospital Universitário da Universidade de São Paulo.

Rita de Cassia de Maio Dardes

Professora Adjunta do Departamento de Ginecologia da Universidade Federal de São Paulo (Unifesp).

Rodolfo Strufaldi

Professor Assistente Auxiliar de Ensino Disciplina de Ginecologia da FMABC. Mestre e Doutor em Ginecologia pela FMABC. Presidente SOGESP – Regional ABC – Gestão 2016-2017.

Rosana Maria dos Reis

Departamento de Ginecologia e Obstetrícia da Faculdade de Medicina de Ribeirão Preto da Universidade de São Paulo (FMRP-USP).

Rossana Pulcineli Vieira Francisco

Professora Associada da Disciplina de Obstetrícia do Departamento de Obstetrícia e Ginecologia da Faculdade de Medicina da Universidade de São Paulo (FMUSP).

Rui Alberto Ferriani

Departamento de Ginecologia e Obstetrícia da Faculdade de Medicina de Ribeirão Preto da Universidade de São Paulo (FMRP-USP).

Sílvia Gomyde Casseb

Ginecologista do Setor de Ginecologia do Esporte da Escola Paulista de Medicina da Universidade Federal de São Paulo (EPM-Unifesp). Médica do Esporte pela Sociedade Brasileira de Medicina do Exercício e do Esporte.

Tathiana Parmigiano

Ginecologista do Setor de Ginecologia do Esporte da Escola Paulista de Medicina da Universidade Federal de São Paulo (EPM-Unifesp). Médica do Esporte pela Sociedade Brasileira de Medicina do Exercício e do Esporte.

Tayane Muniz Fighera

Endocrinologista, Unidade de Endocrinologia Ginecológica, Hospital de Clínicas de Porto Alegre. Doutoranda do Programa de Pós-graduação (PPG) em Endocrinologia da Universidade Federal do Rio Grande do Sul (UFRGS).

Vera Lúcia Szejnfeld

Professora Doutora Adjunta da Disciplina de Reumatologia da – Escola Paulista de Medicina (Unifesp). Coordenadora do Setor de Doenças Osteometabólicas da Disciplina de Reumatologia da Escola Paulista de Medicina (Unifesp).

Walquíria Quida Salles Pereira Primo

Professora Adjunta da Faculdade de Medicina na Universidade de Brasília (UnB). Doutorado e Mestrado na UnB. Membro da Comissão Nacional de Ginecologia Oncológica da Febrasgo. Membro da Diretoria da Associação Brasileira de Patologia do Trato Genital Inferior e Colposcopia. Diretora Científica da Sociedade de Ginecologia e Obstetrícia de Brasília (SGOB). Presidente da Associação Brasileira de Patologia do Trato Genital Inferior e Colposcopia – Capítulo Brasília. Presidente da SGOB 2010-2011. Presidente da Comissão Nacional de Patologia do Trato Genital Inferior da Febrasgo 2013-2016.

Wilson Roberto Catapani

Mestrado em Gastroenterologia – Unifesp. Doutor em Ciências da Saúde – Unifesp. Professor Titular de Gastroenterologia pela Faculdade de Medicina do ABC. Membro Titular da Federação Brasileira de Gastroenterologia. Fellow do American College of Gastroenterology.

Zsuzsanna Ilona Katalin de Jármy Di Bella

Professora Adjunta do Departamento de Ginecologia da Universidade Federal de São Paulo (Unifesp).

PREFACE

Menopause is a natural process, characterized by hormonal, metabolic, somatic, psychological and mental changes that frequently affect a woman's quality of life. Furthermore, menopause affects the incidence of major non-communicable diseases of the aging population, like cardiovascular disease, osteoporosis, depression and dementia. Unfortunately, physicians and surgeons around the world are often reluctant to address the needs of women entering the menopause, either because they underestimate the problem, or because they are not trained in the field of menopausal medicine. In the aftermath of the publication of the WHI trials, the medical community has abandoned the care of the menopausal woman and therefore young doctors, residents and trainees do not receive proper education on how to manage the menopause and its associated morbidities.

It gives me great pleasure and honor, therefore, to welcome the present *Menopause Book*, published by the Menopause Committee of the Brazilian College of Obstetrics and Gynecology (FEBRASGO), coordinated by Professors Maria Celeste Osorio Wender, Cesar Eduardo Fernandes and Marcos Felipe Silva de Sá. This book ventures to cover in a clinically oriented presentation all important aspects of the menopausal medicine: Pathophysiology of natural and premature menopause, metabolic and cardiovascular disorders, osteoporosis, mood and cognition, skin and gastrointestinal abnormalities and endocrinopathies associated with the menopausal transition. Furthermore, the book presents clear and detailed information on the customization of menopausal hormone therapy for optimal and safe use, as well as on non-hormonal alternatives for the management of menopausal symptoms.

On behalf of the European Menopause and Andropause Society, I would like to congratulate this very important endeavor of the Menopause Committee of FEBRASGO to educate physicians, so that they can provide high quality services in the field of menopausal medicine.

Irene Lambrinoudaki
Professor of Endocrinology, National and
Kapodistrian University of Athens, Greece
Past President and Scientific Director, European
Menopause and Andropause Society (EMAS)
Editor, Maturitas, Official Journal of EMAS

INTRODUCTION

MENOPAUSE – MISINTERPRETATION OF SCIENTIFIC FACTS LEADS TO CONFUSION AMONGST PROVIDERS AND CONSUMERS OF HEALTH CARE

Wulf H Utian MD PHD DSC (Med)

FRCOG, FACOG, FICS
Professor Emeritus, Reproductive Biology and Obstetrics and
Gynecology; Case Western University, Cleveland, Ohio
Executive Director Emeritus and Honorary Founding President,
The North American Menopause Society (NAMS)
Consultant in Women's Health, The Cleveland Clinic
Founder and Life Honorary Past President, The International Menopause
Society e Scientific Director, Rapid Medical Research, Cleveland, Ohio

The Brazilian College of Obstetrics and Gynecology (FEBRASGO) is to be commended on undertaking the enormous, but vitally important, task of writing a book on contemporary menopause management.

Many questions about menopause and its appropriate management remain unanswered. Nonetheless, a lot more is known than health providers or consumers really are willing to recognize. Unfortunately, like the current political climate virtually worldwide, all parties concerned (women, health providers, journalists, scientists etc.) prefer to take a partisan stand on one side or the other, rather than attempt to recognize the scientific truth that largely lies in the middle.

Menopause remains a fascinating but contentious subject in women's health causing heated debate and arguments, not only among women but also with men and doctors. We need sometimes to look back from where we have come from in order to appreciate where we are now and might be getting to in the future. One episode in my career exemplifies this. My first book on menopause, probably one of the first ever on this specific subject, was published in England in 1978 as *The Menopause Manual,* a wonderful little book long out of print now. I was approached by publishers in New York City in 1979 to publish an American edition. At a meeting with them in Manhattan, myself and about 8 women, I was told the title needed to be changed. "No self-respecting woman in the United States would be seen dead reading a book with the word Menopause on the cover!" That was just 40 years ago. The book was published as *Your Middle Years.* Yet, in 2018 the bookstores are flooded with titles including the M word, advising women on everything from yoga to herbs to hormones to meditation. So how did we get from there to here? And with all the currently available information, why are women so confused as to what the menopause is and whether or how symptoms should be treated? Perhaps part of the answer lies in the title of my latest book for women: *Change Your Menopause – why one size does not fit all.*

The problem is the result of the mixed messages sent from the health care industry, largely through a media obsessed with sound bytes, to a public with extraordinarily high expectations. Little wonder then that women are confused, angry or suspicious about modern medicine.

There is a widening chasm between the points of view of epidemiologists, research investigators and practicing clinicians regarding the appropriate interpretation of major randomized trials and observational studies. The demand to practice "evidence-based medicine" in a medical world largely deficient of the necessary evidence that would pertain to all specific medical situations is difficult; and, at the very least, it certainly is frustrating to individuals on both sides of the desk. But the advice physicians give to women is based on the papers they read in medical journals, or the lectures they attend based on these papers. Unfortunately, even the scientific papers can be tainted with bias.

Part of the problem of embellishing or biasing their results occur when researchers play with words like "statistically significant" and "clinically relevant?". The question this raises is whether a finding called statistically significant always has a definite clinical meaning referred to as clinically relevant. The medical literature does not make the answer simple for the practicing clinician to answer, in turn leading to confusion that can then be passed on to the patient or the media. An excellent example comes from two reports out of the same investigation, namely, the Women's Health Initiative. When comparing placebo to hormone therapy (HT or HRT) on breast cancer outcome in postmenopausal women, the investigators report in the results section of their publication in the Journal of the American Medical Association that the difference reaches "almost nominal statistical significance" (ie, this means there was no statistically significant difference). But, in the discussion section they emphasize "the *substantial risks for breast cancer...*". In truth they did not demonstrate this.

In another example from the Women's Health Initiative, looking for differences in parameters of "quality of life," the investigators state in the results section that "there were small but statistically significant positive effects of HRT on physical functioning, bodily pain, and sleep disturbance". However, in their conclusion they state that "in this trial estrogen plus progestin did not have a clinically meaningful effect on health-related quality of life." In this instance, it would appear that there is a bias towards confirming adverse effects of HRT. That is, in the first example the breast cancer findings are reported as statistically insignificant but are regarded as clinically relevant. In the other instance, the findings are reported as statistically significant but, in the opinion of the investigators, clinically irrelevant.

All of this exposes a huge flaw in the brave new world of "evidence-based medicine." A large proportion of clinical practice is based on decades of experience, but not necessarily on confirmative research studies. In some instances, the situation is so obvious that it would be absurd to demand further evidence. For example, surgery for acute appendicitis without a published evidence-based foundation is standard practice; and to demand evidence, for instance, on the basis of a randomized trial against antibiotic therapy would appear both dangerous and ridiculous. On the other hand, particularly in areas of preventive medicine, it may not be possible to directly extrapolate excellent research studies to a different population that varies by age or other risk factors; and a decision as to future action requires difficult clinical judgments to determine potential risk or benefit.

Despite all this we should not despair. Certainly, we should avoid giving excess credence to any one research report. Instead we need to concentrate on facts relevant to each individual. Each unique profile inevitably requires a unique decision. Ultimately, whether "statistically significant" is "clinically relevant" still has to be decided between the women and her health provider, and that remains the dilemma of the "practice of medicine!". That is, one size does not fit all, and our challenge, patient by patient, is to determine what best suits the patient currently sitting opposite us and requesting answers.

This book should be of inordinate value to the practitioner faced with those difficult questions, providing practical answers, all leading to our main objective in clinical practice, namely, enhancement of the quality of life of the women we serve.

Wulf H Utian
Cleveland, Ohio, USA, March 2018

PRESENTACIÓN

Dada la rapidísima evolución de los conocimientos en climaterio y menopausia en estas últimas décadas, el médico que en la actualidad quiera estar al día, tiene que recurrir a estudiar y leer y saber valorar el impacto de los diferentes artículos de numerosas revistas.

Todo ello se facilita sobre manera en este libro, que de una manera magnífica han editado tres grandes profesionales, internacionalmente reconocidos por su amplio conocimiento en esta área, como son la Dra Mª Celeste Osorio, el Dr Cesar Eduardo Fernandes y el Dr Marcos Felipe Silva de Sá.

Este libro está enfocado desde un punto de vista clínico, por ello es muy práctico para todos los médicos que nos dedicamos a la vista médica y vemos pacientes de esta edad por ello, puede utilizarse como obra de consulta o para actualizar muchos de los conceptos que ha cambiado en los últimos años.

Si uno mira los diferentes capítulos comprende el ingente trabajo, y la variedad de temas que se analízan, haciendo del mismo una obra necesaria. Todos los que colaboran, logran interesar al lector, exponiéndole los problemas y dando las cuestiones resueltas.

Mi más sincera gratitud a cuantos han contribuido en este libro y especialmente a sus dos editores, por su dedicación y altruismo, gracias a ellos vamos a estar actualizados y lo que es más importante, vamos a poder trasmitir este conocimiento en beneficio de la calidad de vida de nuestras pacientes.

Santiago Palacios
Madrid
Abril 2018

SUMÁRIO

Coordenação	v
Colaboradores	vii
Preface	xvii
Introduction	xix
Presentación	xxiii

Capítulo
1

Panorama sobre o Climatério e a Menopausa — 1

Maria Celeste Osório Wender
Mona Lúcia Dall'Agno

Capítulo
2

Endocrinologia do Climatério — 9

José Maria Soares Júnior
Maria Cândida P. Baracat
Ricardo dos Santos Simões
Isabel Cristina Espósito Sorpreso
Edmund C. Baracat

Capítulo
3

Insuficiência Ovariana Prematura (IOP) — 23

Marcos Felipe Silva de Sá

Capítulo
4

Perimenopausa – Fisiopatologia e Diagnóstico — 39

Luciano de Melo Pompei
Camila Ada Guazzelli
César Eduardo Fernandes
Nilson Roberto de Melo

xxvi CLIMATÉRIO E MENOPAUSA

Capítulo 5

Aspectos Reprodutivos da Perimenopausa 51

Rui Alberto Ferriani
Paula Andrea S. Navarro
Rosana Maria dos Reis

Capítulo 6

Gravidez no Final da Vida Reprodutiva 65

Rossana Pulcineli Vieira Francisco

Capítulo 7

Alterações Metabólicas na Menopausa 77

Dolores Pardini
Alinne Alves Inuy

Capítulo 8

Aspectos Cardiovasculares no Climatério 95

Otavio Celso Eluf Gebara

Capítulo 9

Osteoporose Pós-Menopausa 119

Adriana Orcesi Pedro
Ben-Hur Albergaria
Vera Lúcia Szejnfeld

Capítulo 10

Endocrinopatias no Climatério 147

Tayane Muniz Fighera
Lucas Marchesan
Poli Mara Spritzer

Capítulo 11

Síndrome Urogenital no Climatério 167

Marair Gracio Ferreira Sartori
Zsuzsanna Ilona Katalin de Jármy Di Bella
Rita de Cassia de Maio Dardes
Manoel João Batista Castello Girão

Capítulo 12

Sexualidade no Climatério 183

Ana Lúcia Ribeiro Valadares

Capítulo 13

Aspectos Dermatológicos no Climatério 197

Marisa Teresinha Patriarca

Capítulo 14

Aspectos Gastrointestinais no Climatério 219

Wilson Roberto Catapani

Sumário **xxvii**

Capítulo 15

Nutrição e Atividade Física no Climatério 227

Natália Tavares Gomes
Sílvia Gomyde Casseb
Tathiana Parmigiano
Marcelo Luis Steiner

Capítulo 16

Transtornos do Humor no Climatério 247

Joel Rennó Jr.
Renan Rocha

Capítulo 17

Propedêutica da Mulher Climatérica 257

Luiz Francisco Cintra Baccaro
Lúcia Costa Paiva

Capítulo 18

Terapia Hormonal: Indicações 279

Miriam da Silva Wanderley

Capítulo 19

TH: Como Iniciar, Qual Esquema/Regime e Como Monitorar sua Eficácia e Segurança? 295

Ane Juliane Rodrigues Wachholz
Rayana Azevedo Burgos
Daniella de Godoi Nasciutti Rassi
Marco Aurélio Albernaz

Capítulo 20

Estrogênios Utilizados na Terapêutica Hormonal do Climatério 305

César Eduardo Fernandes
Rodolfo Strufaldi
Marcelo Luis Steiner
Luciano de Melo Pompei

Capítulo 21

Uso de Progestagênios e Progesterona – Tipos, Doses e Vias 317

Jaime Kulak Junior
Kadija Rahal Chrisostomo

Capítulo 22

Terapia Hormonal: Androgênios 331

Rodolfo Strufaldi
Marcelo Luis Steiner
Luciano de Melo Pompei
César Eduardo Fernandes

xxviii CLIMATÉRIO E MENOPAUSA

Capítulo
23

Terapia Hormonal e a Mama

Andrea Damin
Renato Torresan

347

Capítulo
24

Terapia Hormonal e Câncer

Walquíria Quida Salles Pereira Primo

363

Capítulo
25

Trombose e Tromboembolismo no Climatério

André Luiz Malavasi Longo de Oliveira

375

Capítulo
26

Terapêutica com Hormônios Bioidênticos

Almir Antonio Urbanetz
Lorena Ana Mercedes Lara Urbanetz

391

Capítulo
27

Terapias Não Hormonais para os Sintomas Vasomotores

Maria Célia Mendes

405

Capítulo
28

Riscos e Benefícios da Terapia Hormonal

Eliana Aguiar Petri Nahas
Jorge Nahas Neto

421

Índice

435

CAPÍTULO

1

PANORAMA SOBRE O CLIMATÉRIO E A MENOPAUSA

Maria Celeste Osório Wender

Mona Lúcia Dall'Agno

CAPÍTULO 1 Panorama sobre o Climatério e a Menopausa

O climatério e a menopausa, definida como a última menstruação, representam marcos importantes na vida da mulher atual e têm relevância cada vez maior, principalmente quando o enfoque é a qualidade de vida. A expectativa de vida no Brasil – e no mundo – cresce exponencialmente ano após ano. Dados de 2015 revelam que o país com maior esperança de vida ao nascer, para ambos os sexos, é o Japão (83,7 anos), seguido por China, Suíça e Espanha (83 anos) e Cingapura, Suécia, Noruega, Itália, França, Canadá e Austrália (83 anos)[1].

Em nosso país, segundo dados referentes ao ano de 2016 publicados pelo Instituto Brasileiro de Geografia e Estatística (IBGE)[2], a expectativa de vida ao nascer aumentou aproximadamente três meses quando comparada ao ano anterior, chegando a 75,8 anos para a população geral e 79,4 anos para as mulheres. O estado de Santa Catarina apresenta a maior expectativa de vida dentre as unidades federativas, chegando a 82,4 anos àquela referente à população feminina. De 1940 a 2016, o incremento na expectativa de vida foi de 30,3 anos para ambos os sexos.

No Brasil, o aumento na longevidade resulta em um novo padrão da pirâmide etária populacional, que apresenta maior número absoluto de idosos. A população feminina acima dos 40 anos também cresce. No ano 2000[3], 24 milhões de mulheres brasileiras estavam na faixa etária acima dos 40 anos. Já em 2010[4], o número passou para, aproximadamente, 34 milhões, representando 17,7% da população feminina. A projeção para 2020 é de que 43.493.675 mulheres brasileiras estejam na meia-idade[5].

Com todas essas mudanças etárias, a menopausa deixa de ser um evento pertencente ao final da vida feminina – o que ocorria quando a expectativa de vida era em torno de 60 anos – e passa a representar quase um terço da vida das mulheres. Dados de uma meta-análise envolvendo 36 estudos e seis continentes[6] demonstraram que a idade média da menopausa natural, no mundo, está entre 46 e 52 anos, com variações devido a diferenças étnicas, regionais, ambientais e comportamentais, como o tabagismo. A média da menopausa foi descrita como 48,78 anos (48,33 a 49,22). A idade da menopausa foi reportada abaixo dessa média nos países da América Latina (47,37 [46,91 a 47,51]), assim como na África (48,38 [48,12 a 48,65]), Ásia (48,75 [48,08 a 49,42]) e Oriente Médio (47,37 [46,91 a 47,84]). A Europa (50,54 [50,04 a 51,05]), Austrália (51,25 [49,75 a 52,76]) e Estados Unidos (49,11 [48,78 a 49,43]) apresentam idades acima da média mundial. Indo ao encontro dos dados referentes à América Latina, um estudo de base populacional realizado na região Sudeste brasileira, que envolveu mulheres entre 45 e 60 anos, mostrou que 32% das mulheres entrevistadas encontravam-se na pré ou perimenopausa e 68% estavam na pós-menopausa. A média de idade de ocorrência da menopausa foi 46,5 ± 5,8 anos[7].

Atualmente, a pós-menopausa é caracterizada por um período totalmente dissociado da perspectiva de finitude. O perfil dessas mulheres é diferente daquele que identificava as representantes femininas das gerações passadas. Os rótulos pertencentes à meia-idade não estão mais presentes e a idade e o *status* menopausal não determinam limitações de qualquer tipo. Ao contrário, essa população é cada vez mais ativa, econômica e socialmente, e se comporta de forma contemporânea. Uma pesquisa realizada pelo Instituto Super Human para o Jornal *The Telegraph*, de Londres, em 2017, explorou esse novo perfil e entrevistou mulheres acima dos 40 anos. Das 500 mulheres participantes, 96% não se sentiam na meia-idade e 80% percebiam que as presunções da sociedade sobre as mulheres de meia-idade não representavam suas vidas. Eles vão além: 84% delas revelaram acreditar que a idade não as definem e 67% afirmaram que estão na melhor fase das suas vidas[8]. Do mesmo modo, uma pesquisa brasileira sobre envelhecimento, promovida pela Pfizer e realizada pelo Insituto Qualibest em dezembro de 2017, divulgou resultados que

CAPÍTULO 1 Panorama sobre o Climatério e a Menopausa

corroboram o fenômeno de mudança de hábitos dessa população. Dentre os 989 entrevistados em todo o país, 67,5% das mulheres referem que envelhecer tem sido melhor do que o esperado. Os motivos são diversos, entre eles o ganho de experiência, o aumento da confiança, a descoberta de interesses inesperados e a independência que essa fase de vida propicia. Alguns dos anseios para a vida madura é manter a disposição para exercícios físicos e a vida sexual ativa[9].

Com o aumento da longevidade, viver muito parece natural. O desafio atual está em viver com qualidade de vida. No caso das mulheres, sabe-se que a menopausa é responsável por algumas transformações impactantes. Receptores estrogênicos existem em diferentes concentrações em vários locais do organismo – como pele, ossos, vasos, coração, diversas regiões do cérebro, mama, útero, vagina, uretra e bexiga – e a redução nos níveis de estrogênio circulante, devido à perda da função ovariana, gera efeitos diferentes para cada mulher. O quadro clínico inclui fogachos e suores noturnos; alterações do sono, humor e cognição; alterações metabólicas e modificações atróficas na região urogenital. Algumas patologias, como a osteoporose e as doenças cardiovasculares, também estão relacionadas e são mais prevalentes nessa fase de vida. Além disso, existem as consequências resultantes do processo de envelhecimento fisiológico[10].

Apesar de as manifestações serem individuais, muitas vezes, o resultado é o impacto negativo na qualidade vida e na forma do comprometimento da função sexual, diminuição da produtividade, depressão e ansiedade em seus diferentes graus, dificuldade de concentração e alterações na qualidade do sono. Mais de 75% das mulheres vão apresentar esses sintomas de forma moderada a grave e, mesmo assim, apesar das inúmeras alternativas para o tratamento, muitas ainda não são avaliadas e tratadas de maneira adequada. Estratégias de enfrentamento e maior conscientização dos sintomas podem ajudar, porém, devido ao aumento da população peri e pós-menopáusica, é imprescindível uma atenção de qualidade por parte dos profissionais da saúde. Para tal, é preciso reformular alguns aspectos da formação do médico ginecologista, que precisa estar familiarizado com o quadro clínico encontrado no período climatérico e ter a percepção da diferença entre as fases do período – pré-menopausa, perimenopausal, pós-menopausa inicial e pós-menopausa tardia – com o objetivo de individualizar a atenção prestada. Dominar a endocrinologia ginecológica, conhecer as opções terapêuticas, suas indicações e contraindicações, bem como entender o contexto atual de vida dessa geração de mulheres e suas necessidades é fundamental. Além disso, é primordial ter acesso às evidências atuais e de qualidade para a melhor decisão diante de diferentes situações clínicas, do mesmo modo que é necessário oferecer educação em saúde e trabalhar de forma preventiva com essa população tão diferenciada, sempre visando ao estilo de vida saudável e à busca pela qualidade de vida[11-13].

Referências Bibliográficas

1. World Population Prospects 2017. Disponível em: https://esa.un.org/unpd/wpp/. Acesso em: 4 mar 2018.

2. Tábua completa de mortalidade para o Brasil – 2016. Breve análise da evolução da mortalidade no Brasil. Instituto Brasileiro de Geografia e Estatística (IBGE), 2017. Disponível em: ftp://ftp.ibge.gov.br/Tabuas_Completas_de_Mortalidade/Tabuas_Completas_de_Mortalidade_2016/tabua_de_mortalidade_2016_analise.pdf. Acesso em: 4 mar 2018.

3. Censo Demográfico 2000. Instituto Brasileiro de Geografia e Estatística (IBGE). Disponível em: https://ww2.ibge.gov.br/home/estatistica/populacao/censo2000/default.shtm. Acesso em: 4 mar 2018.

4. Censo Demográfico 2010. Instituto Brasileiro de Geografia e Estatística (IBGE). Disponível em: https://censo2010.ibge.gov.br/. Acesso em: 4 mar 2018.

5. Projeção da população do Brasil por sexo e idade para o período 2000-2060; Projeção da população das Unidades da Federação por sexo e idade 2000-2030. Rio de Janeiro: IBGE, 2013. Disponível em: http://www.ibge.gov.br/home/estatistica/populacao/projecao_da_populacao/2013/default.shtm. Acesso em: 4 mar 2018.

6. Schoenaker DA, Jackson CA, Rowlands JV, Mishra GD. Socioeconomic position, lifestyle factors and age at natural menopause: a systematic review and meta-analyses of studies across six continents. Int J Epidemiol. 2014;43(5):1542-1562.

7. Lui Filho JF, Baccaro LF, Fernandes T, Conde DM, Costa-Paiva L, Pinto Neto AM. Factors associated with menopausal symptoms in women from a metropolitan region in Southeastern Brazil: a population-based household survey. Rev Bras Ginecol Obstet. 2015;37(4):152-158.

8. Hardy L. Why women of 40 and 50 are the new 'ageless generation'. Disponível em: https://www.telegraph.co.uk/women/life/women-40-50-new-ageless-generation. Acesso em: 4 mar 2018.

9. Campanha da Pfizer propõe reflexão sobre o envelhecimento. Disponível em: https://www.pfizer.com.br/content/Campanha-da-Pfizer-prop%C3%B5e-reflex%C3%A3o-sobre-o-envelhecimento. Acesso em: 4 mar 2018.

10. Monteleone P, Mascagni G, Giannini A, Genazzani AR, Simoncini T. Symptoms of menopause – global prevalence, physiology and implications. Nat Rev Endocrinol. 2018;14(4):199-215.

11. Chester RC, Kling JM, Manson JE. What the Women's Health Initiative has taught us about menopausal hormone therapy. Clin Cardiol. 2018;41(2):247-252. https://doi. org/10.1002/clc.22891.

12. Better Training for Menopausal Management Urgently Needed. Medscape. Mar 04, 2016.

13. Manson JE, Kaunitz AM. Menopause management – getting clinical care back on track. N Engl J Med. 2016;374:803-806. DOI: 10.1056/ NEJMp1514242.

CAPÍTULO

2

ENDOCRINOLOGIA DO CLIMATÉRIO

José Maria Soares Júnior

Maria Cândida P. Baracat

Ricardo dos Santos Simões

Isabel Cristina Espósito Sorpreso

Edmund C. Baracat

Classicamente, o climatério corresponde ao período de vida em que a mulher sofre grandes modificações psíquicas e físicas, incluindo a falha e a falta de ovulação decorrentes da redução do número de folículos ovarianos. Como resultado, há déficit da síntese de hormônios esteroídicos, caracterizado primeiramente pela redução da progesterona (insuficiência lútea e anovulação) e, em seguida, pelo hipoestrogenismo.

Esse período representa a transição do período reprodutivo (menacme) ao nãoreprodutivo (senectude)[1,2]. Em geral, varia entre 40 e 65 anos de idade, segundo a Organização Mundial da Saúde (OMS)[3].

A menopausa é a data da última menstruação. Constitui apenas um marco dentro do climatério. Incide, com frequência, aos 50 anos. É dita prematura quando se instala antes dos 40 anos, e tardia após 55 anos. Sabe-se que mulheres com menor idade à menopausa estão mais predispostas às doenças cardiovasculares[4], enquanto aquelas com idade mais tardia tem maior risco de desenvolver neoplasias hormônio-dependentes, como de mama e endométrio[4].

A menopausa pode ocorrer naturalmente ou de forma artificial, após tratamento clínico (quimioterapia) ou cirúrgico (ovariectomia) que leve à parada da produção hormonal ovariana, instalando-se, assim, um quadro de hipoestrogenismo[1-3]. Basicamente, a menopausa natural é um evento ovariano, relacionado com a redução dos folículos primordiais, independentemente da influência do eixo córtico-hipotalâmico-hipofisário[1-3].

Classificação

A Sociedade Americana de Medicina Reprodutiva, baseada no estudo STRAW + 10, propõe a divisão do climatério em duas fases: transição menopáusica e pós-menopausa[5,6]. A primeira fase inicia-se no final do período reprodutivo, quando a mulher começa a ter disfunção menstrual (encurtamento ou alongamento do ciclo menstrual em mais de sete dias), estendendo-se até o período do último fluxo menstrual (menopausa). É dividida em precoce, quando há variação de mais de sete dias no intervalo entre os ciclos, e tardia, quando os ciclos são mais longos, ou seja, falha de mais de dois ciclos ou 60 dias. Deve-se ressaltar que essa classificação se baseia apenas no fluxo menstrual[5,6].

A pós-menopausa inicia-se um ano após a menopausa. É subdividida, por sua vez, em precoce (que pode ser subdividida em três partes, sendo as duas primeiras com um ano cada e a terceira podendo variar de três a seis anos de duração; portanto, essa fase pode durar de cinco a oito anos da última menstruação) ou tardia (após a fase precoce até a senectude)[5,6]. Essa classificação não se aplica a mulheres com insuficiência ovariana prematura[5-6]. O termo perimenopausa inclui a fase de transição menopáusica e o primeiro ano após a menopausa[5-6].

A OMS fixou a idade de 65 anos como limite entre a pós-menopausa e a senectude[3]. Contudo, alguns autores sugerem que esse limite deveria ser estendido[7].

Há outra classificação, chamada de Penn-5[8], sobre a fase inicial da transição menopáusica que foi estabelecida pelo Grupo de Estudo sobre o Envelhecimento Ovariano da Pensilvânia. Foram estabelecidas novas categorias: pré-menopausa (ciclos menstruais regulares), pré-menopausa tardia (alteração na duração de pelo menos um ciclo de mais de sete dias), transição menopáusica precoce (alteração de pelo menos dois ciclos com mais de sete dias) e transição menopausal tardia (três meses ou mais de ausência de fluxo). Deve-se salientar que essa classificação inclui uma nova categoria que é a pré-menopausa tardia, que corresponderia à transição menopáusica precoce da definição da Sociedade Americana de Medicina Reprodutiva[3].

Fisiologia do Climatério

Sob o ponto de vista endócrino, o ovário é composto de três compartimentos: teca-folicular, luteal e estromal (células intersticiais, incluindo a região hilar). Em cada um, a esteroidogênese é diferente. Nos compartimentos teca-folicular e luteal, prevalece a síntese estrogênica e estroprogesterônica, e no estromal, a de androgênios[2,9].

Após o nascimento, os ovários contêm de um a dois milhões de folículos e chegam a ter, na puberdade, de 300.000 a 400.000. Na menacme há também progressivo consumo de folículos por ciclo menstrual; para cada unidade folicular que atinge plena maturidade, cerca de mil folículos sofrem atresia. Calcula-se que apenas 400 folículos tornam-se maduros (dominantes) e, portanto, aproximadamente 400.000 perdem-se durante o período reprodutivo. Na transição menopáusica, há, em geral, menos de 10.000 folículos[2], o que determina menor produção hormonal, bem como alteração na dinâmica folicular. Assim, os ciclos tornam-se irregulares.

Contagem de Folículos Antrais Ovarianos

A estimativa da reserva de folículos ovarianos pode ser um parâmetro do funcionamento ovariano e sua diminuição estaria relacionada com a redução da fertilidade e o declínio hormonal. Após os 30 anos de idade, a população folicular diminui, acentuadamente, para cerca de 12% da reserva original e, aos 40, é apenas de 3%[10]. Por volta dos 50 anos, essa quantidade está quase esgotada. Uma forma de avaliação não invasiva é a contagem de folículos antrais (CFA) ovarianos[10].

A CFA é realizada pela ultrassonografia pélvica transvaginal em torno do 2º e do 5º dia do ciclo menstrual. São considerados todos os folículos entre 2 e 10 mm de diâmetro. A contagem de folículos, em geral, é abaixo de 5, mostrando uma queda significativa da reserva ovariana e pode ser um critério de suporte para a classificação de STRAW + 10[4-6]. Há trabalhos que mostram que a CFA pode estar abaixo de 2 próximo da fase tardia da transição menopáusica[11]. Outro parâmetro que também acompanha a CFA é a diminuição acentuada do volume ovariano[11]. Esses parâmetros não são alterados pelo índice de massa corpórea e nem pela paridade da mulher[11].

Com a redução da população folicular, ocorre elevação FSH (Fig. 2.1), o que pode ser insuficiente para a produção hormonal, visto que os receptores funcionais de FSH não estão presentes em folículos primordiais. Além disso, há redução da produção de inibina e hormônio antimulleriano[11].

Componentes Celulares Ovarianos

Com o avançar da idade, portanto, os compartimentos teca-folicular e lúteo vão se exaurindo, restando funcionalmente ativo apenas o estroma, o qual produz quase exclusivamente androgênios (androstenediona e testosterona)[1-6]. Apesar disso, a produção androgênica ovariana diminui com o evoluir da idade. No final do período reprodutivo, os ciclos menstruais começam a se tornar cada vez mais irregulares, podendo ser mais curtos ou mais longos, com fluxo diminuído ou aumentado. As ovulações são cada vez menos frequentes; quando ocorrem são imperfeitas e os ciclos caracterizam-se por insuficiência do corpo lúteo, a qual é acompanhada, mais amiúde, de síndrome da tensão pré-menstrual[1-6].

Falha na Retroalimentação Negativa Hipofisária

Na transição menopáusica há diminuição do nível sérico de progesterona, com encurtamento da fase lútea, além da queda do pico de estradiol no meio do ciclo[4]. Além disso, a menor população de folículos e a maior atresia deles fazem diminuir a síntese de inibina ovariana; há, consequentemente, incremento dos níveis de FSH por falha no mecanismo de retroalimentação negativo (Fig. 2.1)[1-7]. Como decorrência, os ciclos tornam-se mais curtos, principalmente pela menor duração da fase folicular[3]. Ademais, pode haver uma disfunção no desenvolvimento dos folículos e luteinização precoce ou fora de fase (LOOP). Assim, pode haver repercussão hormonal e clínica, com quadro de sangramento uterino anormal[12].

Com a progressão da atresia folicular, os índices de FSH continuam a se elevar e as taxas de estrogênio decaem ainda mais. Os valores de hormônio luteinizante (LH) podem estar normais ou discretamente elevados na transição menopáusica. Clinicamente, os ciclos tornam-se mais longos por maturação teca-folicular mais demorada, apesar de os níveis de FSH estarem elevados[1-5].

À medida que a menopausa se aproxima, nota-se nítido aumento das gonadotrofinas, principalmente do FSH (> 25 mUI/mL), cuja elevação é mais

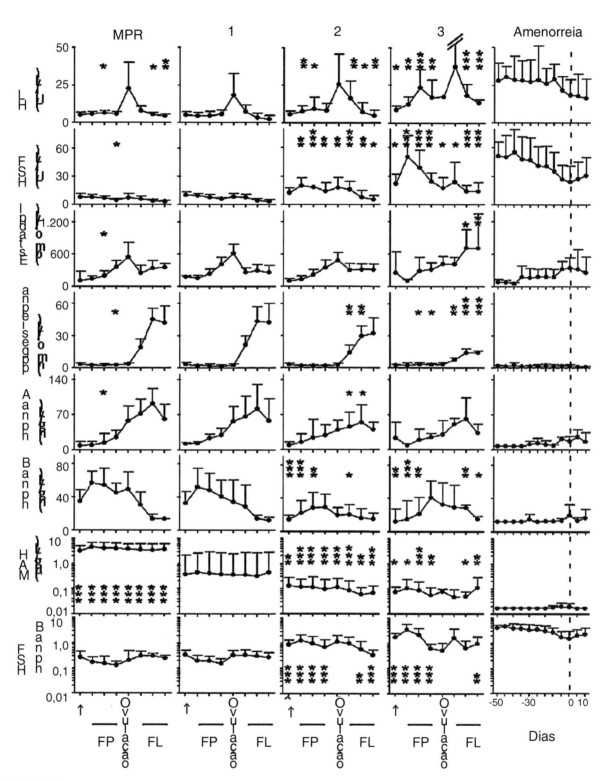

FIGURA 2.1
Padrão hormonal no período reprodutivo e durante o climatério. 1 = Ciclo menstrual no final da fase reprodutiva; 2 = ciclo menstrual na fase precoce da transição menopáusica; 3 = ciclo menstrual na fase tardia da transição menopáusica; Amenorreia durante o Climatério. FP = fase proliferativa; FL = fase lútea; FSH = hormônio folículo-estimulante; HAM = hormônio antimulleriano; LH = hormônio luteinizante; MPR = meio da fase reprodutiva; ↑ = 1º dia da menstruação. Modificado de Hale et al[6].

precoce. Na pós-menopausa há acentuada elevação das gonadotrofinas, sendo o aumento do FSH maior que o do LH[4-6].

Com relação aos estrogênios, há queda da ordem de 20 a 30% do valor encontrado ao redor do começo do ciclo menstrual normal. Há maior concentração de estrona do que de estradiol. Sabe-se que a estrona resulta da conversão periférica de androstenediona produzida pelo ovário e pela suprarrenal, especialmente no tecido gorduroso. O estradiol, por sua vez, pode originar-se tanto da estrona como da testosterona[1]. Sabe-se também que há queda da produção de androgênios ovarianos, a qual ocorre durante o período reprodutivo devido à redução das células foliculares (teca interna). Durante a fase do climatério, essa redução é menor de 15%, em geral. Contudo, algumas mulheres podem experimentar desejo hipoativo, mesmo com esse declínio menos intenso[1-7].

O resultado das alterações hormonais na transição menopáusica é a irregularidade menstrual marcante desse período e os sintomas vasomotores que aparecem, quase sempre, na fase tardia.

Hormônio Antimulleriano

O hormônio antimulleriano (HAM) é uma glicoproteína dimérica com peso molecular de 140 kDa e membro da família do TGFβ. O seu papel na diferenção sexual é bem conhecido[13]. Sua ausência é evidenciada nas etapas iniciais do desenvolvimento da genitália interna durante a embriogênese[13].

Na mulher após a puberdade, o HAM está ausente nos folículos primordiais e é detectável nas células da granulosa em folículos primários em desenvolvimento, sendo sua expressão máxima nos folículos secundários pré--antrais e antrais até 6 mm; caindo, posteriormente, conforme o diâmetro folicular, podendo se tornar indetectável. Além disso, os estudos não mostraram produção significante nas células da teca interna, nem em folículos atrésicos. Assim, a sua produção tem pico na adolescência e cai posteriormente, conforme diminui a população folicular e se encontra indetectável na menopausa[13]. Apesar de critério de suporte para STRAW + 10, o HAM não é empregado na prática clínica para o diagnóstico do climatério. Contudo, é muito utilizado em clínicas de reprodução assistida para avaliação da reserva ovariana durante o período reprodutivo[4-6].

Pós-Menopausa

Na pós-menopausa, há queda mais acentuada dos estrogênios circulantes devido ao esgotamento do componente folicular ovariano (Fig. 2.2). Em mulheres ovariectomizadas ou com falência da produção androgênica pelo ovário (tabagismo, cirurgias ovarianas prévias ou quimioterapia), podem-se detectar baixos níveis circulantes de testosterona, bem como o surgimento de sintomas de disfunção sexual (redução de libido) decorrentes da síndrome de deficiência androgênica.

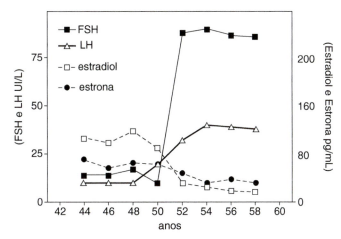

FIGURA 2.2
Níveis dos hormônios gonadotróficos (FSH e LH) e de esteroides (estradiol e estrona). FSH = hormônio folículo-estimulante; LH = hormônio luteinizante. Modificado de Speroff e Fritz[14].

Em algumas mulheres no início da pós-menopausa há ainda níveis hormonais de estrogênio que mantêm o trofismo genital. Já na fase tardia, a concentração sérica desse hormônio é bem mais baixa, o que facilita o estabelecimento da hipotrofia genital e os sintomas decorrentes desse estado. Em relação ao FSH, esse hormônio se eleva até as duas primeiras partes da fase inicial (STRAW + 10) e depois estabiliza sua concentração sérica na terceira parte da fase inicial[4-6].

Sintomas Vasomotores

Além da alteração no padrão menstrual, há outras repercussões negativas da alteração hormonal do climatério; sobressaem os sintomas vasomotores, principalmente no final da transição menopáusica e pós-menopausa, que determinam desconforto à paciente e podem interferir negativamente na qualidade de vida. Sob o ponto de vista diagnóstico, esses sintomas devem ser valorizados sobretudo quando houver ciclos menstruais irregulares (encurtados ou alongados) ou períodos de amenorreia. Têm intensidade e frequência variáveis, assim como sua duração. Ainda se discute a sua real origem; acredita-se que sejam decorrentes da ação de catecolaminas no centro termorregulador do hipotálamo[1-7]. Podem ocorrem crises de ansiedade e depressão, mais evidentes em mulheres com distúrbios emocionais prévios[1-7].

Hipoestrogenismo na Fisiologia Feminina

O estado de hipoestrogenismo afeta o organismo feminino de forma geral. Contudo, há tecidos mais dependentes do estrogênio, que sofrem transformações mais nítidas. Figuram, entre essas alterações, as que interessam a vulva, vagina, útero, tubas uterinas, ovários e estruturas pélvicas[1-8].

Observam-se, nos órgãos genitais externos, a perda do turgor e a rarefação dos pelos. As alterações tróficas manifestam-se por diminuição da espessura da epiderme e da derme e por escassez de papilas[15]. Há redução do tecido adiposo dos grandes lábios, com perda da elasticidade, o que torna os pequenos lábios proeminentes. As glândulas de Bartholin, igualmente, se atrofiam. Comumente ocorre retração do introito vaginal[1-7].

Registram-se debilidade do epitélio vaginal, falta de glicogênio nas células epiteliais, elevação do pH, diminuição da espessura da mucosa e estreitamento progressivo do introito e do canal vaginal. Há, pois, maior predisposição para dispareunia, sangramento durante o coito, infecção secundária, corrimento e prurido[14-16]. O colo uterino torna-se progressivamente menor, há estreitamento do canal cervical e redução do calibre do orifício externo, que se torna puntiforme e até estenosado em alguns casos. O epitélio escamoso exocervical diminui de espessura, e a rede capilar subepitelial torna-se mais nítida. Há maior tendência à inversão do epitélio ectocervical; diminui o teor de glicogênio e o teste de Schiller revela coloração amarelo-pálida. Atrofiam-se as glândulas endocervicais e ocorre diminuição da quantidade de muco e aumento da sua viscosidade[1-7,14].

Tanto o endométrio quanto o miométrio são passíveis de sofrerem alterações involutivas, que têm como epílogo a redução do tamanho do útero.

A ausência de estímulo hormonal torna o endométrio inativo. A atrofia endometrial predispõe o sangramento por debilidade da parede vascular[1-7,14].

As tubas uterinas e os ovários, igualmente, sofrem alterações regressivas com diminuição do volume[1-9].

Pela insuficiência hormonal, as estruturas responsáveis por suspensão e sustentação das vísceras pélvicas tornam-se frouxas e menos elásticas. Tal fato propicia o aparecimento de prolapso genital[1-9].

A insuficiência estrogênica reflete-se também na uretra e na bexiga. Em mulheres idosas, a uretra converte-se em estrutura rígida, de epitélio delgado e friável. Pode haver eversão da mucosa uretral, com o aparecimento de carúnculas[1-7].

A diminuição da pressão intrauretral, decorrente da insuficiência estrínica, favorece o aparecimento de incontinência urinária de esforço. A micção pode se tornar difícil, com polaciúria, disúria, micções imperiosas, retenção e sensação de micção iminente, associadas à urina estéril e à dor no abdome inferior em alguns casos[1-7].

Entre as manifestações extragenitais, sobressaem os sintomas vasomotores que já foram mencionados e são parâmetros para o diagnóstico da fase tardia da transição menopáusica. Podem ser observadas crises de ansiedade e depressão, mais evidentes nas mulheres com distúrbios emocionais prévios[1-7-16].

Há também maior incidência de osteoporose, dores articulares, achatamento das vértebras, cifose, diminuição da estatura e fraturas ósseas (vértebras, costela e colo do fêmur)[1-7,16]. Salienta-se também que o hipoestrogenismo pode ter impacto negativo no sistema cardiovascular, favorecendo a disfunção endotelial por diminuição do óxido nítrico e predispondo a doença cardiovascular[2,14-16].

Referências Bibliográficas

1. Sorpreso IC, Soares Júnior JM, Fonseca AM, Baracat EC. Female aging. Rev Assoc Med Bras (1992). 2015;61(6):553-556.

2. Baracat EC, Soares Jr JM, Massad Costa AM, Haidar MA, Rodrigues de Lima G. Climatério. In: Cintra do Prado F, Ramos J, Ribeiro do Valle J, Borges DR,

Rothschild HA. Atualização terapêutica. 22. ed. São Paulo: Artes Médicas, 2005. p. 689.

3. WHO Scientific Group on Research on the Menopause in the 1990s. WHO Technical Report Series Geneva, Switzerland: WHO. 1996.

4. Wu X, Cai H, Kallianpur A, Gao YT, Yang G, Chow WH, et al. Age at menarche and natural menopause and number of reproductive years in association with mortality: results from a median follow-up of 11.2 years among 31,955 naturally menopausal Chinese women. PLoS One. 2014;9(8):e103673.

5. Harlow SD, Gass M, Hall JE, Lobo R, Maki P, Rebar RW, et al. Executive summary of the Stages of Reproductive Aging Workshop + 10: addressing the unfinished agenda of staging reproductive aging. Menopause. 2012;19(4):387-395.

6. Hale GE, Robertson DM, Burger HG. The perimenopausal woman: Endocrinology and management Author links open overlay panel. Steroid Biochem Mol Biol. 2014;142:121-131.

7. Hall JE, Lavoie HB, Marsh EE, Martin KA. Decrease in gonadotropin releasing hormone (GnRH) pulse frequency with aging in postmenopausal women. J Clin Endocrinol Metab. 2000;85:1794-1800.

8. Gracia CR, Sammel MD, Freeman EW, Lin H, Langan E, Kapoor S, et al. Defining menopause status: creation of a new definition to identify the early changes of the menopausal transition. Menopause. 2005;12(2): 128-135.

9. Esposito Sorpreso IC, Laprano Vieira LH, Longoni Calió C, Abi Haidar M, Baracat EC, Soares JM Jr. Health education intervention in early and late postmenopausal Brazilian women. Climacteric. 2012;15(6):573-580.

10. Hamish W, Wallace B, Kelsey TW. Human ovarian reserve from conception to the menopause PLoS One. 2010;5(1):e8772.

11. Yang YS, Hur MH, Kim SY, Young K. Correlation between sonographic and endocrine markers of ovarian aging as predictors for late menopausal transition. Menopause. 2011;18(2):138-145.

12. Munro MG, Critchley H, Fraser IS. Research and clinical management for women with abnormal uterine bleeding in the reproductive years: More than PALM-COEIN. BJOG. 2017;124(2):185-189.

13. Kruszyńska A, Słowińska-Srzednicka J. Anti-Müllerian hormone (AMH) as a good predictor of time of menopause. Prz Menopauzalny. 2017;16(2):47-50.

14. Speroff L, Fritz M. Menopause and perimenopausal transition. In: Speroff L, Fritz M (editor). Clinical Gynecologic Endocrinology and Infertility. Philadelphia: Lippincott, Willians and Wilkins 8. ed., 2011. p. 673-748.

15. Galhardo CL, Soares JM Jr, Simões RS, Haidar MA, Rodrigues de Lima G, Baracat EC. Estrogen effects on the vaginal pH, flora and cytology in late postmenopause after a long period without hormone therapy. Clin Exp Obstet Gynecol. 2006;33(2):85-89.

16. Bacon JL. The menopausal transition. Obstet Gynecol Clin North Am. 2017;44(2):285-296.

CAPÍTULO

3

INSUFICIÊNCIA OVARIANA PREMATURA (IOP)

Marcos Felipe Silva de Sá

Em condições naturais, os ovários entram em processo de falência no período do climatério que começa após os 40 anos de idade, chegando ao esgotamento folicular, em geral, em torno de 50 anos (quando ocorre a menopausa). Nesse momento, não há folículos/oócitos suficientes para manter a capacidade reprodutiva e há uma deficiência na produção estrogênica. Entretanto, esse processo de esgotamento folicular pode ocorrer mais precocemente e é conhecido como insuficiência ovariana prematura (IOP), que se caracteriza pelo quadro de amenorreia, hipoestrogenismo e hipergonadotrofismo em mulheres antes dos 40 anos[1]. O diagnóstico de IOP tem um impacto negativo significativo sobre o bem-estar psicológico e a qualidade de vida[2,3].

Desde sua descrição original, a IOP tem passado por mudanças na sua sinonímia[4] (Quadro 3.1).

Quadro 3.1

Sinonímia da insuficiência ovariana prematura

- Falência ovariana prematura
- Falência ovariana presumida
- Falência ovariana precoce
- Amenorreia hipergonadotrófica
- Menopausa precoce
- Climatério precoce
- Insuficiência ovariana precoce
- Insuficiência ovariana primária

Essas mudanças estão relacionadas ao melhor conhecimento da doença, pois suas manifestações clínicas podem ser decorrentes de diferentes mecanismos fisiopatológicos. Podem ocorrer, ainda, na fase de embriogênese, por conta da diminuição das células germinativas ou da aceleração dos processos de atresia em uma população folicular originalmente normal. Nessas situações, o esgotamento folicular ocorre já na vida intrauterina ou na infância, manifestando a doença por um quadro de hipogonadismo e amenorreia primária.

Sabe-se que fetos com cariótipo 45X apresentam gônadas com oócitos até a 20ª a 24ª semana de vida intrauterina e que desaparecem rapidamente até o nascimento. Também quando há deleções ou mutações em diferentes *loci* do cromossoma X (braço longo ou curto) podem ocorrer quadros característicos de IOP. Por outro lado, mulheres com um X adicional (47XXX) também podem desenvolver IOP após os 30 anos[5].

A IOP pode ser também o resultado de uma destruição acelerada pós-natal das células germinativas, desencadeada por doenças autoimunes ou agentes externos, como quimio ou radioterapia. Nas últimas décadas, com os avanços no tratamento quimioterápico do câncer em crianças, adolescentes e adultos jovens, a sobrevida tem alcançado 70 a 80%. Uma a cada mil crianças, nos dias de hoje, é sobrevivente de um câncer infantil e um a cada 250 adultos provavelmente são sobreviventes de câncer na infância[6]. Sabe-se que os quimioterápicos utilizados na terapia oncológica são gonadotóxicos. Essa gonadotoxicidade vai depender de tipo de droga, dose utilizada, duração do tratamento e grau de supressão medular. Em consequência disso, parte dessa população adulta feminina, submetida ao tratamento com quimioterápicos na infância ou na adolescência, poderá apresentar IOP. Os dados apontam que quanto maior a idade das mulheres submetidas à quimioterapia, maior a chance de desenvolver IOP. Assim, a IOP pode aparecer em até 100% das pacientes submetidas à quimioterapia após os 30 anos; em crianças alcança, em média, 56%. No caso de mulheres jovens tratadas de câncer de mama, os resultados mostram riscos menores de IOP, com média de 40%[7].

A IOP pode ser decorrente de um bloqueio da maturação dos folículos, sem que haja, necessariamente, seu desaparecimento. Nesses casos, se origina de anormalidades no recrutamento e na seleção dos oócitos, mecanismos que estão sob a regulação do FSH. São descritos defeitos envolvendo enzimas da esteroidogênese, como a 17α-hidroxilase (gene CYP17A), quando as adolescentes apresentam infantilismo sexual, amenorreia primária e aumento dos níveis de LH e FSH, desoxicorticosterona, progesterona e hipertensão arterial. Também são descritas mutações no gene da aromatase (CYP19)[5].

Mulheres com IOP podem apresentar estruturas moleculares de LH e FSH imunorreativos urinários diferentes de mulheres-controle, mas tal fenômeno não é encontrado nas moléculas séricas[8,9]. Tais anomalias sugerem que alterações na excreção e/ou metabolismo das gonadotrofinas podem desempenhar um papel na etiologia da IOP. Também, conforme descrito por Jones *et al.*[10], na chamada síndrome dos ovários resistentes ou síndrome de Savage, mulheres com a tríade amenorreia, hipoestrogenismo e elevação das gonadotrofinas, bem como desenvolvimento sexual completo e cariótipo 46XX, apresentam hipossensibilidade à estimulação com gonadotrofinas exógenas. O quadro sugere um defeito pós-receptor de gonadotrofinas[5].

Em todos os casos descritos anteriormente, os ovários não evidenciam maturação folicular, mas, sim, a presença de numerosos folículos primordiais e cistos. São as "formas foliculares" da doença em contraposição às formas afoliculares encontradas na maioria das pacientes[8,11]. Essas formas foliculares explicam, conforme descrito na literatura, porque 5 a 10% das pacientes com diagnóstico de IOP podem engravidar espontaneamente. Assim, o termo "falência ovariana precoce", pelo seu significado de processo definitivo, tem sido abandonado. O termo atualmente utilizado para denominar a doença é IOP, uma síndrome clínica definida pela **depleção da atividade folicular** antes dos 40 anos, caracterizada pelo distúrbio menstrual (amenorreia ou oligomenorreia), aumento das gonadotrofinas e baixos níveis de estradiol[1]. A incidência da IOP na população em geral é de 1% e representa 6 a 10% das causas de amenorreia em geral e 10 a 15% das causas de amenorreia primária. Em 4% das pacientes existe história familiar de IOP.

Na medida em que vão crescendo os conhecimentos sobre os fatores que regulam o número de oócitos e o seu desenvolvimento, as anormalidades genéticas têm sido descritas, cada vez mais, como as principais causas de IOP. Atualmente, 10 a 15% das mulheres com IOP têm uma causa genética e há tendência de que aumente conforme as informações da participação de alterações genéticas vão rapidamente sendo multiplicadas na literatura médica[5] (Quadro 3.2).

Quadro 3.2
Principais causas de insuficiência ovariana prematura
▪ Genéticas – ligadas ao X ou autossomos
▪ Doenças autoimunes
▪ Doenças infecciosas – parotidite, varicela e outros
▪ Iatrogênicas – quimioterapia, radiação, cirurgia
▪ Toxinas e drogas
▪ Aplasia congênita do timo
▪ Idiopática

Diagnóstico

O diagnóstico clínico se baseia nas manifestações típicas do hipoestrogenismo, acometendo mulheres antes dos 40 anos. No Quadro 3.3 estão relacionados os principais sinais e sintomas.

Quadro 3.3
Principais sinais e sintomas na IOP
▪ Amenorreia secundária/oligomenorreia
▪ Sintomas vasomotores
▪ Secura vaginal (vaginite atrófica)
▪ Redução da libido
▪ Artralgia
▪ Mudanças de humor
▪ Osteoporose, DCV, desordens cognitivas

O quadro acima deve ser acompanhado de níveis elevados de gonadotrofinas, tendo como marcador principal o FSH. O nível de corte de FSH tem variado conforme os autores. Têm-se utilizado, historicamente, níveis acima de 0,40 mUI/mL[13-15]; porém, mais recentemente, alguns autores têm proposto níveis de FSH > 30 mUI/mL[16], e a última publicação da European Society of Embriology and Human Reproduction (ESHERE) propõe FSH > 25 mUI/mL[1]. A dosagem deve ser repetida após 30 dias, pois na presença de folículos os níveis de FSH e E2 podem flutuar[8,11].

Deve-se sempre considerar a presença de folículos se FSH > 15, no máximo, ≤ 30 mUI/mL. Essa possibilidade pode também estar presente se as dosagens de E2 forem ≥ 50 pg/mL ou se a relação LH/FSH for ≥ 1 (quando medidos em mUI/mL), uma vez que relação LH/FSH dessa magnitude é encontrada em pacientes com bons níveis séricos de estrogênios. Também deve ser considerada a presença de folículos se a paciente tiver sangramentos uterinos intermitentes ou se a ultrassonografia mostrar ovários de tamanhos normais e/ou a presença de folículos antrais. Nesses casos, o diagnóstico não é definitivo e não há critérios estabelecidos para predizer quando haverá a instalação da menopausa. Deve-se sempre ficar alerta para a possibilidade de que a paciente possa ter uma gravidez espontânea. A anticoncepção deve ser discutida com ela.

Para a complementação diagnóstica, no sentido de se identificar a etiologia da IOP, devem ser consideradas algumas condutas. Em pacientes com menos de 30 anos deve-se realizar o cariótipo, pois são grandes as possibilidades de alterações cromossômicas em pacientes com IOP nessa faixa etária. O cariótipo visa investigar síndrome de Turner, presença do cromossoma Y ou do X frágil. Testes genéticos para pesquisa de alterações autossômicas não têm indicação neste momento, a menos que haja fortes evidências sugerindo uma específica mutação, como é o caso da pesquisa do gene FMR1 (*familial mental retardation*-1), localizado no Xq27, que leva à síndrome do X frágil, pois, nessas situações, a IOP é acompanhada de retardo mental e pode haver história familiar da doença[1].

É importante uma anamnese detalhada para identificar doenças autoimunes associadas. Quando possível, investigar os anticorpos antiadrenal, anti-21-hidroxilase e anti-TPO, pois as doenças autoimunes mais frequentemente associadas à IOP são hipotireoidismo, doença de Addison e *diabetes mellitus*. Outras doenças descritas são as anemias hemolíticas autoimunes, talassemias, anemia falciforme e púrpura trombocitopênica (Quadro 3.4).

Quadro 3.4

Doenças autoimunes associadas à insuficiência ovariana prematura

- Alopecia
- Anemia hemolítica
- Aplasia congênita do timo
- Ceratoconjuntivite
- Cirrose biliar primária
- *Diabetes mellitus*
- Doença de Addison
- Doença de Crohn
- Doença de Graves
- Hepatite crônica
- Hipofisite
- Hipoparatireodismo
- Imunoglobulinopatias
- Lúpus eritematoso
- *Miastenia gravis*
- Púrpura trombocitopênica
- Síndrome da má absorção
- Tireoidites
- Vitiligo

Outros exames complementares que podem auxiliar no diagnóstico são TGO e TGP – quando há suspeita de lesões hepáticas –, anticorpos anticardiolipina (ACA), fator antinúcleo (FAN), VHS, proteína C-reativa e fator reumatoide. Estão descritas pacientes que apresentam anticorpos antiovarianos. Entretanto, esse exame não está acessível em nosso meio.

Os testes de avaliação da reserva ovariana têm pouco valor para se estabelecer o prognóstico, uma vez que não há critérios para predizer a instalação da falência ovariana definitiva. Não se justifica a biópsia ovariana para identificar as formas folicular e não folicular. Os fragmentos obtidos pela biópsia podem não representar o conteúdo de toda a gônada. Deve-se utilizar a ultrassonografia para a medida dos ovários e pesquisa de folículos antrais para essa avaliação.

Uma das consequências da IOP é a perda da densidade mineral óssea (DMO) prematuramente. Assim, a medida de DMO deve ser considerada desde o início do diagnóstico em todas as mulheres com IOP, especialmente nas pacientes que estão em amenorreia há longo tempo. Embora esse exame não seja mandatório, pode ser útil para monitorar a eficácia do tratamento, particularmente nas pacientes que não podem utilizar a terapia hormonal (TH). Se a DMO está normal e a terapia estrogênica iniciada é mantida, é desnecessário repetir a DMO para acompanhamento.

Tratamento

Princípios

Considerando as consequências da deficiência estrogênica dessas pacientes, a terapia de reposição hormonal tem indicação formal, respeitadas, evidentemente, as suas contraindicações (Quadro 3.5).

Princípios do tratamento da IOP:

1) Tendo em vista que essas pacientes têm 5 a 10% de chances de apresentar uma gravidez espontânea, elas devem ser orientadas quanto aos métodos contraceptivos.

2) Esclarecer sobre o prognóstico quando a opção da paciente for pelo desejo de gravidez e, nesses casos, orientá-la quanto aos procedimentos de oócito-doação.

3) Monitorar a DMO.

4) Suporte psicossocial.

5) Avaliação periódica das funções tireoidianas, adrenais e hepáticas.

6) Seguimento das rotinas próprias dos programas de prevenção de doenças femininas.

Não há dados disponíveis para avaliar o impacto do tratamento hormonal sobre os fatores de risco, como o desenvolvimento de câncer de mama ou eventos cardiovasculares em mulheres jovens com IOP, e a extrapolação a partir de estudos em mulheres mais velhas pode não ser adequada[1,14,17,18]. Embora a sintomatologia da IOP seja muito similar àquelas próprias do climatério, algumas diferenças na abordagem terapêutica devem ser consideradas:

1) As mulheres com IOP têm baixo risco para câncer de mama e, portanto, é desnecessário o rastreamento mamográfico mais precoce.

2) Por terem perda precoce de massa óssea e, por conseguinte, chances aumentadas de osteoporose, deve ser orientada quanto aos riscos de fraturas.

3) O risco de desenvolvimento de doença cardiovascular (DCV) está aumentado na IOP. A TH para essas pacientes tem benefícios inquestionáveis para a sua prevenção. São pacientes mais jovens e, dessa forma, o risco de tromboembolismo é seguramente menor quando comparado às pacientes no climatério natural.

4) Se a investigação genética indicar a presença de cromossoma Y, o risco de desenvolvimento de tumor está aumentado e, assim, deve ser realizada a gonadectomia profilática.

A TH deve ser feita a longo prazo, visando ao alívio dos sintomas, principalmente instabilidade vasomotora, disfunção sexual, distúrbios do humor, fadiga, alterações da pele e prevenção de sequelas do hipoestrogenismo (osteopenia, osteoporose). Deve se estender usualmente até os 50 anos, idade esperada para a menopausa natural. Após os 50 anos, a TH poderá continuar, devendo o médico avaliar, em conjunto com a paciente, os riscos × benefícios de sua prescrição.

Esquemas Terapêuticos

Cíclicos

1) Estrogênios diariamente por 25 dias associando-se o progestagênio nos últimos 10 a 15 dias. Terminada a série, fazer intervalo de cinco dias. Nesse esquema ocorre o sangramento por deprivação, mas há possibilidade de retorno dos sintomas no intervalo sem medicação.

2) Estrogênios todos os dias, continuamente, e progestagênios 10 a 12 dias/mês. Ocorre o sangramento por deprivação após o progestagênio, mantém-se um bom controle dos sintomas e do ciclo e há boa adesão das pacientes.

3) Estrogênios e progestagênios são administrados juntos por 25 dias, com intervalos de cinco dias. Há boa tolerabilidade, com sangramento de deprivação e baixas taxas de sangramento uterino anormal.

Contínuos

Tanto o estrogênio quanto o progestagênio são administrados continuadamente. Nesse esquema não deve ocorrer o sangramento por deprivação e está indicado para mulheres que não desejam menstruar. Também pode se constituir em alternativa para os casos de sangramento excessivo por deprivação. Induz amenorreia. *Spottings* e sangramentos irregulares podem ocorrer, principalmente nos primeiros seis meses de utilização. É pouco usado na IOP.

Hormônios Utilizados

Deve-se optar pelos chamados hormônios naturais.

1) Em terapia via oral (VO) contínua: a 1ª opção é 17β-estradiol (1 a 2 mg/dia) ou valerato de estradiol (VE) (1 a 2 mg/dia) ou estrogênios equinos conjugados (EEC) (0,625 a 1,25 mg/dia) associados a di-hidrogesterona (5mg/dia) ou progesterona micronizada (100 mg/dia).

2) Caso opte-se por terapia V. cíclica, utiliza-se 1 a 2 mg/dia de 17-beta-estradiol ou VE (1 a 2 mg/dia) ou EEC (0,625 a 1,25 mg/dia) + 10 mg/dia de di-hidrogesterona ou 200 mg/dia de progesterona micronizada por 10 a 12 dias.

3) Para terapia parenteral utiliza-se adesivo com 17β-estradiol (25 a 100 µg/dia) – adesivos com trocas duas vezes/semana – ou gel percutâneo 17β-estradiol 1 a 3 mg/dia, sempre mantendo-se o esquema complementar de progesterona ou di-hidrogesterona, contínua ou cíclica.

Em pacientes que se faz diagnóstico no período puberal deve-se induzir a puberdade com 17β-estradiol em baixas doses até 12 anos, com aumento gradual por dois a três anos. Quando o diagnóstico é mais tardio e já não há a preocupação com o crescimento, as doses de E2 podem ser maiores. Não há evidências de qual é a melhor via, se oral ou transdérmica.

Os progestagênios só devem ser utilizados após dois anos do início da indução da puberdade com E2 ou, então, se ocorrer o primeiro sangramento menstrual.

Dada a possibilidade imprevisível de restabelecimento da função ovariana, na dependência da etiologia da IOP, discutir a associação de métodos contraceptivos à TH, a serem individualizados. Outra opção seria fazer a reposição hormonal com anticoncepcionais orais (ACO), dando preferência aos compostos com estradiol natural em associação aos progestagênios, respeitando-se os critérios de elegibilidade de uso de ACO. Os ACO não devem ser utilizados para a indução da puberdade.

Frequentemente, mesmo com o tratamento sistêmico com estrogênios, as mulheres com IOP podem apresentar disfunção sexual, com dor e pouca lubrificação vaginal[19]. Nesses casos, adicionar estrogenioterapia local ou gel lubrificante vaginal.

Quando a TH está Contraindicada

Caso a TH tenha contraindicação (Quadro 3.5) ou seja recusada pela paciente, devem ser tomadas medidas que visem à preservação da massa óssea e a prevenção de doenças cardiovasculares: dieta adequada, exercícios físicos, aumento da ingestão de cálcio (1.000 a 1.200 mg VO/dia), a prescrição de vitamina D (1.500 a 2.000 UI/dia) e evitar a ingestão de bebidas alcoólicas e tabagismo. Essas medidas são insuficientes para manutenção da DMO na idade reprodutiva e, portanto, esta deve ser monitorada. Quando necessário, os bisfosfonados devem ser considerados (situações especiais).

Quadro 3.5
Contraindicações do uso dos estrogênios[20]
▪ Câncer de mama
▪ Câncer de endométrio
▪ Sangramento vaginal de causa desconhecida
▪ Doença hepática
▪ Doença trombótica ou tromboembólica venosa
▪ Doenças coronariana e cerebrovascular
▪ Porfiria
▪ Lúpus eritematoso sistêmico

Para os sintomas geniturinários podem-se utilizar os estrogênios tópicos ou lubrificantes vaginais, que são úteis para o tratamento do desconforto vaginal e dispareunia. Na presença de sintomas vasomotores, podem-se utilizar antidepressivos inibidores seletivos da recaptação de serotonina (ISRS) ou os inibidores seletivos de recaptação da serotonina-norepinefrina (ISRSN):

paroxetina 7,5 a 20 mg/dia; venlafaxina 37,5 a 75 mg/dia; sertralina 50 mg/dia. A fluoxetina não tem efeito comprovado sobre os sintomas vasomotores.

Mulheres com IOP devem receber orientação sobre a possibilidade do uso de testosterona como suplemento terapêutico, devendo ser esclarecido que sua eficácia e segurança a longo prazo ainda são desconhecidas.

IOP e a Fertilidade – Pacientes que Desejam a Concepção

Em pacientes com IOP, a resposta à indução da ovulação com altas doses de gonadotrofinas é desprezível (cancelamento do ciclo por má resposta). Caso a paciente deseje a concepção, deve-se orientá-la sobre os programas de doação de oócitos, nos quais poderia participar como potencial receptora de oócitos doados. Esses procedimentos têm resultado em taxa média de nascidos vivos de 30% por embrião transferido. É importante alertar que a presença de níveis basais de FSH > 40 mUI/L não exclui a rara possibilidade futura de restabelecimento da função ovariana, o que poderia, inclusive, cursar com a ocorrência de gestação espontânea, estimada em 5 a 10% das pacientes. As mulheres devem ser tranquilizadas de que a gravidez espontânea após IOP idiopática ou a maioria das formas pós-QT não apresentam risco obstétrico ou neonatal maior do que a população em geral[21].

Observação: A criopreservação de tecido ovariano ou oócitos para posterior maturação *in vitro* pode ser possível. No entanto, é mais provável que mulheres com sintomas de IOP tenham folículos de pior qualidade. Assim, o custo-benefício da criopreservação de seu próprio tecido ovariano não é favorável para ser sugerido à paciente.

Considerações Finais

Não existem medidas que possam prevenir a IOP.

Não há teste preditivo para identificar mulheres que irão desenvolver IOP, exceto quando está identificada uma mutação reconhecidamente relacionada à IOP.

Em mulheres com menos de 30 anos deve-se avaliar sistematicamente o cariótipo. Na presença do cromossomo Y deve-se indicar a remoção cirúrgica das gônadas.

Mulheres com IOP têm 5 a 10% de possibilidades de ter uma gravidez espontânea e por isso a contracepção deve ser considerada nessas pacientes.

A TH é mandatória na IOP, respeitadas as contraindicações dos estrogênios. Dá-se preferência aos chamados hormônios naturais e deve ser estendida até os 50 anos. Após esse período poderá se prolongar, dependendo da evolução e da aceitação da paciente.

Para as pacientes que desejam engravidar, a doação de oócito é uma alternativa com bons resultados.

O risco potencial de ter uma menopausa mais cedo deveria ser levado em conta no planejamento familiar dos parentes.

Referências Bibliográficas

1. ESHERE – POI Guidelines Development Group. Management of women with premature ovarian insufficiency. Human Repr. 2016;31(5):926-937.

2. Liao KL, Wood N, Conway GS. Premature menopause and psychological well-being. J Psychosom Obstet Gynecol. 2000;21:167-174.

3. Schimidt PJ, Luff JA, Haq NA, Vanderhoof VH, Koziol DE, Calis KA, et al. Depression in women with spontaneous 46XX primary ovarian insufficiency. J Clin Endocrinol Metab. 2011;96:E278-E287.

4. Rebar RW. Premature ovarian failure. Obstet Gynecol. 2009;113(6):1355-1363.

5. Rebar RW. Evaluation of amenorrhea, anovulation, and abnormal bleeding. Disponível em: http://www.endotext.org/section/female/. Atualizado em: 27 janeiro de 2017.

6. Blatt J. Pregnancy outcome in long-term survivors of childhood cancer. Med Pediatr Oncol. 1999 Jul;33(1):29-33.

7. Rosa e Silva ACJS, Figueira JR. Recuperação espontânea da fertilidade após o tratamento do câncer. In: Marinho RM, Rosa e Silva ACJS, Caetano JPJ, Rodrigues JK editores. Preservação da fertilidade. Rio de Janeiro: Medbook Editora Científica; 2015. p. 31-36.

8. Rebar RW, Silva de Sá MF. The reproductive age: premature ovarian failure in the ovary. New York: Raven Press; 1983. P. 241-256.

9. Silva de Sá MF, Mathews MJ, Rebar RW. Altered forms of immunoreactive urinary FSH and LH in premature ovarian failure. Infertility. 1988;11(1):1-11.

10. Jones GS, de Moraes-Ruehsen M. A new syndrome of amenorrhea in association with hypergonadotropism and apparently normal ovarian follicular apparatus. Am J Obstet Gynecol. 1969;104(4):597-600.

11. Rebar RW, Erickson GF, Yen SSC. Idiopathic premature ovarian failure: clinical and endocrine characteristics. Fertil Steril. 1982;37(1):35-41.

12. Pompei LM, Fernandes CF, Nahás EAP, Nahás Neto J, Oppermann K, Steiner ML, et al. Quais as reais contraindicações para a terapêutica hormonal? In: Wender MCO, Pompei LM, Fernandes CE, editores. Sobrac – Consenso Brasileiro de terapia Hormonal da Menopausa. São Paulo: Casa Leitura Médica; 2014. p. 121.

13. Conway GS. Premature ovarian failure. Br Med Bull. 2000;56(3):643-649.

14. Goswami D, Conway GS. Premature ovarian failure. Hum Reprod Update. 2005; 11(4):391-410.

15. Vujovic S, Brincat M, Erel T, Gambacciani M, Lambrinoudaki I, Moen MH, et al. European Menopause and Andropause Society. EMAS Position statement: managing women with premature ovarian failure. Maturitas. 2010;67(1):91-93.

16. Cox L, Liu JH. Primary ovarian insuficiency. Int J Women Health. 2014;6:235-243.

17. Ewertz M, Mellemkjaer L, Poulsen AH. Hormone use for menopausal symptoms and risk of breast cancer. A Danish cohort study. Br J Cancer. 2005;92(7):1293-1297.

18. NAMS. Estrogen and progestogen use in postmenopausal women: 2010 Position Statement. Menopause. 2010;17(2):242-255.

19. Pacello PC, Yela DA, Rabelo S, Giraldo PC, Benetti-Pinto CL. Dyspareunia and lubrication in premature ovarian failure using hormonal therapy and vaginal health. Climateric. 2014;17(4):342-347.

20. Signorello LB, Mulvihil JJ, Green DM, Munro HM, Stovall M, Weathers RE, et al. Congenital anomalies in the children of cancer survivors: a report from the childhood cancer survivor study. J Clin Oncol. 2012;30(3):239-245.

CAPÍTULO 4

PERIMENOPAUSA – FISIOPATOLOGIA E DIAGNÓSTICO

Luciano de Melo Pompei

Camila Ada Guazzelli

César Eduardo Fernandes

Nilson Roberto de Melo

O climatério, período que compreende a transição da fase reprodutiva à pós-reprodutiva na vida da mulher, inclui mulheres na pré, peri e pós-menopausa imediata[1]. De acordo com um estudo populacional de 5.547 mulheres com idades entre 45 e 55 anos – Mckinlay *et al.*[2] no Massachusetts Women's Health Study, em 1992 –, relatou-se a média etária de início da perimenopausa como 47,5 anos, com duração média de 3,8 anos, e sua importância se traduz em diversas alterações de saúde e qualidade de vida, como sintomas vasomotores, distúrbios do sono, alterações de humor e cognição, além de sintomas a longo prazo, como alteração no metabolismo ósseo, dos lipídios e sintomas urogenitais[3].

Conceito

Define-se perimenopausa como o período anterior à menopausa, com características clínicas, biológicas e endocrinológicas iniciadas quando os ciclos menstruais se tornam irregulares, associados ou não aos sintomas do hipoestrogenismo, estendendo-se até um ano após a menopausa[4].

Um *workshop* organizado pela Sociedade Norte-Americana de Menopausa (NAMS), em 2001, e que ficou conhecido como Stages of Reprodutive Aging Workshop (STRAW), foi revisado em 2011 e padronizou os estágios da vida reprodutiva da mulher consistindo, atualmente, no padrão mais utilizado em publicações científicas para caracterizar o envelhecimento reprodutivo. Nessa revisão, 10 anos após a primeira publicação, passou a ser conhecido como STRAW + 10 e definiu 10 estágios da vida das mulheres adultas agrupados em três categorias (idade reprodutiva, transição menopausal e pós-menopausa – Fig. 4.1)[3].

Fisiopatologia

A perimenopausa é marcada por diversas alterações metabólicas decorrentes do processo de atresia folicular acelerada e da baixa reserva ovariana[4].

Os poucos folículos restantes respondem inadequadamente ao FSH, promovendo menor desenvolvimento folicular e consequente diminuição da produção de inibina B (glicoproteína dimérica produzida nas células da granulosa), que, por sua vez, não promove adequado *feedback* negativo sobre a hipófise, aumentando ainda mais os níveis de gonadotrofinas. Assim, os primeiros sinais da falência ovariana são a queda da inibina B e o aumento nos níveis de FSH.

Inicialmente, esse processo é imperceptível clinicamente, mas com o passar do tempo e próximo aos 40 anos, o aumento significativo do FSH gera uma hiperestimulação ovariana que pode acarretar encurtamento da fase folicular com manutenção da fase lútea, promovendo, por vezes, ciclos menores que os habituais. Nessa etapa, os níveis de estrogênios encontram-se flutuantes e, na grande maioria das vezes, normais ou até aumentados, o que mantêm níveis normais de LH e progesterona. Sintomas comuns ao hiperestrogenismo, como edema, irritabilidade e mastalgia, podem estar associados[5].

Ciclos ovulatórios ocorrem de forma errática e, com a evolução da perimenopausa, a atresia folicular se intensifica levando a decréscimo nas concentrações séricas de estradiol, progesterona e inibina A, consequentemente havendo elevação das gonadotrofinas hipofisárias (LH e FSH), indicando que

CAPÍTULO 4 Perimenopausa – Fisiopatologia e Diagnóstico

Estágio	−5	−4	−3b	−3a	−2	−1	+1a	+1b	+1c	+2
Terminologia	REPRODUTIVA				TRANSIÇÃO MENOPAUSAL		PÓS-MENOPAUSA			
	Início	Pico	Final		Inicial	Tardia	Inicial		Tardia	
					Perimenopausa					
Duração	Variável					1 a 3 anos	2 anos (1 + 1)		3 a 6 anos	Restante da vida
CRITÉRIO PRINCIPAL										
Ciclo menstrual	Variável a regular	Regular	Regular	Mudanças discretas no fluxo e duração	Duração variável: ≥ 7 dias de diferença na duração de ciclos consecutivos de forma persistente	Intervalos de ausência de menstruação ≥ 60 dias	Amenorreia			
CRITÉRIOS										
FSH			→	Variável* →	↑variável* →	↑ > 25 UI/L** →	↑ variável →		Estabiliza	
AMH			→	→	→					
Folículos antrais			→	→	→	→	↓↓↓	↓↓↓	↓↓↓	

Menarca → … Última Menstruação

FIGURA 4.1

Estágios da vida reprodutiva feminina conforme o estudo STRAW + 10[3]. * Amostra sanguínea obtida nos dias 2 a 5 do ciclo. ** Nível esperado com base nos testes com padrão internacional. _Fonte_: Modificado de Harlow SD et al.[3].

a menopausa está próxima. Nesse período, há maior ocorrência de sintomatologia vasomotora e irregularidade menstrual, até alcançar o limiar em que o endométrio não é mais estimulado, provocando amenorreia[5].

O hormônio antimulleriano (HAM), fator de crescimento produzido por células da granulosa dos folículos antrais, e, portanto, marcador de reserva ovariana, mantém níveis independentes do eixo hipotálamo-hipófise-gonadal, que se encontram indetectáveis na pós-menopausa[6].

A produção androgênica (testosterona e androstenediona) permanece presente mesmo após a menopausa; de forma relativa pode estar aumentada em comparação ao estrogênio, mas de forma absoluta encontra-se normal ou diminuída.

O hipoestrogenismo na pós-menopausa não é absoluto. As mulheres nessa fase ainda apresentam estrona e uma pequena porção de estradiol como estrogênio circulante, ambos oriundos da conversão periférica de androgênios em estrona e de estrona em estradiol, respectivamente.

Quadro Clínico

Com o processo de envelhecimento ovariano e hipoestrogenismo inerente, estão associados sintomas que alteram a saúde e a qualidade de vida das mulheres, como os apresentados a seguir.

Sintomas Vasomotores

Os fogachos são os sintomas de maior impacto na qualidade de vida e consistem em ondas de calor súbitas, predominantemente em face e tronco, que duram, em média, de segundos a poucos minutos, com frequência variável, podendo chegar a mais de 20 episódios ao dia. Está presente em cerca de 80% das mulheres com maior ou menor intensidade. Podem ser inicialmente percebidos anos antes da cessação total da menstruação, com uma intensidade inicialmente leve que pode se agravar com o passar do tempo e com a proximidade da menopausa. São, em geral, associados a suores noturnos, rubor facial, ansiedade, palpitação, alterações de sono e irritabilidade[7]. Sua fisiopatologia é pouco conhecida e parece estar vinculada às alterações termorreguladoras do hipotálamo envolvendo os sistemas adrenérgico, dopaminérgico, opioide e outros neurotransmissores. Os fogachos tendem a diminuir em quatro a cinco anos sem tratamento, mas em cerca de 9% das mulheres há persistência dos sintomas sem associação comprovada de causa e efeito[7].

Uma meta-análise de 10 estudos, contemplando mais de 35 mil mulheres, revelou que o pico de prevalência dos fogachos ocorre um ano após a menopausa, porém estes já podem aparecer até dois anos antes da última menstruação. Aproximadamente metade das mulheres reporta sintomas vasomotores quatro anos após a menopausa e 10% referem sua presença 12 anos depois da última menstruação (Fig. 4.2). A prevalência cai à metade do seu pico por volta de 6,5 anos após a menopausa. Interessante notar que os fogachos mais incomodativos têm seu pico por volta de um a dois anos de pós-menopausa, enquanto o pico de qualquer sintoma é ao redor de dois a três anos[8].

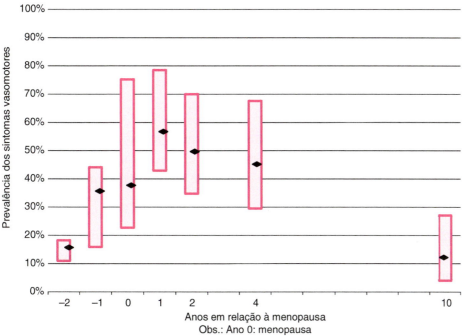

FIGURA 4.2
Prevalência dos fogachos nas mulheres climatéricas em relação ao tempo (anos) antes e após a menopausa. As barras representam as faixas entre mínimo e máximo de prevalência reportadas pelos estudos analisados e o losango indica a média dos diversos estudos, de acordo com meta-análise de Politi *et al.*[8] *Fonte*: Modificado de Politi *et al.*[8].

Alterações de Humor e Cognição

Uma parcela significativa das mulheres que atravessam a perimenopausa apresenta sintomas depressivos. Segundo Avis *et al.*[9], cerca de 10% das mulheres de 45 a 55 anos que participaram de um estudo longitudinal baseado em uma população de mulheres de Massachusetts apresentaram depressão clínica. Entretanto, não há uma associação clara entre menopausa e depressão. Acredita-se que essa doença esteja muito associada à incidência de outros distúrbios médicos, bem como aos eventos familiares e sociais, por exemplo, a preocupação de cuidar de pais idosos, fatos estressantes que podem colaborar para tal distúrbio[1,7].

Alguns estudos sugerem que boa parte das mulheres que desenvolvem depressão na menopausa já possuía histórico pessoal anterior[1].

Em relação à cognição, sabe-se que o estrogênio pode diminuir as taxas de declínio da função de memória. No entanto, embora haja alguma evidência dessa relação de proteção, um estudo observacional longitudinal em 2.124 participantes do Study of Women's Health Across the Nation (SWAN) apresentou resultados que fornecem evidências fortes e longitudinais do envelhecimento cognitivo em mulheres da meia-idade, com declínios substanciais da mulher na velocidade de processamento e na memória. Contudo, não foi vista acentuada aceleração do declínio cognitivo durante ou após a transição da menopausa, mas pesquisas adicionais são necessárias para identificar fatores que influenciam as taxas de declínio e desenvolver intervenções que retardem o envelhecimento cognitivo[10].

Atrofia Urogenital

Fortemente relacionadas ao hipoestrogenismo intenso e, por conseguinte, mais comuns na pós-menopausa tardia, as alterações mais frequentemente encontradas são a secura vaginal e queixas de incontinência urinária.

Inicialmente, as mudanças podem constituir-se da diminuição da lubrificação durante o ato sexual, e com a queda vertiginosa dos níveis de estrogênio circulantes, tais alterações evoluem para secura vaginal persistente com prurido e desconforto, associados à menor elasticidade e ao estreitamento do introito vaginal, acarretando uma das principais queixas, a dispareunia. A deficiência de estrogênio diminui a vascularização vulvar, resultando em alterações na pele e na diminuição da pilificação[7].

Há uma clara associação entre a duração do hipoestrogenismo que caracteriza a menopausa e a prevalência de queixa de secura vaginal. Enquanto na menacme a queixa é reportada por 3% das mulheres, no primeiro ano da pós--menopausa atinge cerca de 20% e, após três anos, quase metade refere esse sintoma (Fig. 4.3)[11].

Outras queixas, como distopias genitais, também são observadas e podem estar relacionadas com a síntese de colágeno prejudicada devido ao hipoestrogenismo[12].

A incontinência urinária afeta, nos países orientais, entre 26 e 55% de mulheres de meia-idade, podendo ser causada ou exacerbada pela queda dos níveis estrogênicos, situação que também pode ocasionar atrofia da mucosa uretral e do trígono vesical, resultando em menor controle miccional[1].

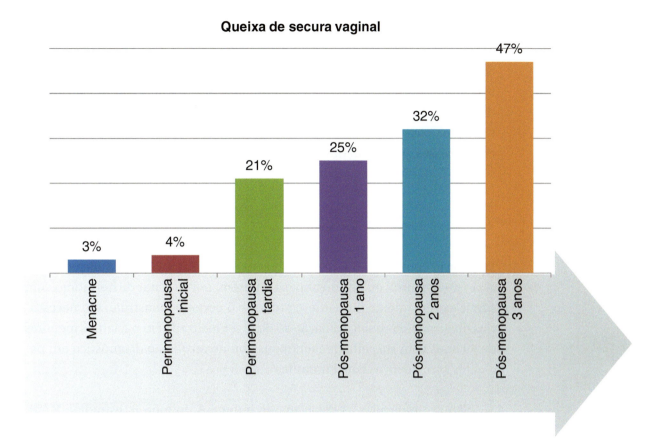

FIGURA 4.3
Prevalência da queixa de secura vaginal de acordo com o momento em relação à menopausa. *Fonte*: Modificado de Dennerstein et al.[11]

Irregularidade Menstrual

O padrão menstrual é individualizado e seu intervalo pode variar de 21 a 35 dias, com duração de dois a sete dias, e perda sanguínea de até 80 mL.

À medida que a atresia folicular se intensifica há elevação das gonadotrofinas e ciclos anovulatórios, resultando na flutuação errática de estrogênio e progesterona, promovendo alteração no intervalo, duração e até volume sanguíneo. Na fase de perimenopausa inicial pode haver encurtamento dos ciclos devido à hiperestimulação ovariana e decorrente encurtamento da fase folicular, porém, com o passar do tempo, os ciclos se tornam mais espaçados até causar amenorreia por mais de 12 meses[5].

Importante ressaltar que nesse período pode haver associação às alterações anatômicas, tanto miometriais como endometriais, valendo a pena descartá-las.

Diagnóstico

O diagnóstico deve ser essencialmente clínico, baseado em ciclos menstruais irregulares associados ou não aos sintomas vasomotores. De acordo com a diretriz sobre menopausa do National Collaborating Centre for Women's and Children's Health de 2015, testes laboratoriais somente devem ser utilizados em situações que geram dúvidas[13].

Testes Laboratoriais

De acordo com STRAW + 10, valores séricos de FSH > 25 UI/L sugerem transição menopausal ou perimenopausa, porém, por se tratar de hormônio com níveis extremamente flutuantes conforme o período menstrual, são necessárias duas medidas e sua avaliação só deve ser realizada em pacientes menores de 40 anos com suspeita de menopausa ou no auxílio ao diagnóstico em pacientes com doenças concomitantes[3].

Não são indicadas as dosagens de inibina A, inibina B, estradiol, HAM, contagem de folículos antrais e mensuração do tamanho ovariano devido à elevada flutuação hormonal durante o ciclo associada à falta de ensaios clínicos necessários para definirem padronização de valores de corte[13].

Considerações Finais

Ao término deste capítulo, pudemos estudar e entender algumas alterações endócrino-metabólicas que as mulheres passam na perimenopausa e avaliar que, para um diagnóstico adequado, deve-se individualizar cada paciente e lançar mão, somente se necessário, de exames subsidiários em situações de dúvida, como em pacientes histerectomizadas ou portadoras de patologias endócrinas que cursam com alterações do ciclo menstrual, como a síndrome dos ovários policísticos. Nestes casos, o padrão de sangramento torna-se menos confiável e nos resta apenas a sintomatologia climatérica e, por vezes, dosagens hormonais.

Referências Bibliográficas

1. Bastian LA, Smith CM, Nanda K. Is this woman perimenopausal? JAMA. 2003; 289(7):895-902.

2. Mckinlay SM, Brambilla DJ, Posner JG. The normal menopause transition. Maturitas. 1992;14:103-115.

3. Harlow SD, Gass M, Hall JE, Lobo R, Maki P, Rebar RW, et al. Executive summary of the stages of reproductive aging workshop + 10: Addressing the unfinished agenda of staging reproductive aging. Journal of Clinical Endocrinology and Metabolism. 2012;97(4): 1159-1168.

4. Hale GE, Zhao X, Hughes CL, et al. Endocrine features of menstrual cycles in middle and late reproductive age and the menopausal transition classified according to the Staging of Reproductive Aging Workshop (STRAW) staging system. J Clin Endocrinol Metab. 2007; 92(8):3060-3067.

5. Machado RB, Morimoto, MSS. Fisiologia da perimenopausa. Rev Bras Med. 2012;69:22-24.

6. Visser JÁ, Schipper I, Laven JSE, Themmen APN. Anti-mullerian hormone: an ovarianreserve marker in primary ovarian insufficiency. Nat Rev Endocrinol. 2012;8(6):331-341.

7. Bacon JL. The menopause transition. Obstet Gynecol Clin North Am. 44(2): 285-296.

8. Politi MC, Schleinitz MD, Col NF. Revisiting the duration of vasomotor symptoms of menopause: a meta-analysis. J Gen Intern Med. 2008;23(9):1507-1513.

9. Avis NE, Brambilla D, McKinlay SM, Vass K. A longitudinal analysis of the association between menopause and depression: results from the Massachusetts Women's Health Study. Ann Epidemiol. 1994;4:214-220.

10. Karlamangla AS, Lachman ME, Han M, Huang M, Greendale GA. Evidence for Cognitive Aging in Midlife Women: Study of Women's Health Across the Nation. 2017. Disponível em: https://doi.org/10.1371/journal.pone.0169008.

11. Dennerstein L, Dudley EC, Hopper JL, Guthrie JR, Burger HG. A prospective population-based study of menopausal symptoms. Obstet Gynecol. 2000;96(3):351-358.

12. Palacios S. Managing urogenital atrophy. Maturitas. 2009; 63(4):315-318.

13. National Collaborating Centre For Women's and Children's Health. Menopause: full guideline. 2015.

CAPÍTULO

5

ASPECTOS REPRODUTIVOS DA PERIMENOPAUSA

Rui Alberto Ferriani

Paula Andrea S. Navarro

Rosana Maria dos Reis

CAPÍTULO 5 Aspectos Reprodutivos da Perimenopausa **53**

A perimenopausa é um período de transição entre a fase reprodutiva e a fase não reprodutiva da mulher, caracterizada por modificações hormonais e da capacidade fértil da mulher. O desfecho final após a menopausa (última menstruação) é o esgotamento folicular e oocitário, juntamente com a diminuição da produção hormonal ovariana, principalmente de estradiol, o que resulta no estado de hipoestrogenismo da fase após a menopausa.

O determinismo desse período fisiológico da mulher tem um controle genético intrínseco das gônadas, cujos mecanismos exatos não são conhecidos, mas incluem fatores diversos codificados por genes no cromossoma X e em autossomas. Sabe-se que o número de oócitos dos ovários atinge um máximo perto de seis a sete milhões em torno de 20 semanas gestacionais no feto feminino, e há um decréscimo para aproximadamente um a dois milhões de oócitos ao nascimento. Antes mesmo de entrar na fase reprodutiva, o processo de atresia intrínseca do ovário leva a uma reserva de cerca de 300 mil a 500 mil oócitos no período da puberdade, caindo para cerca de 25 mil em torno dos 37 anos e números próximos a mil por volta de 51 anos, que é a idade média de menopausa[1].

Os cuidados com a mulher na fase de perimenopausa requerem um conhecimento das alterações fisiológicas que ocorrem nesse período e incluem cuidados preventivos e orientações sobre os aspectos reprodutivos dessa fase. A perimenopausa inicia quando os níveis de estrogênios começam a se elevar e os de progesterona a diminuir, mas os ciclos ainda são regulares[2]. Os níveis estrogênicos podem oscilar bastante e, em geral, a qualidade da ovulação é baixa, o que resulta em níveis de progesterona diminuídos. O envelhecimento dos ovários é, de fato, o principal fator desencadeante das alterações endócrinas dessa fase de vida e acabam afetando os retrocontroles hipotálamo-hipofisários. A inibina B, produzida pelos pequenos folículos antrais, começa a cair, o que resulta em menor inibição da produção de FSH pela hipófise. O FSH elevado acaba promovendo um maior recrutamento folicular, o que resulta nos aumentos de níveis de estradiol. Embora não haja comprovações de um papel sobre os mecanismos de retrocontrole, o hormônio antimulleriano (HAM) começa a diminuir também, já que é produzido pelas células da granulosa dos folículos pequenos. Dessa forma, os indicadores da diminuição da reserva ovariana são a elevação do FSH e redução de inibina, HAM e a contagem de folículos antrais.

A perimenopausa é de duração variável, inicia-se nos estágios reprodutivos tardios e dura até um ano após o último período menstrual – a chamada menopausa[2]. As consequências clínicas dessas mudanças hormonais podem, então, se manifestar como distúrbios menstruais leves ou acentuados, com sangramentos uterinos anormais em decorrência da falta de progesterona e do antagonismo aos níveis estrogênicos ainda altos. A fase de hipoestrogenismo é mais tardia e, quando já ocorre, há uma maior tendência a períodos longos de amenorreia.

A par das alterações hormonais que promovem sintomas relacionados ao hipoestrogenismo, como fogachos, a fertilidade da mulher decresce sensivelmente com o avanço da idade. As mulheres têm postergado suas gestações em razão de pressões sociais, e tem sido cada vez mais frequente observar dificuldades reprodutivas da fase de perimenopausa em virtude dessa tendência atual.

Declínio da Fertilidade

A fecundidade da mulher declina gradualmente com o avanço da idade, notavelmente após os 35 anos, ou cerca de 15 anos antes da idade de menopausa. A diminuição da reserva ovariana está associada à diminuição da qualidade e da quantidade oocitária e à menor habilidade de conceber. Alterações do trato reprodutivo, como leiomiomas, doenças tubárias e endometriose, que acontecem mais frequentemente com o avançar da idade, também contribuem para o declínio da fertilidade nos anos finais do período reprodutivo. Outro fator que contribui para uma menor fecundidade é a diminuição da atividade sexual, comum nessa faixa de idade.

O principal indicador de fertilidade é a idade da mulher[3]. Entre mulheres que não fazem anticoncepção, as taxas de fertilidade diminuem dramaticamente com o avanço da idade materna. Estudos com mulheres saudáveis, cujos parceiros eram azoospérmicos e faziam inseminação artificial com sêmen de doadores, mostram que as taxas de gestação diminuem progressivamente com a idade da mulher[4]. As taxas de gestação cumulativa em 12 ciclos caíram de 74% para mulheres com 31 anos para 62% com idade entre 31 e 35 anos e 54% para mulheres com mais de 35 anos.

A fertilização *in vitro* (FIV) é a técnica que propicia os melhores resultados de gravidez e, mesmo nesse caso, a idade da mulher influencia fortemente os resultados. Vários registros de resultados da FIV atestam os piores resultados em populações mais velhas, variando de cerca de 40% de sucesso por ciclo de embrião transferido antes dos 35 anos para valores de 5% em mulheres com 43 a 44 anos, e caindo para menos de 1% após os 44 anos[5]. Os efeitos marcantes da menor população oocitária como responsável pela queda da fertilidade ficam mais claros quando se vê os resultados de mulheres mais velhas que recebem óvulos doados de pacientes mais jovens, quando 51% delas conseguem a gravidez[5]. Esses dados reforçam que o principal fator limitante é a qualidade oocitária, a par das alterações do trato reprodutivo incidirem mais frequentemente com a maior idade da mulher. Isso também fica claro a partir de estudos recentes com diagnóstico genético de embriões humanos, que comprovam os efeitos da idade materna sobre as taxas de euploidia dos embriões formados. Em torno dos 45 anos de idade, aproximadamente 70 a 90% dos embriões formados e biopsiados são aneuploides[6], o que explica também os achados de maior taxa de abortamento e de trissomias fetais em gestações que acontecem em idades mais avançadas, seja após concepção espontânea ou artificial. As taxas de trissomias variam de menos de uma por 1.000 gestantes naturais em mulheres com 20 anos para uma por 20 gestantes aos 45 anos[7]. As taxas de aborto após FIV aumentam progressivamente com a idade, indo de 13% em mulheres com menos de 35 anos para 54% em mulheres com mais de 44 anos[8]. O maior risco de aneuploidia ocorre em oócitos mais velhos, por não disjunção cromossômica e consequente formação de embriões anormais que ou não implantam ou implantam e resultam em mais abortos.

As mulheres gostariam de saber quando sua reserva vai começar a declinar, o que lhes ajudaria a programar a melhor época de engravidar. Infelizmente, não há um teste ideal para avaliar a reserva ovariana. Como dito, o melhor fator prognóstico de gestação clínica ainda é a idade; os demais marcadores laboratoriais ou ultrassonográficos podem predizer mais a capacidade de resposta à estimulação ovariana e não propriamente a probabilidade de ter recém-nascido vivo e saudável. Eles buscam a personalização da estimulação ovariana controlada e melhor manejo das pacientes submetidas aos procedimentos de reprodução assistida, e refletem sempre aquele momento da vida reprodutiva, tornando difícil fazer previsões sobre quando poderia haver modificações dessa reserva. As dosagens de FSH, as mais tradicionalmente realizadas, se alteradas, mostram menores chances de resposta ovariana, mas têm baixa sensibilidade e especificidade. Mais recentemente tem sido empregada a dosagem de HAM, que mostra menos oscilações, é totalmente automatizada, obedece a padrões internacionais e teria mínima variabilidade entre laboratórios, porém existem diferentes *kits* comerciais e há variabilidade entre laboratórios e entre os *kits*, principalmente os mais antigos[9]. A contagem de folículos antrais (CFA) é uma medida rápida de se obter, pode ser realizada em qualquer centro, embora haja alta variabilidade inter e intraobservador[9]. A *performance* dos dois marcadores, HAM e CFA, é similar e prediz, razoavelmente bem, a resposta ovulatória, tanto para pacientes com capacidade de hiper-resposta quanto para pacientes com parca resposta, mas são pouco úteis em predizer a idade de menopausa[10].

Morbidade Obstétrica na Perimenopausa

Maiores morbidade e mortalidade maternas relativas à idade da mulher sempre foram relatadas[11]. Os riscos médicos e obstétricos são significativos com o avanço da idade da gestante, incluindo o risco de morte[12]. Embora o risco absoluto seja relativamente baixo, a severidade e a morbidade, bem como a possibilidade de mortalidade geram preocupações. Felizmente, gestações em mulheres com mais de 45 anos representam apenas 0,19% de todas as gestações, ainda que respondam por 2% das mortes ou eventos cardíacos sérios[12]. A mortalidade materna é menor que 10 por 100.000 mulheres antes dos 35 anos e sobe para 35,5 por 100.000 mulheres após os 40 anos[13]. As mortes são mais relacionadas à doença vascular, ao diabetes, ao descolamento de placenta e às complicações de partos operatórios [14]. Também aumentam as complicações da gestação como doença hipertensiva, risco de cesárea e mortalidade perinatal[15].

Gestações em mulheres com mais de 50 anos têm ainda mais riscos. Em uma série de casos de gestantes após os 50 anos, notou-se que um terço tiveram pré-eclâmpsia, 20% diabetes gestacional e 78% necessitaram de cesárea[16].

Além das dificuldades para se obter a concepção de mulheres em idades mais tardias, existe uma associação entre a idade materna e morte fetal, seja por aumento da taxa de aborto espontâneo, gravidez ectópica e perda fetal, independentemente da história reprodutiva[17]. Comparando mulheres grávidas com 20 anos às mulheres grávidas aos 40 anos, há um aumento de risco de duas vezes para aborto espontâneo, três vezes para gestação ectópica e uma vez e meia para perda fetal[17]. A idade materna avançada é fator de risco para aborto a despeito do número prévio de abortos e paridade.

Os riscos maiores de uma gestação na perimenopausa decorrem da maior chance de comorbidades que podem expor a mulher aos riscos de complicações. Mulheres mais velhas têm maior chance de desenvolver doenças crônicas, particularmente obesidade, hipertensão arterial e *diabetes mellitus*. Entretanto, outros aspectos podem ser considerados. As gestações espontâneas são menos frequentes em idades maternas mais avançadas, seja pela menor frequência sexual ou menores chances de conceber, como dito anteriormente; porém mais mulheres se submetem às técnicas de reprodução assistida para conseguir a gravidez. Houve um aumento do número de casos de doação de óvulos ou mesmo criopreservação dos próprios óvulos por razões sociais, no sentido de se adiar a gestação. Tal fato pode se traduzir por mais gestações decorrentes de tecnologia reprodutiva; sabemos que nesses casos há maior risco de gestações múltiplas e suas consequências, principalmente a prematuridade. No entanto, mesmo em gestações únicas decorrentes de reprodução assistida, há uma associação com mais riscos obstétricos, e os obstetras deveriam sempre manejar essas pacientes como gestações de alto risco[18].

De qualquer modo, há hoje em dia um aumento da demanda por gestações em mulheres com idade mais tardia. Embora haja mais riscos, o aconselhamento sobre cuidados preconcepcionais e as condições gerais de saúde podem minimizar os riscos aumentados, aliados a uma boa assistência pré--natal.

Anticoncepcionais na Perimenopausa

As mulheres na perimenopausa, em geral, continuam a ser sexualmente ativas, mesmo que haja uma diminuição da frequência sexual[19], o que pode expô-las às gestações que muitas vezes já não são mais desejadas, em função dos projetos de vida dessa fase – à semelhança das gestações de mulheres na puberdade, também na maioria das vezes não planejadas. Como visto, as gestações em idades mais tardias associam-se a maiores riscos maternos e fetais. Ainda que haja diminuição da frequência sexual e da fecundidade, se não há desejo de gestação, a anticoncepção torna-se necessária e deve fazer parte do aconselhamento ginecológico, tendo em vista todas as consequências da gestação não planejada e dos maiores riscos gestacionais nessa faixa etária.

Algumas características são peculiares à contracepção na fase de perimenopausa[19]. Nenhum método é contraindicado baseado apenas na idade, e as opções são as mesmas em qualquer faixa etária, embora os riscos aqui possam ser maiores, o que pode limitar um pouco mais as escolhas.

A história pessoal e familiar para a escolha da contracepção na perimenopausa é fundamental. Hábitos de vida e comorbidades devem ser investigados, como obesidade e fumo, diabetes, hipertensão arterial ou outras doenças. A avaliação do risco de trombose é fundamental e deve ser feita pela história pessoal e familiar, já que não há recomendação sistemática da pesquisa por trombofilias.

Em geral, as mulheres nessa fase tendem a ser mais esclarecidas e aderem mais fácil ao método, mas é preciso sempre apresentar todas as opções que não tenham contraindicações e induzir a coparticipação da paciente, pois a sua adesão está diretamente associada a um conhecimento prévio do método e à participação na escolha.

Um ponto positivo é que os contraceptivos podem se associar a *benefícios não contraceptivos*, particularmente importantes durante os anos reprodutivos tardios. Os sintomas vasomotores podem ser aliviados por preparações contendo estrogênio (pílulas combinadas diárias, anéis vaginais, adesivos) e temos disponíveis atualmente no mercado contraceptivos combinados que contêm estrogênios naturais, à semelhança dos utilizados para a terapêutica hormonal na fase climatérica. Além de melhorarem os sintomas vasomotores, os contraceptivos hormonais combinados regularizam o ciclo menstrual, evitando os comuns distúrbios de sangramento decorrentes dos processos anovulatórios dessa faixa de idade, incluindo o sangramento menstrual abundante e suas consequências em termos de qualidade de vida e possível anemia. Entretanto, os métodos combinados associam-se mais ao risco tromboembólico e cardiovascular.

Os contraceptivos contendo apenas progestagênio, que tem muito menos contraindicação, já que não promovem fenômenos vasculares e tromboembólicos, também podem aliviar os distúrbios menstruais, embora não ajudem muito em relação aos sintomas vasomotores. Apesar de estarem mais associados aos sangramentos de escape, os contraceptivos isolados de progestagênio reduzem sensivelmente o sangramento, em especial o dispositivo intrauterino de levonorgestrel (DIU-LNG) e os implantes. Também as alterações do trato reprodutivo, frequentes no período perimenopausal, como endometriose, adenomiose e miomatose uterina, podem ser controladas pelo uso de contraceptivos hormonais. As aplicações clínicas do DIU-LNG nessa fase de vida são bastante evidentes[20] e, por isso mesmo, tem sido bastante utilizado no período menopausal, pois diminui as consequências das alterações hormonais e uterinas. Seu uso tem se estendido inclusive para a fase de pós-menopausa, sendo utilizado como um progestagênio eficaz para antagonizar os efeitos endometriais da terapia estrogênica.

Por outro lado, as preocupações com o uso de contracepção relacionam-se aos *riscos da fase perimenopausa*. Existe um aumento basal do risco de eventos adversos com o avanço da idade, sobretudo relacionados aos fenômenos tromboembólicos, quando comparados às mulheres mais jovens. Fatores que potencializam esses riscos, como a própria gestação e o puerpério, assim como o uso de contraceptivos contendo estrogênios, relacionam-se às mais possíveis complicações e deveriam ser vistos como situações de cautela e maior atenção. Em geral, mulheres na perimenopausa sem riscos adicionais para tromboembolismo poderiam usar contraceptivos combinados, daí a importância de uma avaliação clínica completa nessa fase.

Uma preocupação adicional nessa fase é o câncer de mama, mais frequente com o avanço da idade. Há dados conflitantes na literatura relativos ao impacto dos contraceptivos hormonais sobre o risco de câncer de mama. Exceto por uma clara contraindicação em mulheres diagnosticadas com câncer de mama, os contraceptivos hormonais deveriam ser discutidos individualmente, tendo em vista risco pessoal e familiar, risco de gestação e sintomas vasomotores[19].

A escolha do método anticoncepcional deve ser feita baseada nos riscos individuais, nos benefícios não contraceptivos possíveis, na efetividade prática de determinado método para aquela mulher, ou seja, quanto do uso "perfeito" seria diferente do uso "típico", na situação individual de atividade sexual e na escolha preferencial da paciente. Como dito, não há nenhum método contraindicado apenas pela idade, mas pela somatória de fatores de risco associados à idade.

Boa parte das mulheres pode optar por métodos "definitivos", como a laqueadura tubária/vasectomia. Para aquelas que não o fizeram, sua atividade sexual e número de parceiros devem orientar o aconselhamento. Não devemos esquecer que a prevenção de doenças sexualmente transmissíveis passou a ser uma preocupação em idades mais avançadas, tendo em vista as atividades sexuais mais modernas, com múltiplos parceiros e possibilidade de uso de drogas que ajudam a ereção para os parceiros masculinos.

As questões relacionadas à definição de quando ocorre a menopausa têm sido motivo de grande interesse por parte dos médicos e pacientes, pois o uso de medicações hormonais pode "mascarar" a época de menopausa. O uso dos contraceptivos combinados com estrogênios propicia um alívio dos sintomas vasomotores, e por isso mesmo a fase real que ocorre a menopausa pode não ser bem definida. A grande vantagem de seu uso, respeitadas as contraindicações, é que promove a contracepção e se alia ao controle menstrual e dos sintomas vasomotores. Entretanto, uma vez caracterizada a falência gonadal, não soam mais necessários e podem ser substituídos por medicações com mais baixa dose e com possibilidade de uso não oral, o que é mais apropriado para pacientes na pós-menopausa.

Do ponto de vista prático, a definição da época exata da menopausa pode ser mascarada pelo método. Tratando-se de métodos não hormonais, a clássica definição de 12 meses de amenorreia, aliada aos sintomas de hipoestrogenismo e uma dosagem de FSH elevada são suficientes. Para aquelas que usam métodos hormonais, em geral não há sintomas e muitas vezes o padrão menstrual é de amenorreia, daí a recomendação é aliar idade e métodos laboratoriais. As recomendações[21] para mulheres sem uso de hormônios indicam que a contracepção deveria ser usada por um período de um ano de amenorreia (se mais de 50 anos) ou dois anos (se menos de 50 anos). Para as que estão usando contraceptivos hormonais, estes deveriam ser interrompidos e as pacientes, observadas por dois a três meses (com contracepção mecânica nesse intervalo), e se houver amenorreia e FSH elevado, aliado à idade, poder-se-ia confirmar a menopausa. Há dúvidas de quantas medidas de FSH elevado seriam necessárias e quais os valores de corte, mas, em geral, a associação dos parâmetros bioquímicos e clínicos dão uma boa margem de segurança quanto ao tempo de menopausa.

Aspectos Práticos e Recomendações

- O avanço da idade é um fator de risco para infertilidade, perda gestacional, anomalias fetais, complicações maternas e obstétricas (prematuridade, mortalidade fetal, aborto, gestação ectópica, pré-eclâmpsia, incidência de cesárea).

- O avanço da idade propicia o aparecimento de morbidades que facilitam as complicações da gestação e aumentam as contraindicações de contracepção, notadamente a hormonal contendo estrogênios.

- A fertilidade natural e a frequência sexual diminuem com o avanço da idade, mas se não houver desejo de gravidez, métodos contraceptivos devem ser aconselhados.

- O uso de contraceptivos não tem restrições relativas à idade apenas, e deve ser considerado baseado nos riscos e possíveis efeitos não contraceptivos benéficos que podem se associar, além das características individuais de cada paciente.

- Mulheres deveriam ser aconselhadas ao longo de sua vida reprodutiva sobre os riscos de aumento de infertilidade com a idade e sobre a melhor época para engravidar, tendo em vista seus projetos pessoais, atentando-se ao período entre 25 e 35 anos como o mais aconselhável para uma gestação.

- Para aquelas mulheres sem possibilidade de engravidar por razões pessoais, aconselhamento deveria ser dado em relação ao congelamento de gametas, suas limitações e sobre os riscos de se adiar demais uma gestação após o recebimento desses óvulos congelados.

- Para mulheres com desejo de gravidez em idades avançadas, aconselhamento deveria ser dado sobre as baixas chances, fortemente relacionadas à idade por si, além de terem piores prognósticos se marcadores da reserva ovariana estiverem alterados (FSH, HAM, CFA).

- Devido às menores chances, mulheres em idade avançada, com desejo de gravidez, deveriam ser submetidas às técnicas de reprodução assistida com maior frequência, a fim de encurtar o tempo necessário para se conseguir uma gestação espontânea.

- Para mulheres com idade avançada e marcadores de baixa reserva ovariana, opções de uso de oócitos doados e adoção deveriam ser encorajadas.

- As técnicas de reprodução assistida são a maneira mais rápida de se conseguir uma gestação, porém as mulheres devem ser orientadas que os resultados da FIV caem dramaticamente com a idade, se utilizados os próprios oócitos. Postergar a gestação acreditando que a FIV vá resolver o problema tardiamente é um erro.

- O sucesso do tratamento de infertilidade depende, predominantemente, da idade da mulher, da reserva ovariana, da saúde geral, das indicações para o tratamento e da modalidade de tratamento empregado.

- O melhor marcador da chance de concepção é a idade da mulher. Outros marcadores, como HAM, FSH e CFA, são indicadores de prognóstico da reserva e da capacidade de responder à indução da ovulação.

- Não há uma idade limite para a gravidez. Os riscos aumentam com a idade, e mulheres sem morbidades associadas e boa saúde têm riscos baixos ao engravidarem mais tardiamente. O aconselhamento deve ser feito sempre baseado na história clínica individual. Não é aconselhável utilizar seus próprios óvulos após os 43 anos devido à baixa chance de sucesso; e com óvulos de doadoras não é aconselhável após os 50 anos devido aos riscos da gestação.

- Em mulheres mais velhas que recebem embriões de óvulos doados de pacientes mais jovens as chances de gravidez são altas e deveria ser considerada a transferência de apenas um embrião, a fim de evitar gestações múltiplas, o que contribuiria para uma maior morbidade obstétrica.

Referências Bibliográficas

1. Baker TG. A quantitative and cytological study of germ cells in human ovaries. Proc R Soc Lond B Biol Sci. 1963;158:417-433.

2. Prior JC, Hitchcock CL. The endocrinology of perimenopause: need for a paradigm shift. Front Biosci. 2011;S3:474-486.

3. Broer SL, van Disseldorp J, Broeze KA, Dolleman M, Opmeer BC, Bossuyt P, et al. IMPORT study group Added value of ovarian reserve testing on patient characteristics in the prediction of ovarian response and ongoing pregnancy: an individual patient data approach. Hum Reprod Update. 2013;19(1):26-36.

4. Schwartz D, Mayaux MJ. Female fecundity as a function of age: results of artificial insemination in 2193 nulliparous women with azoospermic husbands. Federation CECOS. N Engl J Med. 1982;306:404-406.

5. Centers for Disease Control and Prevention, American Society for Reproductive Medicine Society for Assisted Reproductive Technology. 2010 assisted reproductive technology, fertility clinic success rates report. Atlanta (GA): CDC, 2012. Disponível em: http:/www.cdc.gov/art/ART2010/PDFs/ART_2010 Clinic Report Full.pdf. Recuperado em: 13 de setembro de 2013.

6. Demko ZP, Simon AL, McCoy RC, Petrov DA, Rabinowitz M. Effects of maternal age on euploidy rates in a large cohort of embryos analyzed with 24-chromosome single-nucleotide polymorphism-based preimplantation genetic screening. Fertil Steril. 2016;105(5):1307-1313.

7. Neilson JP. Fetal medicine in clinical practice. In: Edmonds K, editor. Dewhurst's textbook of obstetrics and gynaecology for postgraduates. Oxford: Blackwell Science; 1999.

8. ASRM Committee Opinion n. 589. Female age-related fertility decline. Fertil Steril 2014;101:633-634.

9. Dewailly D, Andersen CY, Balen A, Broekmans F, Dilaver N, Fanchin R, et al. The physiology and clinical utility of anti-Mullerian hormone in women. Hum Reprod Update. 2014;20(3):370-385.

10. La Marca A, Ferraretti AP, Palermo R, Ubaldi FM. The use of ovarian reserve markers in IVF clinical practice: a national consensus. Gynecol Endocrinol. 2016;32(1):1-5.

11. Usta IM, Nassar AH. Advanced maternal age: part 1: obstetric complications. Am J Perinatol. 2008;25:521-534.

12. Sauer MV. Reproduction at an advanced maternal age and maternal health. Fertil Steril. 2015;103:1136-1143.

13. Lewis G. Why mothers die 2000–2002. London: RCOG Press; 2004.

14. Jacobsson B, Ladfors L, Milsom I. Advanced maternal age and adverse perinatal outcome. Obstet Gynecol. 2004;104:727-733.

15. Schoen C, Rosen T. Maternal and perinatal risks for women over 44 – A review. Maturitas. 2009;64:109-113.

16. Paulson RJ, Boostanfar R, Saadat P, Mor E, Tourgeman DE, Slater CC, et al. Pregnancy in the sixth decade of life. Obstetric outcomes in women of advanced reproductive age. JAMA. 2002;288:2320-2323.

17. Andersen A-MN, Wohlfahrt J, Olsen PCJ, Melbye M. Maternal age and fetal loss: population based register linkage study. Br Med J. 2000;320:1708.

18. Qin J, Liu X, Sheng X, Wang H, Gao S. Assisted reproductive technology and the risk of pregnancy-related complications and adverse pregnancy outcomes in singleton pregnancies: a meta-analysis of cohort studies. Fertil Steril. 2016;105:73-85.

19. Linton A, Golobof A, Shulman LP. Contraception for the perimenopausal woman. Climacteric. 2016;19:526-534.

20. Kim ML, Seong SJ. Clinical applications of levonorgestrel-releasing intrauterine system to gynecologic diseases. Obstet Gynecol Sci. 2013;56:67-75.

21. Baldwin MK, Jensen JT. Contraception during the perimenopause. Maturitas. 2013;76:235-242.

CAPÍTULO

6

GRAVIDEZ NO FINAL DA VIDA REPRODUTIVA

Rossana Pulcineli Vieira Francisco

CAPÍTULO 6 Gravidez no Final da Vida Reprodutiva

Mudanças sociais, como maior acesso à educação e ao mercado de trabalho, associadas ao maior acesso aos métodos anticoncepcionais, têm levado ao aumento crescente da idade em que as mulheres têm seu primeiro filho[1]. Se por um lado é evidente a queda da fertilidade após a terceira década de vida, por outro lado, são cada vez mais frequentes as gestações após 35 anos de idade, sejam estas concebidas naturalmente ou por técnicas de reprodução assistida. Nos Estados Unidos, entre 1970 e 2006, houve aumento de oito vezes na proporção de mulheres que engravidaram após os 35 anos de idade[2].

Com o passar dos anos, e com o aumento nas suas frequências, passou a ter importância a avaliação das gestações no final da vida reprodutiva (após 40 anos de idade) e especialmente aquelas que ocorrem após 45 ou 50 anos de idade materna.

A decisão por postergar a maternidade deve ser pautada em informações corretas e claras. É de suma importância que, da mesma forma que os casais tenham acesso à informação sobre a possibilidade de escolha do melhor momento para que ocorra a gestação, tenham também acesso às informações sobre a queda da taxa de fertilidade e sobre os riscos de uma gestação no final da vida reprodutiva. Apesar do aumento de risco que discutiremos a seguir, muitos estudos apontam que mulheres com mais de 45 anos e até mesmo com mais de 50 anos podem ter gestações saudáveis tanto física quanto emocionalmente[3-5]. Torna-se essencial conhecer quais situações terão seu risco de ocorrência elevado para que se possa monitorar e minimizar essas condições.

Abortamento e Gestação Ectópica

O risco de aborto espontâneo aumenta consideravelmente com o avançar da idade materna e é mais comum entre seis e 14 semanas de idade gestacional. Estima-se que o risco seja de 15% entre 30 e 34 anos; 25% de 35 a 39 anos; 51% de 40 a 44 anos; e 93% acima de 45 anos[6]. A queda na qualidade do oócito tem sido apontada como principal causa, mesmo após a avaliação de atividade cardíaca presente à ultrassonografia. Em pacientes submetidas às técnicas de reprodução assistida, percentual significativo de mulheres com mais de 42 anos (36,6%) apresenta perda gestacional após a visualização de atividade cardíaca fetal[7].

Estima-se que o risco de gravidez ectópica aumente de quatro a oito vezes em mulheres com mais de 35 anos, devido à maior frequência de fatores de riscos nessa população. Deve-se, portanto, avaliar todos os fatores de risco associados à gravidez ectópica para minimizar suas consequências. O diagnóstico precoce da gravidez ectópica é a melhor forma de prevenir suas complicações, que são importantes causas de morte materna. A ultrassonografia permite que se avalie se a gestação é viável e tópica e deve ser realizada precocemente para essa população.

Gestação Múltipla

A maior frequência de utilização de procedimentos de reprodução assistida após 35 anos é uma das causas para a maior ocorrência de gestação múltipla.

Porém, sabe-se que mesmo quando se avaliam gestações múltiplas espontâneas existe maior ocorrência delas quanto maior a idade materna.

Anormalidades Cromossômicas e Genéticas

O risco de cromossomopatias aumenta com a idade materna, sendo a mais comum a trissomia, onde a não separação dos cromossomos parece ser mais frequente à medida que a idade aumenta.

O rastreamento de cromossomopatias pode ser realizado por meio da medida da translucência nucal e pela dosagem de DNA livre fetal em sangue materno. Mesmo considerando-se que o risco de cromossomopatias é bastante elevado pela idade materna, a indicação de teste invasivo (amniocentese ou biopsia de vilocorial), que se constitui nos testes para diagnóstico definitivo, devem levar em consideração o risco de perda fetal e as dificuldades de uma nova gestação para esse casal. Assim, os valores dessa família, bem como os riscos dos procedimentos, são de suma importância no aconselhamento genético para a definição da utilização de testes não invasivos ou invasivos para a pesquisa de trissomias.

Há relatos de elevação na frequência de transtornos do espectro autista quando aumentam as idades materna e paterna, porém esses dados devem ser avaliados com cuidado, pois trata-se de doença multifatorial em que é difícil determinar quais fatores realmente apresentam relação de causa e efeito.

Malformações Fetais na Ausência de Cromossomopatias

Mesmo na ausência de cromossomopatias, observa-se aumento na frequência de malformações estruturais fetais em mulheres com mais de 35 anos, especialmente as cardíacas. Estima-se que as malformações maiores ocorram em 1,7% dos recém-nascidos de mulheres com menos de 35 anos, e em 2,9% de mulheres com mais de 40 anos[8]. Considerando-se esse aumento do risco de malformações, recomenda-se a realização de ultrassonografia morfológica entre 18 e 22 semanas, com especial atenção ao coração fetal, mesmo nos casos em que os fetos sejam cromossomicamente normais.

Complicações da Segunda Metade da Gestação

Na segunda metade da gestação, a influência de doenças clínicas preexistentes passa a exercer papel importante na determinação da morbimortalidade materna e fetal. Com as modificações gravídicas, o organismo materno passa a ser mais exigido. Sabe-se que as prevalências de diabetes, hipertensão, câncer, doenças autoimunes e doenças renais aumentam, consideravelmente, com a idade. Outro fato relevante é quanto ao tabagismo nessa faixa etária, que, apesar de menos usual, costuma ter suas consequências agravadas pelo longo tempo de exposição. A obesidade também é mais prevalente nessa população, com especial influência na ocorrência de diabetes e de hipertensão.

Diabetes

Vivemos uma clara epidemia de obesidade e, aliado a ela, um aumento importante dos casos de diabetes tipo 2. Com o avançar da idade materna, observa-se frequência cada vez maior de diabetes do tipo 2, porém, em muitas situações, por ser uma doença oligossintomática, o diagnóstico de diabetes só é feito na primeira consulta de pré-natal, quando se observam valores de glicemia de jejum maiores ou iguais a 126 mg/dL. Nesses casos, a avaliação da hemoglobina glicada (HbA1C) pode nos trazer informações importantes sobre o controle periconcepcional e também sobre o risco de malformações fetais. Sabe-se que quanto maior a HbA1C, maior o risco de malformações fetais. Quando a HbA1C é igual ou inferior a 6%, estima-se que o risco de ocorrência de malformações fetais é semelhante ao estimado para a população geral, aumentando, gradativamente, à medida que os valores de HbA1C se elevam.

Nas pacientes que não apresentam diagnóstico de diabetes pré-gestacional, é importante estar atento ao maior risco de diabetes gestacional, a intercorrência médica mais frequente durante a gestação. O diagnóstico de diabetes gestacional será firmado quando a glicemia de jejum apresentar valores de 92 a 125 mg/dL na primeira consulta de pré-natal ou se pelo menos um dos valores do teste de tolerância à glicose com sobrecarga de 75 g, realizado 24 a 28 semanas de idade gestacional, for maior ou igual a 92 mg/dL no jejum, 180 mg/dL na primeira hora após a sobrecarga de glicose e 153 mg/dL na segunda hora.

Hipertensão

É importante que se pesquise por meio de anamnese cuidadosa o diagnóstico da hipertensão arterial preexistente. A prevalência de hipertensão é três vezes maior em pacientes acima de 40 anos quando comparada às mulheres entre 30 e 34 anos (4,1 *versus* 1,4%)[9]. Sabe-se que 30% das mulheres hipertensas apresentam pré-eclâmpsia superajuntada, elevando ainda mais o risco de complicações durante a gravidez. O risco de pré-eclâmpsia não associada à hipertensão preexistente também é maior quanto maior a idade materna, podendo chegar a 35% em mulheres com mais de 50 anos[10].

A presença de hipertensão arterial sistêmica ou de pré-eclâmpsia é responsável pelo aumento da prevalência de parto pré-termo, restrição de crescimento fetal e aumento de morbimortalidade materna e fetal.

Placenta Prévia e Descolamento Prematuro de Placenta

Apesar de haver maior frequência de descolamento prematuro de placenta em gestantes com mais de 45 anos, há fatores de confusão importantes nessa análise, como maior prevalência de hipertensão e maior frequência de multíparas nessa população. Assim, aponta-se que a idade isoladamente não é um marcador de risco para essa intercorrência obstétrica.

De forma distinta ao descolamento de placenta, a placenta prévia tem sua frequência aumentada quanto maior a idade materna. Deve-se estar atento para a baixa prevalência de placenta prévia (1,4% quando a idade materna é igual ou maior que 40 anos *versus* 0,4% entre 20 e 24 anos)[9].

Parto Prematuro e Baixo Peso ao Nascer

Estudo de coorte realizado na Suécia aponta para elevação de risco de parto pre-termo e de recém-nascido de baixo peso segundo a idade materna. É importante ressaltar que nesse estudo houve o cuidado de afastar possíveis fatores de confusão, como doenças maternas, que, por si só, são responsáveis pela frequência mais elevada dessas morbidades neonatais[11]. Outro estudo de base populacional, no mesmo país, aponta que acima de 45 anos, o risco de parto prematuro com idade gestacional inferior a 32 semanas foi de 2,24% e com idade materna entre 20 e 29 foi de 1,01%[12].

Estudo canadense, publicado em 2018, também confirma maior risco de parto prematuro (antes de 37 semanas) em mulheres com 40 anos ou mais quando comparadas às mulheres de 30 a 34 anos. Esse risco é aumentado tanto para ocorrência de prematuridade espontânea (OR 1,20; IC95% 1,06 a 1,36) quanto para a prematuridade iatrogênica (OR 1,31; IC95% 1,05 a 1,64). Nos casos de prematuridade iatrogênica, hipertensão e placenta prévia foram os principais fatores determinantes da antecipação do momento do parto[9].

Óbitos Fetal e Neonatal

O mesmo estudo sueco, que avaliou a prevalência de prematuridade, também estudou a ocorrência de óbito fetal ou neonatal apontando aumento significativo desse evento com o aumento da idade materna (0,6% entre 20 e 29 anos; 1,1% de 40 a 44 anos; e 1,7% depois dos 45 anos de idade)[9].

O risco de óbito fetal tardio (entre 37 e 41 semanas) também aumenta com a idade, sendo observada, em estudo populacional americano, a prevalência de 3,7/1.000 gestações antes de 35 anos de idade e 8,6/1.000 quando a idade materna é maior ou igual a 40 anos[13]. Considerando-se o aumento de risco de óbito fetal com o avançar da idade gestacional, alguns autores sugerem que o fim das gestações de mulheres no final da vida reprodutiva seja antecipado para 39 semanas de idade gestacional, sendo possível a indução do trabalho de parto nessas situações[14]. Apesar da possibilidade de indução do trabalho de parto, nota-se nesse grupo maior frequência de cesáreas, que têm como fatores motivadores a maior frequência de distocias funcionais e de doenças maternas, bem como maior preferência dessas mulheres pela cesárea eletiva[15,16].

Morte Materna

O risco de morte materna aumenta com a idade. Nos Estados Unidos, a razão de morte materna para mulheres com 45 anos ou mais é de 45/100.000 nascidos vivos e de 9/100.000 nascidos vivos entre 25 e 29 anos. Deve-se, porém, considerar que fatores como multiparidade e maior frequência de doenças preexistentes influenciam muito na ocorrência de desfechos graves para essas gestantes[17,18].

Prognóstico a Longo Prazo para Mãe e seu Recém-Nascido

A longo prazo, em relação à mulher que teve parto após 40 anos, há resultados controversos na literatura, que apontam tanto para maior risco quanto para menor risco de morte após a gestação[19,20].

Em relação aos filhos de pais com idade mais elevada, aponta-se que eles convivem em ambiente de maior estabilidade financeira e emocional, o que pode favorecer seu desenvolvimento biopsicossocial[21].

Considerações Finais

A cada ano, observa-se maior frequência de gestações no final da vida reprodutiva. É muito importante que a decisão de postergar o momento da gestação seja pautada na avaliação cuidadosa de riscos e benefícios dessa decisão, seja em relação à menor fertilidade, ao maior risco de intercorrências médicas, bem como a opção por um momento de maior estabilidade na vida pessoal e profissional. Cabe a nós, profissionais de saúde, fornecer às mulheres informações claras, baseadas no conhecimento científico atual e apoiá-las em suas decisões, estando atento aos riscos maternos e fetais que aumentam com a idade, objetivando minimizar as consequências para o binômio materno-fetal.

Referências Bibliográficas

1. Mathews TJ, Hamilton BE. Mean age of mothers is on the rise: United States, 2000-2014. NCHS Data Brief. 2016;232:1.

2. Matthews TJ, Hamilton BE. Delayed childbearing: more women are having their first child later in life. NCHS Data Brief. 2009;21:1.

3. Salihu HM, Shumpert MN, Slay M, et al. Childbearing beyond maternal age 50 and fetal outcomes in the United States. Obstet Gynecol. 2003; 102:1006.

4. Simchen MJ, Yinon Y, Moran O, et al. Pregnancy outcome after age 50. Obstet Gynecol. 2006;108:1084.

5. Steiner AZ, Paulson RJ. Motherhood after age 50: an evaluation of parenting stress and physical functioning. Fertil Steril. 2007;87:1327.

6. Nybo Andersen AM, Wohlfahrt J, Christens P, et al. Maternal age and fetal loss: population based register linkage study. BMJ. 2000;320:1708.

7. Farr SL, Schieve LA, Jamieson DJ. Pregnancy loss among pregnancies conceived through assisted reproductive technology, United States, 1999-2002. Am J Epidemiol. 2007;165:1380.

8. Cleary-Goldman J, Malone FD, Vidaver J, et al. Impact of maternal age on obstetric outcome. Obstet Gynecol. 2005;105:983.

9. Fuchs F, Monet B, Ducruet T, Chaillet N, Audibert F. Effect of maternal age on the risk of preterm birth: a large cohort study. PLoS ONE. 2018;13:1.

10. Yogev Y, Melamed N, Bardin R, et al. Pregnancy outcome at extremely advanced maternal age. Am J Obstet Gynecol. 2010;203:558.e1.

11. Cnattingius S, Forman MR, Berendes HW, Isotalo L. Delayed childbearing and risk of adverse perinatal outcome. A population-based study. JAMA. 1992;268:886.

12. Jacobsson B, Ladfors L, Milsom I. Advanced maternal age and adverse perinatal outcome. Obstet Gynecol. 2004;104:727.

13. Reddy UM, Ko CW, Willinger M. Maternal age and the risk of stillbirth throughout pregnancy in the United States. Am J Obstet Gynecol. 2006; 195:764.

14. Nicholson JM, Kellar LC, Kellar GM. The impact of the interaction between increasing gestational age and obstetrical risk on birth outcomes: evidence of a varying optimal time of delivery. J Perinatol. 2006;26:392.

15. Waldenström U, Ekéus C. Risk of labor dystocia increases with maternal age irrespective of parity: a population based register study. Acta Obstet Gynecol Scand. 2017;96:1063.

16. Osterman MJ, Martin JA. Primary cesarean delivery rates, by state: results from the revised birth certificate, 2006-2012. Natl Vital Stat Rep. 2014;63:1.

17. Callaghan WM, Berg CJ. Pregnancy-related mortality among women aged 35 years and older, United States, 1991-1997. Obstet Gynecol. 2003;102:1015.

18. Chang J, Elam-Evans LD, Berg CJ, et al. Pregnancy-related mortality surveillance-United States, 1991-1999. MMWR Surveill Summ. 2003; 52:1.

19. Mosca L, Benjamin EJ, Berra K, et al. Effectiveness-based guidelines for the prevention of cardiovascular disease in women – 2011 update: a guideline from the American Heart Association. J Am Coll Cardiol. 2011; 57:1404.

20. Jaffe D, Kogan L, Manor O, et al. Influence of late-age births on maternal longevity. Ann Epidemiol. 2015;25:387.

21. Sutcliffe AG, Barnes J, Belsky J, et al. The health and development of children born to older mothers in the United Kingdom: observational study using longitudinal cohort data. BMJ. 2012; 345:e5116.

CAPÍTULO

7

ALTERAÇÕES METABÓLICAS NA MENOPAUSA

Dolores Pardini

Alinne Alves Inuy

Diabetes Mellitus

Com o envelhecimento, muitas doenças crônicas podem emergir afetando, sobremaneira, a qualidade de vida e diminuindo a sobrevida das mulheres. As alterações metabólicas de ocorrência mais frequente na menopausa incluem: dislipidemia e alterações no metabolismo dos carboidratos (intolerância à glicose – IG, hiperinsulinemia, *diabetes mellitus* tipo II) componentes da síndrome metabólica, como obesidade e disfunções tireoidianas.

O *diabetes mellitus* (DM) é uma doença crônica, que envolve uma série de distúrbios metabólicos complexos e apresenta a hiperglicemia secundária à deficiência da atuação da insulina como alteração principal[1]. O Brasil é o 4º país no *ranking* mundial em número de casos, com aproximadamente 14,3 milhões de diabéticos, e detém 50% das mortes ocorridas entre a América do Sul e a Central pela doença, sendo 125.374 mulheres[2]. Estima-se que a prevalência de DM em mulheres adultas aumentou em 60% de 1980 a 2014[3]. Embora seu crescimento nos últimos anos tenha atingido o padrão de epidemia, um a cada dois adultos portadores não tem conhecimento do próprio diagnóstico[2]. Por ser o envelhecimento um dos fatores de risco para seu desenvolvimento, na mulher o diabetes tem interseção fisiológica frequente com a menopausa, o que torna um desafio o estabelecimento da influência de uma sobre a outra e o risco/benefício da terapia hormonal nessa população[4].

Classificação do Diabetes

Os dois tipos de DM mais comuns são 1 e 2. O DM tipo 1 atinge 10% dos diabéticos, se manifesta mais precocemente e está associado à autoimunidade que destrói as células betapancreáticas, com insuficiência completa de insulina; por esse motivo, exige o tratamento com a insulina de imediato e tem como complicação clássica a cetoacidose diabética. Já o DM tipo 2, mais prevalente, incide principalmente após os 45 anos; com forte associação ao aumento de peso, reflete a diminuição progressiva da produção de insulina e a resistência periférica à sua ação; o tratamento pode ser tanto com antidiabéticos orais quanto com o próprio hormônio, dependendo da evolução clínica[1-6].

Diagnóstico

Os critérios diagnósticos atuais são apresentados na Tabela 7.1.

Tabela 7.1			
Critérios diagnósticos do DM			
Parâmetro	**Normal**	**Tolerância à glicose diminuída**	**Diabetes mellitus**
Glicemia de jejum	< 99 mg/dL	100 a 125 mg/dL	126 mg/dL
2 h após 75 g de glicose	< 140 mg/dL	140 a 199 mg/dL	> 200 mg/dL
HbA1c	< 5,6%	5,7 a 6,4%	> 6,5%
Aleatória			> 200 mg/dL com sintomas clássicos

Fonte: *Adaptado de Standards of Medical Care in Diabetes-2017: Summary of Revisions[1].

Diabetes e o Envelhecimento Ovariano Feminino

Diabetes Tipo 1

O ciclo reprodutivo pode sofrer influências do diabetes tipo 1. No estudo The Familial Autoimmuneand Diabetes (FAD) foram comparadas meninas diabéticas tipo 1 a suas irmãs não diabéticas e a um terceiro grupo controle de saudáveis e sem relação familiar. O grupo de diabéticas apresentou maior idade de início de menarca (13,5, 12,5 e 12,6 anos, respectivamente, P < 0,001), maior frequência de irregularidade menstrual antes dos 30 anos (45,7, 33,3 e 33,1%, respectivamente, P < 0,04). Também no FAD, o grupo de diabéticas teve idade menor para início da menopausa (41,6, 49,9 e 48,0 anos, respectivamente, P < 0,05), que impactou na redução em seis anos no número de anos reprodutivos (30,0, 37,0 e 35,2 anos, respectivamente, P < 0,05) para as portadoras[7]. Entretanto, não foi encontrada a mesma evidência no estudo OVADIA, em que a idade média de menopausa natural foi de 49,8 ± 4,7 anos em diabéticas comparado a 49,8 ± 4,1 anos no grupo controle, sem associação entre o diabetes e a diminuição na idade de início da menopausa[8].

Diabetes Tipo 2

Não há dados conclusivos na literatura sobre a influência do diabetes tipo 2 na menarca e na reserva ovariana devido à baixa incidência em população jovem[9]. Em relação à menopausa, no Study of Women's Health Across the Nation (SWAN), diabéticas apresentaram idade menor para menstruação final que as não diabéticas (49,1 e 52,4 anos, respectivamente, P = 0,002)[10]; porém, outros não encontraram relação entre o diabetes tipo 2 e a idade de menopausa[4].

Menopausa e o Risco de Diabetes

Idade da Menopausa

O desenvolvimento do diabetes tipo 2 durante a menopausa pode se relacionar às alterações fisiológicas intrínsecas a essa fase da vida da mulher[5].

A idade precoce no encerramento do ciclo reprodutivo parece ser um fator de risco independente de IMC, nível de glicose, insulina, hormônios sexuais endógenos e SHBG, em que os fatores genéticos não explicariam essa associação[7]. O estudo prospectivo de coorte European Prospective Investigation into Cancer and Nutrition InterAct (EPIC) demonstrou que não houve a associação da idade da menopausa ao aumento do risco de desenvolvimento de diabetes nessa população[13]. No estudo longitudinal multicêntrico SWAN, que analisou 3.302 mulheres no período pré-menopausal e início de climatério, os resultados demonstraram aumento da insulina de 2,84% e diminuição da glicose em 2,21%, porém relacionados ao envelhecimento e não à menopausa[14].

Evolução Hormonal na Pós-Menopausa

Entre as mulheres na menopausa natural, o meio hormonal se modifica em resposta ao declínio da reserva ovariana. A diminuição da secreção da inibina B pelos folículos antrais estimula o aumento do FSH e, como resultado, os níveis de estradiol (E2) podem aumentar inicialmente até que a depleção dos folículos esteja completa. Um nível maior de estradiol na pós-menopausa tem sido apontado como fator de risco ao diabetes, porém poucos estudos prospectivos examinaram essa relação. Park *et al.* fizeram o primeiro estudo prospectivo da associação entre o diabetes e os níveis e alterações do estradiol e FSH durante a fase de transição da menopausa e este demonstrou que, independentemente da idade e outros importantes fatores de risco de diabetes, mulheres com menores níveis pré-menopáusicos de estradiol e taxa mais lenta de mudança de FSH durante a transição da menopausa inicial tiveram maior risco de desenvolverem diabetes[17].

Alterações do Peso e Síndrome Metabólica

Alterações na adiposidade podem ser afetadas pelo tipo de menopausa. No estudo SWAN, nas mulheres submetidas à menopausa cirúrgica (histerectomia e/ou ooforectomia), presença de androgênios mais elevados na fase inicial ou a SHBG mais baixa e o uso precoce de terapia hormonal foram fatores importantes associados ao desenvolvimento de obesidade. A síndrome metabólica (SM) esteve presente em quase 14% das mulheres na fase final da menstruação, relacionada aos níveis mais elevados de androgênios e da relação testosterona e estradiol no estágio de perimenopausa. A menopausa parece ser fator de risco para a SM, além do envelhecimento. Ao longo da menopausa, as elevações dos androgênios podem induzir ao aumento da gordura corporal e da circunferência abdominal. Contudo, adiposidade e resistência à insulina estão mais vinculadas ao avanço da idade do que à falência ovariana. Portanto, como ambas as condições são mais prevalentes na mulher de meia-idade, a melhora do estilo de vida é essencial para a prevenção do diabetes[6].

Distúrbios do Sono

Mulheres na pós-menopausa têm probabilidade duas vezes maior em desenvolver distúrbios do sono, em geral, relacionados aos fogachos, às oscilações do FSH e à depressão[4].

Uma associação significativa entre uma curta duração do sono e pré-diabetes é consistente com muitos estudos anteriores, mas os mecanismos intrínsecos nesse processo são incertos[7]. Alguns mecanismos fisiológicos podem contribuir, como diminuição dos níveis de leptina, níveis aumentados de grelina e inflamação, ativação do sistema nervoso simpático e estresse oxidativo, aumento do nível de orexina pela vigília e excitação de longa duração[8,9]. Essas modificações desencadeadas pela falta do sono reparador poderiam levar a um comportamento alimentar inadequado, que, aliado aos estilos de vida sedentários e ao tabagismo, acelerariam o processo de resistência insulínica e elevação glicêmica[18].

Diabetes e a Função Sexual da Mulher na Pós-Menopausa

A vagina é o órgão que desempenha um papel fundamental na função sexual feminina. O tecido responde diretamente às variações de estradiol durante a vida das mulheres, que induz mudanças estruturais e funcionais. A insulina interfere na atividade da aromatase do ovário; sua redução pode resultar em diminuição dos níveis de estradiol. O diabetes parece impactar negativamente na função sexual feminina, diminuindo, na mulher menopausada, a expressão gênica do receptor de estrogênio-α(ERα), do receptor de progesterona (PR), do receptor de androgênio (AR) e da aquaporina-2 (AQP2) no tecido vaginal demonstrado em estudos experimentais[10].

Recentemente, na análise do tecido vaginal de mulheres diabéticas na pós-menopausa foi identificada maior densidade na lâmina própria e falta de lúmen vascular. Isoformas de óxido nítrico sintase endotelial (eNOS) e neuronal (nNOS) foram significativamente reduzidas no tecido vaginal, o que poderia reduzir a resposta hemodinâmica local. Embora não tenham sido observadas diferenças na ERα, a expressão de AR foi significativamente reduzida no epitélio vaginal e na lâmina própria de mulheres com diabetes. A hiperglicemia aparentemente reduz a hidratação das membranas mucosas, além das modificações vasculares, e determina a ocorrência de lubrificação vaginal prejudicada, desenvolvendo dispareunia. Em conjunto, essas associações poderiam desencadear piora na função sexual feminina em diabéticas na pós-menopausa comparado às não diabéticas[10,11].

Em estudo realizado pelo ambulatório de climatério da Unifesp, a prevalência de disfunção sexual entre mulheres na pós-menopausa foi significativamente maior no grupo de DM tipo 2 (85%) do que no grupo controle (69%) (P < 0,001), com risco relativo (RR) de 1,28 com intervalo de confiança (IC) 95% (1,09 para 1,51), e apresentou maior severidade nas queixas referente aos domínios abordados pelo questionário *Female Sexual Function Index* (FSFI)[12].

Depressão

A incidência de depressão aumenta ao longo da evolução da menopausa pelas mudanças inerentes ao envelhecimento. Os processos neuromoduladores de serotonina e norepinefrina são afetados por estrogênio, progesterona e androgênios, e a presença de receptores estrogênicos encontrados na hipófise e no hipotálamo reforçam que as oscilações desses hormônios implicariam no desenvolvimento da depressão, sendo a testosterona relacionada aos sintomas mais severos depressivos, independente do *status* menopausal. O desenvolvimento do diabetes pode ocorrer, nesses casos, pelo comportamento de risco das mulheres depressivas que têm a tendência ao sedentarismo e ao consumo de alimentos hipercalóricos e também à disfunção simpática no eixo hipotálamo-hipófise-adrenocortical, que influi na regulação da glicose[4,5,19].

Terapia Hormonal da Diabética na Pós-Menopausa

O diabetes não é uma contraindicação para terapia hormonal. O estudo duplo-cego The Heart and Estrogen/Progestin Replacement Study (HERS) analisou o efeito na variação glicêmica em 2.763 mulheres portadoras de doenças coronarianas durante quatro anos de uso de 0,625 mg de estrogênio conjugado com 2,5 mg de acetato de medroxiprogesterona comparado ao placebo. Como resultados, os níveis de glicose em jejum aumentaram no grupo placebo e não se modificaram entre as que recebiam o tratamento. A incidência de diabetes foi de 6,2% no grupo de terapia hormonal e 9,5% no grupo placebo (RR, 0,65 [IC95%, 0,48 a 0,89], P = 0,006). A terapia hormonal reduziu em 35% a incidência de diabetes[20].

As evidências atuais apontam o tratamento hormonal como um fator de melhora do controle glicêmico, seja com o uso de estrogênio equino conjugado (EEC) isolado ou em combinação ao acetato de medroxiprogesterona (MPA) e com o 17β-estradiol oral isolado ou combinado em ciclos ou contínuo ao acetato de norestiterona. O uso do estradiol transdérmico isolado ou associado ao progestagênio também tem efeito neutro ou benéfico na glicemia. Sem diferença significativa entre o tratamento oral e o transdérmico[4,5].

Essas evidências demonstram que o tratamento oral ou transdérmico melhora o perfil glicêmico ou tem ação neutra. Dados em relação ao diabetes tipo 1 são escassos na literatura. A via transdérmica pode ser mais segura que a oral nas mulheres diabéticas, para prevenção de eventos cardiovasculares e trombóticos. Desse modo, o tratamento deve ser individualizado com a seleção da menor dose efetiva por via não oral (estrogênio isolado ou combinado) e, quando pertinente, progesterona micronizada, mas apenas depois da avaliação dos riscos cardiovasculares de forma minuciosa, o controle rigoroso das comorbidades associado à adoção de um estilo de vida saudável, que inclui a modificação dos comportamentos de risco[4,5].

Uso de Androgênios

O uso de androgênios na pós-menopausa não está indicado na mulher portadora de diabetes, visto seu potencial hipercolesterolemico e por não haver dados na literatura bem estabelecidos para uso e segurança na pós-menopausa para esta população.[4]

Metabolismo dos Lipídios

A dislipidemia observada na menopausa é caracterizada por aumento nos níveis séricos da lipoproteína de baixa densidade (LDL) e um declínio da lipoproteína de alta densidade (HDL). Alguns estudos demonstraram que o efeito antiaterogênico da HDL também está diminuído nas mulheres após a menopausa[21]. Essas alterações têm impacto negativo no sistema cardiovascular, acelerando o desenvolvimento da arteriosclerose. É bem reconhecido que a LDL desencadeia arteriosclerose por meio da liberação de colesterol para os macrófagos das paredes arteriais, enquanto a HDL tem seu efeito protetor, removendo o colesterol dos tecidos e enviando para o fígado para excreção biliar, processo conhecido como transporte de colesterol reverso (RTC)[22]. Curiosamente, os níveis séricos de apolipoproteína A-1 (ApoA-1), a principal proteína da HDL, continuam aumentando na pós-menopausa, independentemente do declínio da HDL[23].

Disfunções Tireoidianas

Disfunções tireoidianas são frequentes na população geral, principalmente em mulheres. Todas as doenças na glândula tireoide são mais frequentes no sexo feminino e podem interferir no sistema reprodutivo. Os hormônios tireoidianos podem afetar a função reprodutiva por meio de mecanismos diretos e indiretos. Acarretam aumento da síntese da globulina de ligação de hormônios sexuais (SHBG), testosterona e androstenediona, reduzem o *clearance* de estradiol e aumentam a conversão de androgênios em estrona[24]. Os efeitos diretos são mediados pela presença de receptores para hormônios tireoidianos nos oócitos agindo sinergicamente com o hormônio folículo estimulante (FSH) (por meio de receptores de FSH presentes nas células da granulosa) para a produção de progesterona. Por outro lado, o papel principal do estrogênio na fisiologia tireoidiana é aumentando produção hepática, elevando as concentrações séricas da globulina transportadora da tiroxina (TBG) e diminuindo a fração livre dela[25]. São poucos os estudos relacionando menopausa e função tiroidiana e não esclarecem se a menopausa tem algum efeito, independentemente do envelhecimento. Acredita-se que a menopausa, *per si*, não é responsável por aumento ou diminuição das doenças tireoidianas, levando-se em conta dois aspectos: o *status* tireoidiano não influencia, de forma significante, a síndrome climatérica; a função tireoidiana não está diretamente relacionada à patogênese das complicações da menopausa. Entretanto, a aterosclerose coronariana e a osteoporose podem ser agravadas na presença de hiper ou hipotireoidismo. Algumas manifestações da menopausa podem se confundir com disfunção tireoidiana; sudorese, palpitações, irritabilidade, insônia, confundem-se com hipertireoidismo; enquanto atrofia da pele, constipação, cabelos quebradiços e aumento de peso com portadoras de hipotireoidismo[26].

A causa mundial mais comum de hipotireoidismo é a deficiência de iodo. Nas áreas supridas de iodo, a principal etiologia é a tireoidite autoimune. Outras causas, como terapia com iodo radioativo, ressecção cirúrgica ou doenças infiltrativas, são menos frequentes[27]. Níveis séricos elevados do hormônio tireotrófico estimulante (TSH) e diminuição da tiroxina livre confirmam o diagnóstico de hipotireoidismo. O hipotireoidismo subclínico (HSC) representa uma condição de falência tireoidiana moderada, caracterizada por níveis normais de tiroxina livre e discreta elevação do TSH (4,5 a 10,0 mUI/L). Essa condição pré-clínica é mais frequente com o envelhecimento e pode afetar 10 a 15% das mulheres menopausadas, aumentando sua incidência a cada década, comparado a 1 a 3% de acometimento do hipotireoidismo clínico ou declarado[28]. Um amplo estudo de coorte correlacionou o HSC ao risco aumentado de infarte do miocárdio e acidente vascular cerebral nas menopausadas[29]. A menopausa já representa para a mulher risco aumentado de doença cardiovascular e osteoporose, e hipotireoidismo não tratado pode exacerbar esse risco. Mulheres com hipotireoidismo declarado (TSH > 10 mUI/L) devem ser tratadas; naquelas com HSC, o tratamento de reposição com hormônio tireoidiano (HT) permanece controverso[30]. Levando-se em conta o uso de estrogenioterapia de reposição hormonal na menopausa (TH) e a prevalência de hipotireoidismo nessa população, estima-se que cerca de 5% de todas as menopausadas façam uso de TH + HT. Como resultado da primeira passagem hepática, a administração oral de estrogênio acarreta incremento dos níveis séricos de TBG, bem como de outras proteínas carreadoras sintetizadas no fígado. Esse efeito pode aumentar as necessidades de tiroxina. Lembramos que a TH, por via transdérmica, por evitar a passagem hepática, não afeta os níveis de TBG e, por consequência, os níveis de tiroxina livre, sendo a via de escolha para as mulheres menopausadas que requerem a associação TH/HT[31].

Obesidade

O estado pós-menopausal associa-se à alta prevalência de obesidade; 44% das mulheres menopausadas estão acima do peso e cerca de 23% delas são obesas. Dentre os fatores que contribuem para esse fato estão idade, associada à diminuição do metabolismo basal, sedentarismo e aumento da ingesta alimentar. A transição menopausal, *per si*, já está associada ao ganho de peso, predominantemente na região troncular, acarretando aumento da circunferência abdominal e suas consequências[31].

O Ganho de Peso na Meia-Idade é Consequência da Menopausa ou do Envelhecimento?

Os estudos focados nessa questão – se o ganho de peso na meia-idade se deve só ao envelhecimento ou seria devido às alterações hormonais decorrentes da falência ovariana – têm concluído que o ganho anual de 500 g/ano deve-se mais à idade do que à menopausa *per si*. Essa conclusão foi oriunda de estudos que observaram mulheres da mesma idade em pré, peri e pós-menopausa. O estado hormonal pode influenciar a composição corporal, aumentando a massa gordurosa e diminuindo a massa muscular, bem como sua distribuição com predomínio no abdome. A gordura abdominal pode ser considerada um órgão endócrino devido à sua capacidade de secretar adipocinas e outras substâncias que estão estritamente relacionadas às doenças metabólicas, como resistência à insulina, diabetes tipo 2 e síndrome metabólica. A idade e a transição menopausal podem contribuir para o acúmulo de gordura corporal após a menopausa.

A mulher menopausada obesa difere da menopausada sem excesso de peso nos seguintes aspectos:

1. Os sintomas vasomotores ou fogachos são mais intensos nas obesas. Segundo o estudo SWAN, o *odds ratio* para fogachos foi de 1,27 para cada desvio-padrão acima no percentual de gordura corporal. Mulheres que ganham peso durante a transição menopausal são mais propensas aos sintomas.

2. Menopausadas obesas apresentam risco aumentado de doença coronariana. De acordo com o estudo das enfermeiras (Nurses Health Study), um aumento de 5 kg/m^2 no IMC resulta em incremento de 30% na incidência de eventos cardiovasculares, independentemente de outros fatores de risco, como idade, atividade física, fumo, álcool e história familiar.

3. Menopausadas obesas apresentam risco linear aumentado de sofrer acidente vascular cerebral (AVC) com a elevação do IMC. O estudo das enfermeiras também mostrou que IMC > 32 kg/m^2 eleva o risco relativo para 2,37 de desenvolver um AVC. Além disso, mulheres que ganham 10 a 20 kg durante a vida adulta têm 69% de aumento de sofrer AVC.

4. A obesidade aumenta a ocorrência de fenômenos tromboembólicos.

5. A obesidade está associada ao risco relativo de câncer de mama entre 1,26 e 2,52. De acordo com meta-análise envolvendo 2,5 milhões de

mulheres, aumento de 5 kg/m^2 no IMC associa-se ao incremento de 12% na incidência de câncer de mama. Elevação de peso entre 30 e 40 anos de idade, principalmente na perimenopausa, constitui risco adicional de câncer de mama[32].

Terapia Hormonal na Menopausa (TH)

Já é bem estabelecido que a TH é a terapia mais efetiva para sintomas menopausais e atrofia urogenital. Mulheres obesas são mais propensas às complicações, principalmente quando, além do excesso de peso, possuem outros fatores de risco, como: *diabetes mellitus*, fumo, hipertensão e dislipidemia. A TH deve ser individualizada, avaliando-se os riscos para cada caso, no que diz respeito ao tipo de estrogênio e progestagênio, à dose, à via de administração e à duração da reposição. Menopausadas obesas sintomáticas não precisam ser privadas da reposição, desde que sejam acompanhadas adequadamente e respeitada a janela de oportunidade para início da terapia hormonal[33].

Estrogênio

Não existem, até o momento, estudos controlados específicos em mulheres obesas. Entretanto, é de bom senso utilizar baixas doses de estradiol (0,5 a 1 mg/dia) ou estrogênio equino conjugado (0,3 a 0,45 mg/dia) por via oral ou 25 a 50 µg/dia de estradiol transdérmico.

Progestagênio

Não existem, até o momento, estudos controlados específicos em mulheres obesas comparando os diferentes progestagênios quanto ao risco de câncer de mama ou tromboembolismo. Entretanto, estudos observacionais sugerem que a progesterona micronizada ou progestagênios, derivados dos pregnanos de última geração, estão associados ao menor risco de tromboembolismo quando comparados aos não pregnanos. Desde que mulheres obesas apresentam risco aumentado de câncer de mama, estudos observacionais, como o coorte francês E3N, mostraram que a adição de progesterona micronizada ou didrogesterona ao estrogênio pode representar risco menor de câncer de mama quando comparado aos progestagênios sintéticos.

Via de Administração

A via não oral, transdérmica ou percutânea é a via de escolha para a estrogenioterapia na menopausada obesa, desde que os dados atuais suportem que ela oferece riscos menores de tromboembolismo quando comparada à via oral.

A Terapia Hormonal na Menopausa (TH) Pode Alterar o Peso

O receio de ganhar peso com a reposição hormonal constitui uma das maiores causas de má aderência e abandono da TH. Entretanto, a maioria dos estudos mostra o contrário: as usuárias ganham menos peso e gordura corporal que as não usuárias. O Instituto Crochrane, em revisão sistemática em 2002 e atualizada em 2010, envolvendo 90 estudos, concluiu que não existem evidências de que a TH com estrogênio isolado ou combinado com progestagênio acarrete modificação no peso corporal, indicando que esses regimes não causam ganho extra de peso em adição ao ganho observado na menopausa. Não existem pesquisas subsequentes modificando essa conclusão. Os efeitos da terapia estrogênica no IMC são variáveis, mas a maioria dos estudos controlados mostra redução na adiposidade central.

Considerações Finais

A obesidade representa um problema de saúde sério, desde que esteja associada a várias comorbidades, como hipertensão, dislipidemia, *diabetes mellitus*, entre outras. Ademais, representa risco aumentado para câncer de mama, doença cardiovascular e tromboembolismo. As mulheres obesas menopausadas que requerem terapia de reposição devem ser rigorosamente monitoradas e devem seguir as orientações consensuais quanto à dose de estrogênio e à via de administração[34].

Referências Bibliográficas

1. Standards of Medical Care in Diabetes-2017: Summary of Revisions. Diabetes care. 2017;40(Suppl 1):S4-S5.

2. Whiting DR, Guariguata L, Weil C, Shaw J. IDF diabetes atlas: global estimates of the prevalence of diabetes for 2011 and 2030. Diabetes Res Clin Pract. 2011;94(3):311-321.

3. Collaboration NRF. Worldwide trends in diabetes since 1980: a pooled analysis of 751 population-based studies with 4.4 million participants. Lancet. 2016;387(10027):1513-1530.

4. The North American Menopause Society. The 2012 Hormone Therapy Position Statement of The North American Menopause Society. Menopause (New York, NY). 2012;19(3):257-271.

5. Stuenkel C. Menopause, hormone therapy and diabetes. Climacteric. 2017;20(1):11-21.

6. Rahelic D. 7th edition of IDF diabetes atlas – call for immediate action. Lijecnicki vjesnik. 2016;138(1-2):57-58.

7. Dorman JS, Steenkiste AR, Foley TP, Strotmeyer ES, Burke JP, Kuller LH, et al. Menopause in type 1 diabetic women. Diabetes. 2001;50(8):1857-1862.

8. Yarde F, van der Schouw Y, de Valk H, Franx A, Eijkemans M, Spiering W, et al. Age at menopause in women with type 1 diabetes mellitus: the OVADIA study. Hum Reprod. 2014;30(2):441-446.

9. Wellons MF, Matthews JJ, Kim C. Ovarian aging in women with diabetes: an overview. Maturitas. 2017;96:109-113.

10. Baldassarre M, Alvisi S, Berra M, Martelli V, Farina A, Righi A, et al. Changes in vaginal physiology of menopausal women with type 2 diabetes. Medicine Sex Med. 2015;12(6):1346-1355.

11. Traish AM, Cushman T, Hoyt R, Kim NN. Diabetes attenuates female genital sexual arousal response via disruption of estrogen action. Korean J Urol. 2009;50(3):211-223.

12. Inuy AA, Menezes AM, Silva CAM, Fraige F, Pardini D. Evaluation of sexual function of diabetic postmenopausal Brazilian women. International Journal of Women's Health and Reproduction Sciences. (In press.)

13. Brand J, Onland-Moret N, Eijkemans M, Tjønneland A, Roswall N, Overvad K, et al. Diabetes and onset of natural menopause: results from the European Prospective Investigation into Cancer and Nutrition. Hum Reprod. 2015;30(6):1491-1498.

14. Santoro N, Taylor ES, Sutton-Tyrrell K. The SWAN Song: Study of Women's Health Across the Nation's Recurring Themes. Obstet Gynecol Clin North Am. 2011;38(3):417-423. doi:10.1016/j.ogc.2011.05.001.

15. Fenske B, Kische H, Gross S, Wallaschofski H, Völzke H, Dörr M, et al. Endogenous androgens and sex hormone–binding globulin in women and risk of metabolic syndrome and type 2 diabetes. J Clin Endocrinol Metab. 2015;100(12):4595-4603.

16. Barrett-Connor E. The Rancho Bernardo Study: 40 years studying why women have less heart disease than men and how diabetes modifies women's usual cardiac protection. Glob Heart. 2013;8(2).

17. Kim C. Does menopause increase diabetes risk? Strategies for diabetes prevention in midlife women. Women's Health. 2012;8(2):155-167.

18. Briançon-Marjollet A, Weiszenstein M, Henri M, Thomas A, Godin-Ribuot D, Polak J. The impact of sleep disorders on glucose metabolism: endocrine and molecular mechanisms. Diabetol Metab Syndr. 2015;7(1):25.

19. Bromberger JT, Schott LL, Kravitz HM, Sowers M, Avis NE, Gold EB, et al. Longitudinal change in reproductive hormones and depressive symptoms across the menopausal transition: results from the Study of Women's Health Across the Nation (SWAN). Arch Gen Psychiatry. 2010;67(6): 598-607.

20. Kanaya A, Herrington D, Vittinghoff E. Glycemic effects of postmenopausal hormone therapy: the heart attack and estrogen/progestin replacement study. A randomized, double-blind, placebo-controlled trial. ACC Current Journal Review. 2003;12(3):34.

21. Fan AZ, Dwyer J. Sex differences in the relation of HDL cholesterol to progression of carotid intima – media thickness: the Los Angeles Atherosclerosis Study. Atherosclerosis. 2007;195:e191-e196.

22. Khoudary S. HDL and menopause. Curr Opin Lipidol. 2017;28(4): 328-336.

23. Matthews KA, et al. Lipid changes around the final menstrual period predict carotid subclinical disease in postmenopausal women. Stroke. 2017;48:70-76.

24. Burger HG, Hale GE, Robertson DM, Dennerstein L. A review of hormonal changes during the menopausal transition: focus on findings from the Melbour Women's Midlife Health Project. Hum Reprod Update. 2007;13:559-565.

25. Ghianda S, Tonachera M, Vitti P. Thyroid and menopause. Climateric. 2014;17:225-234.

26. Roberts CG, Ladenson PW. Hypothyroidism. Lancet. 2004;363: 793-803.

27. Zimmermann MB, Andersson M. Assessment of iodine nutrition in populations: past, presente, and future. Nutr Rev. 2012;70:553-570.

28. Giri A, Todd LE, LeGrys VA, et al. Subclinical hypothyroidism and risk for incident ischemic stroke among postmenopausal women. Thyroid. 2014;24(8):1210-1217.

29. Hak AE, Pols HAP, Visser TJ, et al. Subclinical hypothyroidism is an independent risk factor for atherosclerosis and myocardial infarction in elderly women: the Rotterdam Study. Ann Intern Med. 2000;132(4): 270-278.

30. Pearce EN. Thyroid dysfunction in perimenopausal and postmenopausal women. Menopause Int. 2007;13(1):8-13.

31. Lambrinoudaki I, et al. EMAS position statement: management obese postmenopausal women. Maturitas. 2010;66:323-326.

32. Davis SR, et al. Understanding weight gain at menopause. Climateric. 2012;15:419-429.

33. Brown KA. Obesity and breast cancer: mechanisms and therapeutic implications. Front Biosc. 2012;E4:2515-2524.

34. Pardini DP. Terapia de reposição hormonal na menopausa. In: Vilar L. Endocrinologia clínica. Rio de Janeiro: GuanabaraKoogan, 2013. p. 49.

CAPÍTULO

8

ASPECTOS CARDIOVASCULARES NO CLIMATÉRIO

Otavio Celso Eluf Gebara

A despeito de enormes avanços no diagnóstico, entendimento dos mecanismos e tratamento, as doenças cardiovasculares (DCV) continuam sendo a principal causa de morbimortalidade em mulheres acima de 50 anos de idade. A principal barreira para uma correta prevenção e tratamento decorreu, no passado, da crença de que as DCV acometiam "apenas" o sexo masculino. Nas últimas décadas, estudos epidemiológicos com grandes populações e estudos clínicos controlados com números adequados de mulheres forneceram dados que permitiram importantes avanços na prática clínica.

De acordo com o Ministério da Saúde, o infarte e o acidente vascular cerebral (AVC) são as principais causas de morte em mulheres no Brasil[1]. O Brasil ocupa a sexta posição no *ranking* mundial de taxas de mortalidade por DCV em mulheres, contabilizando 205 mortes por 100.000 habitantes, ficando apenas atrás de países do leste europeu[2]. Os Estados Unidos ocupam a décima posição, com 119,6 mortes por 100.000 habitantes. As DCV contabilizam mais mortes do que as próximas sete causas de morte combinadas, sendo responsável por quase 30% da mortalidade total nos Estados Unidos[2]. Diversas DCV apresentam peculiaridades no sexo feminino, por exemplo, a doença arterial coronária (DAC), o AVC as valvopatias as arritmias a insuficiência cardíaca e a doença arterial periférica (Quadro 8.1). As mulheres possuem fatores de risco específicos para o desenvolvimento de doenças cardiovasculares, como as variações hormonais, a gestação e a menopausa. Neste capítulo abordaremos aspectos particulares da DCV em mulheres, com foco específico em DAC e AVC.

Quadro 8.1
Quadro clínico de infarte do miocárdio em mulheres
Apresentação clínica atípica em mulheres com síndrome coronária aguda
Dor no pescoço e na mandíbula
Dor nos dentes
Dor nas costas
Náusea
Desconforto epigástrico
Palpitação
Dispneia, ortopneia e dispneia paroxística noturna
Pré-síncope/síncope

Provavelmente, o maior obstáculo à melhor abordagem da DCV no sexo feminino deriva do fato de que, ainda na atualidade, um percentual bastante expressivo de mulheres não reconhece a doença cardiovascular como importante fator de morbimortalidade. Em um período de 12 anos, o percentual de mulheres que compreende a importância das DCV aumentou, significativamente, de 1997 até recentemente, mas quase 50% ainda não reconhece o

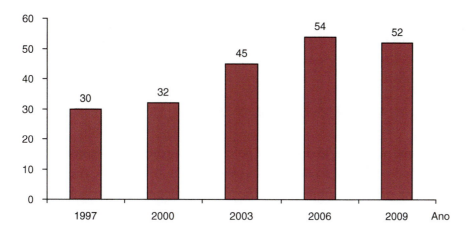

FIGURA 8.1
Percentual de mulheres que reconhecem que as doenças cardiovasculares representam a principal causa de morte no sexo feminino[3].

risco (Figura 8.1)[3]. Em 1997, câncer era citado como a principal causa de morte, e, em segundo lugar, DCV. Mulheres negras são as que menos citaram as DCV como o mais importante[3].

Doença Arterial Coronária

Evidências científicas demonstram que existem diferenças entre os sexos quanto à fisiopatologia, à apresentação clínica, ao encaminhamento para cuidados e tratamento da doença isquêmica cardíaca, resultando em diferente prognóstico e evolução clínica. Até recentemente, pouco se reconhecia a repeito dessas particularidades, mas felizmente este quadro começou a se modificar[4].

O risco de desenvolver DAC aos 40 anos de idade é de 49% em homens e de 32% em mulheres, sendo a média de idade de ocorrência de um primeiro evento de 65,8 anos para homens e de 70,4 anos para mulheres[2]. Esse aumento se processa temporalmente de maneira diferente nos sexos. Nas mulheres, se torna mais acentuado em idade mais avançada que nos homens, de forma que a diferença de incidência entre os sexos diminui com o avançar da idade[2,4]. É interessante notar que as mulheres apresentam as manifestações clínicas (angina, infarte do miocárdio), em média, 10 a 15 anos mais tardiamente que os homens[5]. Especula-se se esse fato se deve à proteção estrogênica, que está presente em mulheres até a idade da menopausa, ou se é devido a um efeito pró-aterogênico dos hormônios sexuais masculinos.

Menopausa e Doença Cardiovascular

A parada na produção estrogênica pelo ovário promove alterações no perfil lipídico, como a elevação de colesterol total, LDL colesterol e triglicérides. A menopausa precoce, sobretudo induzida cirurgicamente, teria esses efeitos mais pronunciados, causando um potencial aumento no risco de infarte do miocárdio[5,6].

De fato, em mulheres da mesma faixa etária, a DAC ocorre duas a três vezes mais após a menopausa do que na pré-menopausa. Entre 45 e 64 anos, uma em cada nove mulheres tem alguma forma de DCV; enquanto essa relação passa a uma em cada três após 65 anos de idade. A cada década de vida, a taxa de mortalidade no sexo feminino aumenta de três a cinco vezes[5-7]. Estudos das décadas de 1950 e 1960 descreveram que a menopausa precoce estava associada ao aumento de DAC. O Estudo de Framingham comparou a incidência de DCV em mulheres na pré e pós-menopausa em quatro faixas etárias. Foi demonstrado que quanto mais jovem a mulher, maior o risco de DCV se a mulher estivesse no climatério[5]. Esse risco diminuía em faixas etárias mais avançadas, mostrando o maior impacto da menopausa na jovem. Mais recentemente, Schouw *et al.* demonstraram que, quanto mais precocemente a mulher entrava no período pós-menopausa, maior o risco anual de eventos cardíacos[7].

Epidemiologia

Nos Estados Unidos, a taxa anual de mortalidade após um primeiro evento coronariano para homens é de 7:1.000 entre 35 e 44 anos, e 68:1.000 entre 85 e 94 anos. Para mulheres, a taxa é semelhante, somente ocorrendo cerca de 10 anos mais tardiamente, como já descrito. Até os 75 anos de idade, mais eventos por DAC ocorrem em homens quando comparados às mulheres, enquanto maior proporção de eventos por insuficiência cardíaca ocorre em mulheres[2]. Nos países ocidentais, incluindo o Brasil, houve declínio das taxas de mortalidade por DCV (cardíaca e cerebrovascular) nas últimas décadas[8]. Porém, esse declínio foi mais pronunciado na população masculina do que na feminina.

Nos Estados Unidos, nas últimas duas décadas houve declínio de 31% na mortalidade por doença cardiovascular global (Figura 8.2)[2].

No caso particular do Brasil, existem diferenças regionais importantes[8]: capitais como Brasília mostraram tendência de aumento, enquanto Porto Alegre, Curitiba e Rio de Janeiro apresentaram tendência de queda nas taxas de mortalidade. No caso de São Paulo, houve tendência de queda em alguns grupos populacionais e de aumento em outros, por exemplo, o grupo de mulheres com idade entre 40 e 59 anos.

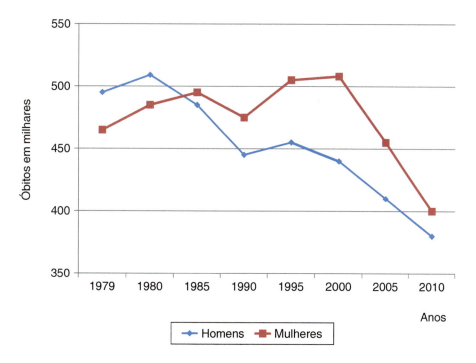

FIGURA 8.2
Taxa de mortalidade por doença cardiovascular nos sexos de 1979 a 2013. Nota-se redução mais acentuada no sexo masculino até os anos 2000, quando, então, começou uma redução significativa no sexo feminino. Adaptado de: Benjamin EJ *et al.* [2]

Fatores de Risco

Constituem fatores de risco modificáveis para as DCV: o tabagismo, o sedentarismo, a obesidade abdominal, a hipertensão arterial sistêmica (HAS), o *diabetes mellitus*, os níveis elevados de LDL colesterol e níveis reduzidos de HDL colesterol, entre outros. A agregação desses fatores tem um efeito multiplicativo no aumento de risco em ambos os sexos.

O estudo epidemiológico Inter Heart[9] identificou os fatores de risco para o infarte do miocárdio em várias populações do mundo. Observou-se que os fatores de risco são os mesmos para homens e mulheres, porém, o impacto da presença de HAS ou *diabetes mellitus* é maior em mulheres do que em homens. Por outro lado, o impacto protetor do exercício e da ingesta moderada de álcool é mais evidente em mulheres do que em homens. Esse estudo salientou que fatores emocionais (estresse) também representam um fator de risco. É interessante salientar que os fatores de risco modificáveis representaram 94% do risco de um infarto do miocárdio na população de mulheres do estudo[9].

Descreveremos alguns aspectos importantes em relação a alguns dos principais fatores de riscos cardiovasculares na mulher.

Tabagismo

A prevalência de tabagismo nos Estados Unidos, em 2012, para mulheres acima de 18 anos é de 18,1%[2]. No Brasil, essa prevalência apresenta tendência de queda em cidades do Sul e Sudeste e aumento em cidades do Centro-Oeste e Norte[10]. Nos últimos 15 anos houve redução de 37% em homens e 32% em mulheres. Segundo dados da Vigilância de Fatores de Risco e Proteção para Doenças Crônicas por Inquérito Telefônico (VIGITEL), divulgados em abril de 2016, o número de fumantes no Brasil, acima de 18 anos de idade, vem caindo nos últimos 10 anos. Entre os homens, o percentual de fumantes, com mais de 18 anos, ficou em 12,7% e entre as mulheres, 8,0%[10].

O risco de morte por DCV aumenta em 31% entre as mulheres expostas ao tabaco no trabalho ou no lar, sendo este considerado o principal fator de risco modificável de morbimortalidade cardiovascular. Cerca de 13,7% das mortes cardiovasculares ocorridas nos últimos anos nos Estados Unidos podem ser atribuídas ao tabagismo[2].

Entretanto, ressaltamos que a redução do hábito de fumar tem ocorrido de forma significativa no mundo: mais de 40% desde 1965 e em torno de 12,5% entre 1980 e 2002 nos Estados Unidos[2].

Dislipidemia

A dislipidemia é um reconhecido fator de risco para DCV; o climatério tem profundo efeito sobre o metabolismo das lipoproteínas. A menopausa produz um perfil pró-aterogênico, caracterizado, principalmente, pela elevação do colesterol total em cerca de 15%, associada ao aumento do LDL-c em 25%. No período de climatério pós-menopausal pode ocorrer redução dos níveis de HDL-c em até 25%, representado, em especial, pela subfração HDL2[11].

Níveis de triglicérides ≥ 150 mg/dL e HDL ≤ 50 mg/dL são componentes da dislipidemia que caracteriza a síndrome metabólica, apresentando maior impacto na incidência de DCV em mulheres do que em homens, especialmente na fase de menopausa[11].

Sedentarismo

A prevalência de sedentarismo nas mulheres nos Estados Unidos, em 2012, é de 31% para a raça branca e 55,2% para a raça negra, superior à prevalência no sexo masculino (28,6 e 44,1%, respectivamente)[2]. A tendência é de aumento da inatividade física nos últimos anos, em ambos os sexos[2].

O risco de DAC relacionado ao sedentarismo é de 1,5 a 2,4 vezes, um risco comparável àquele observado com HAS, dislipidemia e tabagismo[2].

Sobrepeso e Obesidade

Nos Estados Unidos, a prevalência de sobrepeso e obesidade para mulheres, em 2010, era de 64% e de obesidade isolada, de 36%; em negras, esse percentual é superior a 80%. Mais da metade das mulheres nos Estados Unidos acima de 40 anos de idade são obesas e mais de 80% têm sobrepeso[2]. No Brasil, o estudo VIGITEL demonstrou um aumento de 60% na prevalência de sobrepeso nos últimos 10 anos; atualmente, por volta de 50% da população feminina está acima do peso[10].

O Nurses' Health Study, em oito anos de acompanhamento, demonstrou associação direta entre o aumento de massa corporal (IMC ≥ 29 kg/m^2) e a incidência de 70% dos casos de infarte não fatal, morte por DCV e angina, após ajuste para idade e tabagismo[2].

No climatério há aumento de peso, principalmente relacionado à redução do metabolismo basal, à redução da atividade física regular, ao aumento na ingesta de alimentos calóricos e à depressão. A prevalência de síndrome metabólica em adultos nos Estados Unidos é de 23,7%, valor semelhante para homens (24%) e mulheres (23,4%). Sua presença eleva o risco de *diabetes melli-tus* e DCV, bem como o de mortalidade cardiovascular e por todas as causas. A obesidade, especialmente a abdominal, aumenta o risco cardiovascular na mulher e esse risco se eleva, progressivamente, com o incremento do peso. Entretanto, dados de literatura demonstram redução dos parâmetros de obesidade com o emprego da TH[12].

Diabetes Mellitus

A prevalência de *diabetes mellitus* no mundo e, em particular, no Brasil, tem aumentado, significativamente, nas últimas décadas[2,10]. Aproximadamente 8,8% das mortes por DCV podem ser atribuidas à elevação dos níveis glicêmicos.

No Brasil, sua prevalência é em torno de 7,6% para a faixa etária de 30 a 69 anos, com igual distribuição entre os sexos. Em São Paulo, estado de maior prevalência, o *diabetes mellitus* atinge cifras de 9,66%, sendo a segunda causa relacionada descrita em atestados de óbito, perdendo somente para a causa cardiovascular[13].

O *diabetes mellitus* confere um risco três a sete vezes maior de DAC para mulheres quando comparadas às não diabéticas; diferentemente dos homens, em que o risco é "somente" duas a três vezes maior; e confere, ainda, um risco de 1,8 a seis vezes maior para AVC e doença vascular periférica[2]. A taxa de hospitalização em mulheres com diabetes é quatro vezes maior e a taxa de morte cardíaca, três a sete vezes maior. Não só o quadro estabelecido de *diabetes mellitus*, mas intolerância à glicose, resistência insulínica e hiperinsulinemia aumentam a ocorrência de DCV, sendo o nível sérico de insulina identificado como um fator de risco independente para DAC.

Com a menopausa, a tolerância à glicose, medida por teste de sobrecarga, não se altera; entretanto, há redução na secreção pancreática de insulina, compensada por hiperinsulinemia. Assim, com o envelhecimento, há contínua queda da sensibilidade à insulina, relacionada à idade, atenuada quando a terapia de reposição hormonal (TH) é empregada, segundo estudos observacionais[14].

Síndrome Metabólica

A prevalência de síndrome metabólica, associação entre obesidade abdominal, hipertensão, dislipidemia e intolerância à glicose, em adultos nos Estados

Unidos, é de 23,7%, semelhante para homens (24%) e mulheres (23,4%). Sua presença aumenta o risco de *diabetes mellitus* e DCV, bem como o de mortalidade cardiovascular e por todas as causas[2].

Hipertensão Arterial Sistêmica

A prevalência da HAS aumenta, progressivamente, com a idade, sendo superior a 50% entre os idosos. Até os 55 anos de idade, um maior percentual de homens tem HA; dos 55 a 74 anos, o percentual de mulheres é discretamente maior; e acima dos 75 anos, o predomínio no sexo feminino é significativamente superior[2]. Assim, cerca de 80% das mulheres, eventualmente, desenvolverão HAS na fase de menopausa e a incidência de HAS aumenta tanto com a idade quanto com o início da fase pós-menopausa. Staessen *et al.* sugerem que a pós-menopausa seja acompanhada por elevação da pressão arterial sistólica, diastólica e pressão de pulso, independentemente da idade, resultando em mais alta prevalência de HAS em mulheres na pós-menopausa em comparação à pré-menopausa[15].

A HAS contribui para cerca de 40,6% de todos os eventos cardiovasculares e aproximadamente 45% dos casos de infarte não diagnosticados em mulheres, elevando o risco de DAC em quatro vezes quando comparada às mulheres normotensas[2]. O tratamento anti-hipertensivo farmacológico, concomitantemente às modificações nos hábitos de vida aqui relacionadas, tem sido demonstrado como uma intervenção significativa para a prevenção de eventos coronarianos em mulheres hipertensas.

Vários mecanismos são responsáveis pela elevação dos níveis tensionais, independentemente do descontrole hormonal, com déficit de estrogênio. A ativação do sistema renina-angiotensina-aldosterona, em especial seu aumento demonstrado pelos níveis séricos de angiotensina-II em mulheres na pós-menopausa, parece ser muito importante.

Em países, como os Estados Unidos, a detecção e o controle da hipertensão vêm melhorando nas últimas décadas[2]. No Brasil, porém, sua detecção e seu controle ainda não são satisfatórios, com grandes diferenças regionais[16].

Outros Fatores

Dois fatores foram recentemente reconhecidos como marcadores de aumento do risco de doenças cardiovasculares: o diabetes gestacional e a hipertensão associada à gravidez. Apesar de serem transitórios durante a gravidez, ambos estão associados ao maior risco de desenvolver doença cardiovascular no seguimento de longo prazo e, por isso, mulheres que os apresentaram devem ter seguimento cuidadoso[17].

A síndrome do ovário policístico é uma desordem endócrina de mulheres em idade reprodutiva caracterizada por desbalanço hormonal com hiper-androgenismo. Atualmente, é aceito que essa síndrome está associada aos fatores de risco cardiovascular e aceleração do processo aterosclerótico[28].

Além dos fatores mais tradicionais, outros, mais recentemente identificados, parecem exercer influência mais marcante no sexo feminino, como a proteína C-reativa ultrassensível (PCR-us), a homocisteína e o fibrinogênio.

Especialmente em mulheres com sobrepeso e obesidade, valores mais elevados de PCR-us são observados, sugerindo um estado inflamatório que aumentaria o risco de DCV, sobretudo após a menopausa, alcançando um risco de 6,21 vezes, enquanto para homens é de apenas 2,13 vezes, após ajuste para o uso de tabaco[2].

Os níveis de homocisteína e fibrinogênio, além de aumentarem com o estado da menopausa, têm um risco mais significativo no sexo feminino, em que, para cada incremento de 5 mmol/L de homocisteína, o risco de DAC eleva 1,8 vez, ao passo que para o sexo masculino essa elevação é de 1,6 vez[2]. A elevação observada na menopausa pode ser atenuada com o emprego da TH.

Apresentação Clínica da Doença Arterial Coronária

Estudos recentes têm demonstrado que existem diferenças na história natural da DAC, na apresentação clínica e no prognóstico após um evento coronário agudo, entre homens e mulheres.

Enquanto aproximadamente dois terços dos homens apresentam, como primeira manifestação da DAC, infarte do miocárdio ou morte súbita, 50% das mulheres se apresentam com quadro de *angina pectoris*[19].

Além disso, 50% dos homens apresentam o infarte do miocárdio como primeira manifestação da DAC, enquanto 64% das mulheres não reportaram nenhum sintoma antes do evento cardíaco[2].

Existe maior porcentagem de mulheres com dor precordial típica e coronárias sem obstruções à cinecoronariografia do que homens. Porém, em mulheres mais idosas, a dor precordial típica é tão preditiva de doença aterosclerótica epicárdica quanto em homens[19].

De fato, quando comparadas aos homens, mulheres com infarte do miocárdio se apresentam, mais frequentemente, com quadro clínico de dispneia, dor nas costas, náusea/vômitos e dor na mandíbula. Além disso, as mulheres referem mais dor precordial ao estresse e às atividades diárias, e não aos esforços, quando comparadas aos homens da mesma idade (Quadro 8.1)[19].

É interessante notar, no entanto, que no estudo de Framingham, a taxa de infarte do miocárdio silencioso foi maior em mulheres que homens: por volta de 35% em mulheres, contra 28% em homens, reforçando a ideia de que o diagnóstico em mulheres pode ser mais difícil[5].

Recentemente, Reis *et al.*[20], no estudo Women's Ischemia Syndrome Evaluation (WISE), demonstraram que em mulheres referidas para a realização de angiografia coronária, a disfunção endotelial era altamente prevalente, mesmo na ausência de obstrução coronária significativa, trazendo nova luz para o entendimento da síndrome X (isquemia sem obstrução visível à cinecoronariografia). Posteriormente, esse mesmo grupo demonstrou que essa disfunção endotelial era um preditor independentemente de mau prognóstico para eventos cardíacos no longo prazo. Avanços nessas pesquisas com ultrassonografia intravascular demonstraram que em um grupo de mulheres que apresentaram infarte do miocárdio e exibiram coronárias angiograficamente "normais", 40% delas tinham ruptura ou erosão de placas ateroscleróticas.

Dessa forma, no sexo feminino o conceito de que a associação entre grau de estenose coronária e gravidade da doença isquêmica nem sempre explica todos os achados é, particularmente, verdadeiro. Na verdade, segundo conceito proposto por Marzilli *et al.*, a estenose coronária é apenas um fator, dentre vários outros, que leva à isquemia do miocárdio, aos eventos cardíacos e ao mau prognóstico (Figura 8.3)[21].

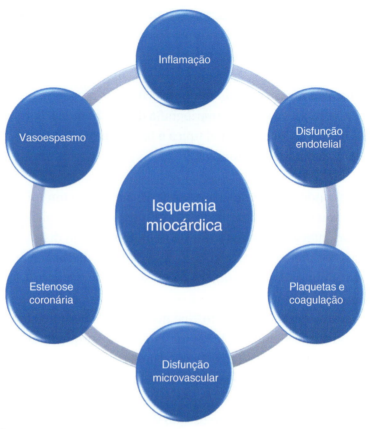

FIGURA 8.3
Modelo segundo Marzilli *et al.*, que demonstra vários fatores, além da estenose coronária, que contribuem para a isquemia miocárdica. No sexo feminino, a contribuição desses outros fatores é particularmente mais importante do que no sexo masculino[21].

Diagnóstico

Em geral, o diagnóstico da DAC em mulheres apresenta maiores dificuldades do que em homens. A apresentação clínica atípica, como descrito anteriormente, e a menor especificidade dos testes não invasivos tornam o diagnóstico menos preciso. Diversos estudos demonstram que alterações no segmento ST, defeitos de perfusão na cintilografia ou alterações da motilidade de ventrículo esquerdo no ecocardiograma com estresse têm valor mais limitado em mulheres do que em homens[22].

Existem diversas modalidades de exames para o diagnóstico, mas este livro não é o local ideal para o aprofundamento desse tópico. Merece uma citação especial a identificação da calcificação coronária por meio da tomografia computadorizada que permite, além da suspeita diagnóstica, a tomada de medidas preventivas mais efetivamente. Novas fronteiras de investigação incluem a avaliação da disfunção endotelial por meio da reatividade vascular em artéria braquial e a avaliação do metabolismo miocárdico pela espectroscopia por ressonância magnética[22].

Tabela 8.1			
Sensibilidade e especificidade de métodos não invasivos no diagnóstico da DAC em mulheres sem diagnóstico confirmado em comparação à angiografia coronária. Comparações ao sexo masculino[22]			
Teste	Sensibilidade (%)	Especificidade (%)	Comparação do teste com homens
Teste ergométrico	62	68	Menos sensível e menos específico
Ecocardiograma de estresse	79	83	Menos sensível e mais específico
Cintilografia do miocárdio	81	78	Menos sensível e mais específico
Ressonância magnética	72	84	Dados pouco conclusivos
Angiotomografia de coronárias	94	87	Menos sensível e mais específico

Prognóstico

De modo geral, a letalidade do infarte do miocárdio é maior em mulheres do que em homens, observação que se mantém válida tanto no momento intra-hospitalar quanto no longo prazo[2]. Além disso, é importante salientar que existem diferenças de letalidade conforme a idade. Em pacientes com menos de 50 anos, a taxa de mortalidade, no curto prazo, é o dobro para mulheres quando comparadas aos homens da mesma idade[2]. Em idades superiores a 74 anos, a diferença entre os sexos desaparece; essa observação nos leva a crer que a idade não seria o único fator a explicar essa maior letalidade.

Diversos fatores podem explicar essa maior letalidade entre as mulheres, como a idade mais avançada em que ocorre o evento, a apresentação clínica menos "clássica" que retarda o início do tratamento, a presença de comorbidades como *diabetes mellitus*, a maior insuficiência ventricular esquerda observada e, até mesmo, diferenças na abordagem terapêutica[23].

Tratamento da Doença Arterial Coronária

Ao longo de anos, observou-se que as mulheres recebiam menos frequentemente terapêuticas consideradas ideais, como AAS, betabloqueadores, estatinas e terapêuticas de reperfusão. Apesar da menor utilização, comprovou-se que essas terapêuticas eram igualmente eficazes em ambos os sexos. Felizmente, esse quadro vem se modificando nos últimos anos, quando registros, como CRUSADE e ACTION-Get with the Guidelines, demonstraram que as diferenças, hoje em dia, estão quase inexistentes[23].

Abordagem Preventiva

Abordagem não farmacológica deve ser enfatizada em todas as mulheres, especialmente seguindo recomendações agressivas para o controle dos fatores de risco, como interrupção do hábito de fumar, aumento da atividade física e manutenção do peso ideal[23].

As modificações dos hábitos de vida preconizados pelas Diretrizes[16] incluem redução de peso com dieta pobre em gorduras saturadas (< 7% calorias diárias), dieta pobre em colesterol (< 200 mg/dia) e atividade física regular (mínimo de 30 minutos de atividade aeróbica diária)[23].

Dislipidemia

A abordagem inicial deve considerar qual a fração lipídica a ser modificada, qual percentual de redução deve ser alcançado e a eficácia do fármaco escolhido[11,23].

Grandes estudos clínicos controlados mostraram os benefícios das medicações hipolipemiantes, principalmente as estatinas, na redução de eventos cardiovasculares em mulheres. Dentre eles, merecem citação: estudo Scandinavian Simvastatin Survival Study (4S), Cholesterol and Recurrent Events Trial, Air Force/Texas Coronary Atherosclerosis Prevention Study (AFCAPS/TexCAPS), Long-term Intervention with Pravastatin in Ischemic disease Study (LIPID), Heart Pretection Study (HPS) e estudo JUPITER. Todos incluíram um número significativo de mulheres, tanto em prevenção primária quanto secundária, e demonstraram um significativo benefício (redução média de 23% de eventos cardiovasculares) de estatinas na redução de eventos cardiovasculares. O estudo Prospective Study of Pravastatin in Elderly at Risk (PROSPER) diferenciou-se dos demais por incluir uma população de faixa etária mais elevada (média de idade de 75 anos), predominantemente do sexo feminino (52%), além de investigar primariamente a função cognitiva, afora eventos cardiovasculares (Figura 8.4)[11,23].

Esse impacto do uso das estatinas na redução de IAM fatal e não fatal, demonstrado por grandes estudos, resultou na recomendação das diretrizes do AHA/ACC para o uso desse fármaco como primeira escolha para a redução de LDL colesterol em mulheres na menopausa[23].

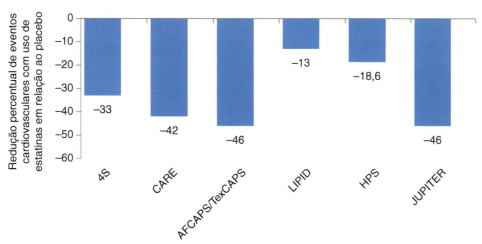

FIGURA 8.4
Efeito de estatinas sobre eventos cardiovasculares em mulheres em grandes estudos clínicos.

Tratamento do Infarto do Miocárdio

Baseado no estado atual do conhecimento científico, homens e mulheres com infarte do miocárdio devem ser tratados de forma semelhante, seguindo recomendações das diretrizes da Sociedade Brasileira de Cardiologia e de sociedades de cardiologia americanas e europeias. Estudos clínicos randomizados têm demonstrado que aspirina, betabloqueadores, inibidores da enzima de conversão da angiotensina e estatinas previnem DVC em mulheres de alto risco cardiovascular da mesma forma que em homens. Porém, observa-se em alguns estudos que as mulheres recebem, em geral, tratamento mais tardiamente em relação ao início dos sintomas e frequentemente recebem menos medicações e intervenções consideradas fundamentais no tratamento do infarte do miocárdio[24].

Acidente Vascular Cerebral

O AVC é uma doença com impacto particularmente mais significativo em mulheres do que em homens. Aproximadamente 87% dos AVCs são isquêmicos em sua natureza e o restante, hemorrágicos (10% sangramento intraparenquimatoso e 3% subaracnoide). Nos Estados Unidos, cerca de 60% das mortes relacionadas ao AVC ocorrem em mulheres. O AVC é a quinta causa de morte em homens e a terceira em mulheres. Ocorrem 425.000 novos casos por ano e, atualmente, estima-se que 3,8 milhões de mulheres vivem nos Estados Unidos após um AVC[33]. O risco de vida (*lifetime risk*) de um AVC é de 17% em homens e 20% em mulheres, de modo que o número de mulheres com AVC continuará a suplantar aquele verificado em homens.

Além disso, mulheres exibem mais incapacidade do que homens após apresentarem um AVC[25].

Em particular, no Brasil, diferente do que ocorre em homens, o AVC em mulheres causa mais mortes do que o infarte do miocárdio. O país ocupa a quinta posição mundial em termos de mortalidade por AVC em mulheres (e a nona posição em mortalidade por IAM), o que demonstra que a detecção de fatores de risco e sua prevenção são de extrema importância em nosso meio[2].

Existem fatores de risco para o AVC que são exclusivos das mulheres, outros que são mais prevalentes em mulheres do que em homens, e outros que acometem igualmente homens e mulheres (Tabela 8.2).

A hipertensão arterial é, sem dúvida, o fator de risco mais importante, e mesmo níveis pressóricos discretamente elevados (pré-hipertensão) já elevam o risco em quase 90%. A regulação da pressão na mulher sofre a influência de fatores sexo-específicos, como as variações de hormônios sexuais, tônus simpático e reatividade vascular. Assim como ocorre para a DAC, a hipertensão gestacional aumenta o risco de um evento durante a gravidez e pode representar um fator de risco futuro, mesmo muitos anos após a normalização da pressão depois do parto. Estima-se que uma mulher com pré-eclâmpsia tem chance 10 vezes maior de se tornar hipertensa durante sua vida[2,25,26].

Por outro lado, o tratamento da HAS reduz o risco em quase 40%, mas é signifcativamente menor o percentual de mulheres que atingem níveis pressóricos, quando comparadas aos homens.

Evidências epidemiológicas sugerem que a menopausa, principalmente a precoce, aumenta o risco de AVC. Lisabeth *et al.*, analisando dados do

Framingham Heart Study (n = 1.430), demonstraram que mulheres com menopausa natural antes de 42 anos apresentavam risco dobrado de AVC isquêmico quando comparadas àquelas com menopausa > 42 anos (RR, 2,03; 95% IC, 1,16 a 3,56)[27]. A menopausa induzida cirurgicamente (ooforectomia bilateral) parece aumentar ainda mais o risco.

Tabela 8.2

Fatores de risco para o acidente vascular cerebral. Estratificação conforme a prevalência exclusiva em mulheres; mais prevalentes em mulheres do que em homens e aqueles que acometem igualmente ambos os sexos.

Fator de risco	Sexo-específico	Mais prevalente ou mais forte em mulheres	Semelhante entre homens e mulheres
Gravidez	X		
Pré-eclâmpsia	X		
Diabetes gestacional	X		
Contraceptivo	X		
Terapia de reposição hormonal após menopausa	X		
Oscilações hormonais	X		
Enxaqueca com aura		X	
Fibrilação atrial		X	
Diabetes mellitus		X	
Hipertensão		X	
Sedentarismo			X
Idade			X
Doença cardiovascular prévia			X
Obesidade			X
Dieta inadequada			X
Tabagismo			X
Síndrome metabólica			X
Depressão		X	
Estresse psicossocial		X	

Fonte: Adaptado de Bushnell *et al.*[25]

O estudo INTERSTROKE demonstrou em 22 países que a depressão estava associada ao risco aumentado em 35% de AVC, mesmo após ajuste estatístico para idade e sexo. Além disso, esse estudo demonstrou que o estresse psicos-social (no trabalho e no lar) estava associado a um risco 30% maior quando comparado ao grupo que não relatou estresse[26].

Felizmente, nos Estados Unidos a mortalidade por AVC vem se reduzindo nas últimas décadas. Acredita-se que essa redução se deve ao melhor controle de fatores de risco, principalmente a hipertensão arterial.

A prevalência de enxaqueca com aura é cerca de 4,4% da população adulta e acomete quatro vezes mais mulheres do que homens. Recente meta-análise demonstrou que o risco de AVC isquêmico em mulheres com enxaqueca com aura é 2,5 vezes maior (95% IC, 1,52 a 4,14) do que a observada em mulheres sem essa condição[28].

Considerações Finais

As DCV representam importante causa de morbimortalidade em mulheres, sobretudo após a menopausa. O diagnóstico das DCV é menos preciso em mulheres, por isso novas tecnologias podem representar valioso auxílio. O controle e o tratamento dos fatores de risco representam importantes aborda-gens preventivas, com destaque para combate ao sedentarismo, controle da hipertensão e utilização de estatinas em grupos de médio/alto risco.

Referências Bibliográficas

1. Indicadores e Dados Básicos para a Saúde – Brasil – 2010 (IDB-2012). Disponível em www.datasus.gov.br/idb. Acesso em 3 set. 2017.

2. Benjamin EJ, Blaha MJ e Chiuve SE, em nome da American Heart Association Statistics Committee and Stroke Subcommittee. Heart Disease and Stroke Statistics – atualização de 2017. Relatório do American Heart Association. Originalmente publicado em 25 de janeiro de 2017.

3. Mosca L, Mochari-Greenberger H, Dolor RJ, Newby LK, Robb KJ. Twelve-year follow-up of American women's awareness of cardiovascular disease risk and barriers to heart health. Circ Cardiovasc Qual Outcomes. 2010;3:120-127.

4. Vaccarino V, Badimon L, Corti R, et al. Ischaemic heart disease in women: are there sex differences in pathophysiology and risk factors? Relatório do

grupo de trabalho sobre fisiopatologia coronariana e microcirculação da European Society of Cardiology. Cardiovasc Res. 2011;90:9-17.

5. Lerner DJ, Kannel WB. Patterns of coronary heart disease morbidity and mortality in the sexes: a 26-year follow-up of the Framingham population. Am Heart J. 1986;111:383-390.

6. Colditz GA, Willett WC, Stampfer MJ, et al. Menopause and the risk of coronary heart disease in women. N Engl J Med. 1987;316:1105-1110.

7. Schouw van der YT, Graaf van der Y, Steyerberg EW, et al. Age at menopause as a risk factor for cardiovascular mortality. Lancet. 1996;347:714-718.

8. Mansur AP, Souza MFM, Timermann A, et al.Tendência de mortalidade por doeças circulatórias, cerebrovascular e isquêmica do coração em 11 capitais brasileiras de 1980 a 1998. Arq Bras Cardiol. 2002;79:277-284.

9. Yusuf S, Hawken S, Ounpuu S, et al. INTERHEART Study Investigators. Effect of potentially modifiable risk factors associated with myocardial infarction in 52 countries (the INTERHEART study): case-control study. Lancet. 2004;364:937-952.

10. Ministério da Saúde. Disponível em http://portalarquivos.saude.gov.br/images/pdf/2017/junho/07/vigitel_2016_jun17.pdf. Acesso em 3 set. 2017.

11. Faludi AA, Izar MCO, Saraiva JFK, et al. Atualização da Diretriz Brasileira de Dislipidemias e Prevenção da Aterosclerose – 2017. Arq Bras Cardiol. 2017;107:Supl1.

12. Gambacciani M, Ciaponi M, Cappagli B, et al. Prospective evaluation on body weight and body fat distribution in early postmenopausal women with and without hormonal replacement therapy. Maturitas. 2001;39: 125-132.

13. Departamento de Informação e Informática do SUS – DATASUS. Disponível em http://www.datasus.gov.br. Acesso em 7 set. 2017.

14. Gebara OCE, Wajngarten M, Pereira-Barretto AC, Bellotti G. Menopausa, terapêutica de reposição hormonal e doença arterial coronária. Arq Bras Cardiol. 1995;64:355-358.

15. Staessen JÁ, Ginocchio G, Thijs L, et al. Conventional and ambulatory blood pressure and menopause in a prospective population study. J Hum Hypertens. 1997;11:507-514.

16. Malachias MVB, Souza WKSB, Plavnik FL, et al. 7ª Diretriz Brasileira de Hipertensão Arterial. Arq Bras Cardiol. 2016;107:Supl3.

17. Harreiter J, Dovjak G, Kautzky-Willer A. Gestational diabetes mellitus and cardiovascular risk after pregnancy. Womens Health (Lond Engl). 2014;1: 91-108.

18. Meyer ML, Malek AM, Wild RA, Korytkowski MT, Talbott EO. Carotid artery intima-media thickness in polycystic ovary syndrome: a systematic review and meta-analysis. Hum Reprod Update. 2012;18:112-126.

19. Hochman JS, Tamis JE, Thompson TD, et al. Sex, clinical presentation, and outcome in patients with acute coronary syndromes. Global Use of Strategies to Open Occluded Arteries in Acute Coronary Syndromes IIb Investigators. N Engl J Med. 1999;341:226-232.

20. Reis SE, Holubkov R, Conrad Smith AJ, et al. Coronary microvascular dysfunction is highly prevalent in women with chest pain in the absence of coronary artery disease: results from the NHLBI WISE study. AM Heart J 2001;141:735-741.

21. Marzilli M, Merz CNB, Boden WE, et al. Obstructive coronary atherosclerosis and ischemic heart disease: an elusive link!. J Am Coll Cardiol. 2012;60:951-956.

22. Sanders GD, Patel MR, Chatterjee R, et al. Noninvasive technologies for the diagnosis of coronary artery disease in women: future research needs: identification of future research needs from comparative effectiveness review No. 58 [Internet]. Rockville (MD): Agency for Healthcare Research and Quality (US); 2013 Feb. (Future Research Needs Papers, No. 41.) Available from: http://www.ncbi.nlm.nih.gov/books/NBK153207.

23. Mosca L, Benjamin EJ, Berra K, et al. Effectiveness-based guidelines for the prevention of cardiovascular disease in women 2011 update: A Guideline from the American Heart Association. Circulation. 2011;123. Publicado online em 14 de fevereiro de 2011. Disponível em http://circ.ahajournals. org/content/123/11/1243.full.pdf.

24. Diercks DB, Owen KP, Kontos MC, Blomkalns A, Chen AY, Miller C, et al. Gender differences in time to presentation for myocardial infarction before and after a national women's cardiovascular awareness campaign: a temporal analysis from the Can Rapid Risk Stratification of Unstable Angina Patients Suppress Adverse Outcomes with Early Implementation (CRUSADE) and the National Cardiovascular Data Registry Acute Coronary Treatment and Intervention Outcomes Network-Get with the Guidelines (NCDR ACTION Registry-GWTG). Am Heart J. 2010;160:80-87.e3.

25. Bushnell C, McCullough LD, Awad IA, et al. American Heart Association Stroke Council, Council on Cardiovascular and Stroke Nursing, Council on Clinical Cardiology, Council on Epidemiology and Prevention, and Council for High Blood Pressure Research. Guidelines for the Prevention of Stroke in Women: A Statement for Healthcare Professionals from the American Heart

Association/American Stroke Association. Stroke. 2014;45. Publicado online em 6 de fevereiro.

26. O'Donnell MJ, Chin SL, Rangarajan S, et al. Global and regional effects of potentially modifiable risk factors associated with acute stroke in 32 countries (INTERSTROKE): a case-control study. Lancet. 2016;388:761-775.

27. Lisabeth LD, Beiser AS, Brown DL, Murabito JM, Kelly-Hayes M, Wolf PA. Age at natural menopause and risk of ischemic stroke: the Framingham heart study. Stroke. 2009;40:1044-1049.

28. Spector JT, Kahn SR, Jones MR, Jayakumar M, Dalal D, Nazarian S. Migraine headache and ischemic stroke risk: an updated meta-analysis. Am J Med. 2010;123:612-624.

CAPÍTULO 9

OSTEOPOROSE PÓS-MENOPAUSA

Adriana Orcesi Pedro

Ben-Hur Albergaria

Vera Lúcia Szejnfeld

A osteoporose é uma doença esquelética sistêmica e silenciosa; uma doença osteometabólica caracterizada por diminuição da massa óssea e deterioração da microarquitetura do tecido ósseo com consequente aumento da fragilidade óssea e da suscetibilidade às fraturas. É a principal causa de fraturas na população acima de 50 anos. Afeta especialmente as mulheres na pós-menopausa e idosos e tem elevada taxa de morbimortalidade na população acometida.

A definição de osteoporose também está relacionada à alteração dos valores da densitometria óssea devido à perda de massa óssea. Em 1994, a Organização Mundial da Saúde (OMS) estabeleceu quatro categorias relativas à densidade mineral óssea (DMO), principalmente para classificação epidemiológica, considerando categorias clínicas para o diagnóstico de osteoporose.

A osteoporose pode ser idiopática ou primária (forma mais comum), quando é diagnosticada na ausência de doenças. A forma secundária é diagnosticada quando a diminuição de massa óssea é atribuída a alguma doença ou está relacionada ao uso de medicamentos. É uma doença insidiosa, que pode evoluir durante muitos anos sem ocorrer qualquer sintoma; a doença é assintomática, a não ser que ocorra uma fratura. As fraturas mais comuns na osteoporose são as vertebrais, de antebraço e de quadril (fêmur proximal). Essas fraturas ocasionam dor, incapacidade física, deformidades e redução na qualidade de vida.

As fraturas do quadril são as mais graves e aumentam a taxa de mortalidade em 12 a 20% nos dois anos subsequentes à fratura. Mais de 50% daqueles que sobrevivem às fraturas de quadril tornam-se incapazes de ter uma vida independente; muitos necessitam viver em ambientes institucionalizados. A probabilidade de uma fratura em qualquer sítio é de 40% ou mais na Europa Ocidental, configurando probabilidade semelhante à estimada para doenças cardíacas coronarianas.

Epidemiologia

Nos dias atuais, a osteoporose é considerada problema importante de saúde pública, pois grande parte da população apresenta a doença, calculando-se que cerca de 200 milhões de pessoas no mundo estejam afetadas. Segundo dados da OMS, aproximadamente um terço das mulheres de raça branca, com idade superior aos 65 anos, tem osteoporose. A estimativa recente da prevalência de qualquer fratura de fragilidade foi de 56 milhões em todo o mundo no ano 2000.

Nos Estados Unidos ocorrem mais de dois milhões de fraturas relacionadas à osteoporose por ano, especialmente em mulheres (70%), com custos anuais do tratamento superando os 25 bilhões de dólares. Uma estimativa mais recente calculou custos diretos em 29 bilhões de euros nos cinco maiores países da comunidade europeia (França, Alemanha, Itália Espanha e Reino Unido) e cerca de 8,7 bilhões de euros em outros 27 países desta comunidade.

No Brasil, são escassos os dados precisos sobre a prevalência da osteoporose e incidência de quedas e fraturas, assim como sobre custos relacionados a esses eventos. Estimativas revelam que a população brasileira propensa a desenvolver osteoporose aumentou de 7,5 milhões, em 1980, para 15 milhões, em 2000. Estudo brasileiro evidenciou que, a partir dos 50 anos, 30% das mulheres e 13% dos homens poderão sofrer algum tipo de fratura por osteoporose ao longo da vida, especialmente na população branca; mas deve-se considerar a grande miscigenação da população brasileira, tendo em vista a menor incidência de fraturas nos indivíduos da raça negra.

No Brasil, Zerbini *et al.* estimaram a ocorrência de 80.640 fraturas de quadril em 2015. Em 2040, o número de casos de fratura de quadril é estimado em 198.000 por ano.

Em 2010, Pereira *et al.* descreveram taxas de mortalidade para indivíduos acima de 60 anos que foram admitidos com fratura de quadril em hospitais no Rio de Janeiro. Nove por cento dos pacientes morreram durante a internação hospitalar e 26% morreram dentro de um ano após a alta hospitalar.

Quanto aos custos, em 2014, Moraes *et al.* analisaram as despesas do Ministério da Saúde relacionadas às fraturas no sistema público. Durante o período 2008-2010, mais de 3,2 milhões de procedimentos resultaram em um custo de aproximadamente 289 milhões de reais (US$ 92 milhões).

Quadro Clínico e Fatores de Risco

A osteoporose é uma doença multifatorial. A dificuldade e o alto custo do tratamento para o sistema de saúde tornam pertinente o desenvolvimento de métodos capazes de identificar o grupo de maior risco para que sejam implantadas medidas preventivas de fraturas por osteoporose.

A osteoporose tem sido caracterizada como uma doença pediátrica com consequências geriátricas. O pico de massa óssea é adquirido por volta dos 20 anos. Após esse período há uma estabilidade na massa óssea até a menopausa. No climatério, ocorre uma aceleração da perda óssea por vários anos após a menopausa; portanto, para se adquirir uma boa saúde óssea nas diferentes fases da vida, é fundamental atingir o potencial genético para pico de massa óssea na infância e na adolescência, evitar perda óssea prematura e manter um esqueleto saudável durante a vida adulta e, na senilidade, tratar a osteoporose e prevenir fraturas por fragilidade.

É conhecida como doença "silenciosa", pois as primeiras manifestações ocorrem apenas quando houve perda de 30 a 40% da massa óssea. As primeiras manifestações são as fraturas, que ocorrem, mais frequentemente, em vértebras, costelas, terço distal do rádio, fêmur, úmero e pequenos ossos periféricos (metatarsos). Quando ocorrem nas vértebras, aparecem dores agudas, algumas vezes acompanhadas por raquialgia. Ao longo do tempo, com o aparecimento de uma ou mais vértebras com fraturas, começam a surgir deformidades esqueléticas características da osteoporose, como acentuação da cifose dorsal (conhecida como "corcunda da viúva"), acentuação da lordose cervical e retificação da lordose lombar. Essas alterações facilitam a ocorrência de infecções das vias aéreas superiores e quadros de obstipação intestinal crônica, frequentemente encontradas nesses pacientes.

A osteoporose não tratada pode se tornar uma doença extremamente dolorosa, desfigurante, incapacitante, com importante repercussão sobre a qualidade de vida dos pacientes.

O diagnóstico clínico e precoce da baixa massa óssea é feito por meio da pesquisa dos fatores de risco. A identificação precoce dos fatores de risco é a principal meta na introdução de estratégias efetivas de prevenção da osteoporose, uma vez que a doença é assintomática até o evento fratura. No entanto, não podemos diagnosticar osteoporose baseados apenas nos fatores de risco clínicos, exceto se houver fratura prévia por fragilidade esquelética ou baixa energia.

Um grande número de fatores de risco para osteoporose tem sido identificado. A perda óssea pode ser reduzida ou revertida se fatores de risco, como inatividade física, baixa ingestão de cálcio ou hiperparatiroidismo primário, puderem ser identificados. Alguns desses fatores de risco são fáceis de identificar e são extremamente úteis para o rastreamento de indivíduos com suspeita de osteoporose, como: indivíduos magros (< 58 kg), tabagistas, uso de glicocorticoides, indivíduos com história familiar de fratura relacionada ao trauma de baixo impacto ou com antecedente de fratura.

Os principais fatores de risco para a osteoporose são:

- **Idade:** quanto maior a idade maior a incidência de osteoporose.

- **Gênero:** dentre os indivíduos acometidos pela osteoporose, mais de 80% são mulheres.

- **Antecedente de fratura:** indivíduos que sofreram uma fratura de fragilidade têm aproximadamente duas vezes mais risco de sofrer novas fraturas, em comparação aos indivíduos sem fraturas prévias. Da mesma forma, cerca de metade dos pacientes que apresentam fratura de quadril tem história previa de fraturas anteriores.

- **Baixo peso:** um IMC de 20 kg/m^2 foi associado ao dobro do aumento do risco para fratura de quadril.

- **História familiar de fratura (materna ou paterna):** uma meta-análise mostrou associação deste fator a um aumento do risco de qualquer fratura (17%), fratura por osteoporose (18%) e fratura de quadril (49%).

- **Quedas:** são muito frequentes em idosos, ocorrendo em um terço das pessoas com mais 65 anos e em metade das pessoas acima de 85 anos. Aproximadamente 5% das quedas resultam na ocorrência de fratura. Como as fraturas por osteoporose ocorrem frequentemente em decorrência de quedas, sobretudo, na população idosa, é de suma importância considerar os fatores de risco para quedas. Os mais importantes são alterações do equilíbrio e visuais, deficiências cognitivas, declínio funcional e uso de medicamentos psicoativos e anti-hipertensivos.

- **Menopausa precoce:** as mulheres que experimentam menopausa antes dos 40 anos têm risco maior de qualquer fratura do que as mulheres com menopausa em idade mais avançada. O impacto da histerectomia no risco de fratura em longo prazo também foi investigado evidenciando aumento de cerca de 20% no risco de fratura, porém não houve diferença significativa sobre o risco de fraturas por fragilidade típicas (quadril, antebraço ou vertebral).

Fatores Comportamentias e Ambientais

- **Alcoolismo:** a relação entre risco de ingestão alcoólica e o risco de fratura não é linear. Há aumento significativo no risco de fratura com ingestão de duas unidades ou mais por dia. Acima desse limite, a ingestão de álcool está associada ao risco aumentado de 38% e 68% para qualquer fratura por osteoporose e fratura de quadril, respectivamente.

- **Tabagismo:** o impacto do tabagismo sobre o risco de fratura foi avaliado em uma meta-análise. Tabagismo atual foi associado ao risco aumentado de 25% para qualquer fratura em comparação aos não fumantes e 60% para fratura de quadril, após o ajuste para densidade mineral óssea.

Outros fatores também demonstram alguma associação ao risco de osteoporose: má nutrição, baixa ingestão de cálcio, hipovitaminose D e sedentarismo. A desnutrição é altamente prevalente na população idosa, e garantir uma ingestão adequada de cálcio, vitamina D e proteínas nesse grupo etário é fundamental. Na idade adulta, a combinação de uma dieta equilibrada e atividade física regular desempenha importante papel para garantir a saúde óssea.

Osteoporose Induzida por Drogas

Efeitos deletérios sobre a massa óssea e risco de fratura têm sido descritos para diversas classes de drogas, dentre as quais se destacam glicocorticoides, anticonvulsivantes, imunossupressores, anticoagulantes, acetato de medroxiprogesterona de depósito, tamoxifeno, inibidores da aromatase, agonistas do GnRH, dose supressiva de hormônio tireoidiano, pioglitazona e rosiglitazona, entre outras. Associações de drogas comumente utilizadas e a associação à perda óssea e/ou às fraturas de fragilidade estão resumidas na Tabela 9.1.

Tabela 9.1

Drogas comumente utilizadas associadas à perda óssea e/ou à fratura de fragilidade

Droga	Perda óssea	Aumento do risco de fratura	Revisão da literatura
GnRH	Declínio de 2 a 5% da DMO durante o primeiro ano de uso	O risco de fraturas de quadril e vertebrais aumenta 20 a 50%, dependendo de idade, taxa de perda óssea e tempo de exposição	Bienz; Saad
Inibidores de aromatase	Taxa anual de perda óssea é de 2,5%	Aumento de 30% no risco de fratura	Rizzoli *et al.*
Glicocorticoides (GC)	Mulheres na pós-menopausa estão sob maior risco de perda óssea com dose > 20mg/dia de GC	30 a 50% de pacientes recebendo GC desenvolvem fraturas	Whittier; Saag
Inibidores seletivos de recaptação de serotonina (ISRS)	Estudos menores evidenciaram uma associação entre uso de ISRS e perda óssea. entanto, a meta-análise relatou fraturas relacionadas ao uso de ISRS na ausência de perda óssea	Duas meta-análises relataram um risco de fratura associada ao uso de ISRS de 1,7, dependendo da dose e da duração do tratamento	Rizzoli *et al.*

(continua)

CAPÍTULO 9 Osteoporose Pós-Menopausa · **127**

Tabela 9.1 (*Continuação*)

Drogas comumente utilizadas associadas à perda óssea e/ou à fratura de fragilidade

Droga	Perda óssea	Aumento do risco de fratura	Revisão da literatura
Tiazolidinedionas (TZDs)/Glitazonas	Reduzem a formação óssea por meio de alteração da diferenciação dos precursores dos osteoblastos e aumento da reabsorção por meio de vários mecanismos, resultando em perda óssea	Duas meta-análises têm relatado que TZDs aumentam, significativamente, a incidência de fratura em mulheres com diabetes tipo 2, principalmente em mulheres jovens sem fatores de risco	Palermo

Doenças Associadas à Osteoporose

Diversas situações clínicas e morbidades são fatores predisponentes para desenvolver osteoporose ou fratura de fragilidade. Os exemplos mais comuns são ilustrados na Tabela 9.2, vários dos quais foram descritos, mais detalhadamente, em um recente artigo de revisão.

A identificação de fatores de risco e da doença em seu estágio inicial, associada ao encaminhamento adequado para o atendimento especializado, é essencial para a prevenção de fraturas decorrentes da osteoporose e para um melhor resultado terapêutico e prognóstico dos casos.

Tabela 9.2

Doenças associadas à perda óssea e/ou à fratura de fragilidade

Doenças crônicas na infância	Muitas condições crônicas/graves, ocorrendo na infância (doença intestinal inflamatória, artrite juvenil, neoplasias), podem prejudicar a saúde óssea diretamente ou como consequência do tratamento. Podem ocasionar um baixo pico de massa óssea e maior risco de osteoporose em idade mais avançada
Demência	A incidência de fratura de quadril entre as pessoas com demência é três vezes maior quando comparada aos indivíduos cognitivamente bem

(continua)

Tabela 9.2 (*Continuação*)	
Doenças associadas à perda óssea e/ou à fratura de fragilidade	
Doença pulmonar obstrutiva crônica	Estudo de coorte evidenciou que portadores de DPOC tiveram maior probabilidade de desenvolver uma fratura osteoporótica quando comparados ao grupo controle
Desordens nutricionais	Deficiência ou insuficiência de vitamina D, deficiência de cálcio, ingestão excessiva de álcool, anorexia, nutrição parenteral
Doença inflamatória intestinal	Um grande estudo canadense relatou que a incidência de fratura entre indivíduos com doença inflamatória intestinal foi 40% maior do que a população geral
Doença celíaca	Análise dos dados do estudo NHANES demonstrou que a doença celíaca está associada à redução de massa óssea em crianças e adultos acima de 18 anos e é um fator de risco para fraturas osteoporóticas em homens acima de 40 anos
Artrite reumatoide (AR)	Um grande estudo do Reino Unido demonstrou aumento do risco de 2,4 para fraturas de quadril e vertebrais em portadores de AR
Diabetes (DM)	DM tipos 1 e 2 têm maior risco de fraturas de quadril. Uma revisão sistemática estimou o risco relativo de 6,3 a 6,9 e 1,4 a 1,7 para DM tipos 1 e 2, respectivamente
Insuficiência renal crônica	Pacientes sob diálise têm risco de fratura quatro vezes maior que a população geral

Diagnóstico e Avaliação de Fratura

É recomendável uma abordagem abrangente para diagnóstico da osteoporose e avaliação do risco de fratura. Uma história detalhada e exame físico completo – mensuração da DMO, imagenologia vertebral para diagnosticar fraturas vertebrais, avaliação laboratorial da remodelação óssea e também dirigida para identificação de causas secundárias e aplicação de algoritmos para cálculo de risco absoluto de fratura em 10 anos (ferramenta de avaliação do risco de fraturas – FRAX) – devem ser utilizados para estabelecer o risco individual da paciente.

História e Exame Físico

A história clínica e o exame físico devem identificar fatores clínicos de risco para a osteoporose e a fratura, além de também avaliar causas secundárias de osteoporose e fratura por fragilidade. Com relação aos fatores de risco, a OMS realizou, recentemente, uma meta-análise da relação entre diversos fatores de risco clínicos e fratura usando dados de 12 estudos de coorte que incluíram 60.000 pacientes, com exposição de cerca de 250.000 pessoas-ano e mais de 5.000 fraturas. Fatores de risco foram escolhidos com base na disponibilidade de dados globais, independência do fator de risco em relação à medida de DMO, facilidade de uso na prática clínica, capacidade de resposta à intervenção farmacêutica e uso intuitivo no atendimento clínico. Um total de 10 fatores de risco preencheu esses critérios: idade, gênero, índice de massa corporal, história pessoal de fratura por fragilidade após 40 anos, história parental de fratura de fêmur, tabagismo corrente, alcoolismo (≥ três doses/dia), uso de glicocorticoides, artrite reumatoide e presença de outras causas secundárias. Esses fatores de risco, com uso opcional da DMO do colo femoral, foram, então, utilizados para criar uma plataforma chamada FRAX, para calcular o risco absoluto de fratura de quadril ou de outras fraturas maiores (fratura clínica vertebral, quadril, antebraço e úmero) por osteoporose nos 10 anos seguintes (Fig. 9.1). A presença de uma fratura de fragilidade, identificada pela história ou exame físico, também pode indicar um diagnóstico clínico de osteoporose.

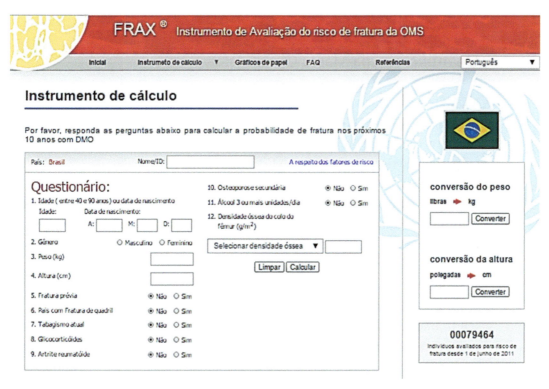

FIGURA 9.1
Ferramenta FRAX.

Perda de altura e cifose podem ser sinais de fratura vertebral. Há evidências de que perda de altura superior a 2 cm (em medidas sequênciais) ou a 4 cm (referida pela paciente) aumenta a probabilidade de que uma fratura vertebral tenha ocorrido. Portanto, a altura deve ser medida anualmente, com um método preciso, como uma régua de parede ou um estadiômetro. Perdas significativas, como mencionadas anteriormente, devem ser avaliadas por uma radiografia toracolombar lateral ou avaliação de fratura vertebral por DXA (VFA) para identificar fraturas vertebrais.

Ainda durante a história médica, o risco de quedas deve ser avaliado. Fatores clínicos relacionados ao aumento do risco de quedas incluem os seguintes: história de quedas, desmaio ou perda de consciência; fraqueza muscular; tontura, problemas de coordenação ou de equilíbrio; artrite ou neuropatia dos membros inferiores; diminuição da acuidade visual. O risco de quedas também é aumentado pelo uso de medicamentos que afetam o equilíbrio e a coordenação (por exemplo, sedativos, analgésicos narcóticos, anticolinérgicos, anti-hipertensivos) ou pelo uso de múltiplos medicamentos. Devem ser, portanto, avaliados durante a anamnese. Itens no ambiente de casa e do trabalho, como obstáculos e má iluminação, também contribuem para o risco de quedas. Esses riscos podem ser avaliados e são fundamentais na prevenção de quedas.

Quantificação da Massa Óssea

A DMO do esqueleto é normalmente medida utilizando absorciometria de dupla energia de RX (DXA) (Fig. 9.2). A medida por DXA do quadril e da coluna vertebral é usada para estabelecer ou confirmar um diagnóstico de osteoporose, predizer o risco de fraturas no futuro e monitorar os pacientes.

A DMO areal é expressa em termos absolutos de gramas de mineral por centímetro quadrado (g/cm^2). É comparada à DMO média de uma população de referência de adultos jovens (T-score) e com uma população de referência de mesma idade, sexo e etnia (Z-score). A classificação diagnóstica da OMS para mulheres na transição menopausal e pós-menopausa nos valores de T-score segue os seguintes critérios: normal (T-score $\geq$ –1 desvio-padrão [DP]), baixa massa óssea ou osteopenia (T-score entre –1 e –2,5 DP) ou osteoporose (T-score $\leq$ –2,5 DP). As pacientes com T-score $\leq$ –2,5 DP e presença de fratura por fragilidade são classificadas como osteoporose estabelecida (Tabela 9.3). É importante enfatizar que o diagnóstico clínico de osteoporose pode ser feito se fraturas de fragilidade estão presentes, independentemente da DMO.

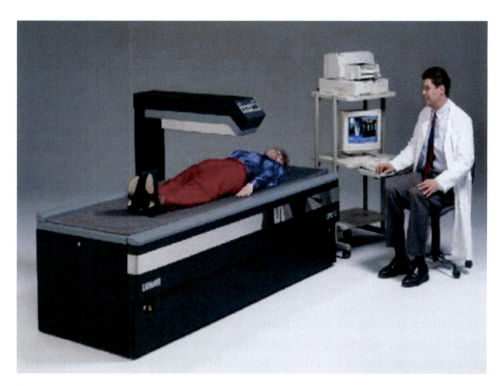

FIGURA 9.2
Densitometria óssea (DXA).

Tabela 9.3

Classificação da OMS de osteoporose pós-menopáusica

	T-score (DP)
Normal	≥ –1,0
Osteopenia	Entre –1,0 e –2,5
Osteoporose	≤ –2,5
Osteoporose estabelecida	≤ –2,5 com fraturas

A decisão de solicitar uma densitometria óssea deve ser baseada no perfil de risco da mulher, em situações em que os resultados desse exame influenciarão o manejo clínico. Recentemente, um consenso nacional estabeleceu critérios de indicação de densitometria óssea (DXA) (Quadro 9.1).

Quadro 9.1

Indicações para solicitação de DXA

- Mulheres a partir de 65 anos.
- Mulheres pós-menopausa abaixo de 65 anos com fatores de risco para fraturas.
- Mulheres durante a transição menopausal (40-50 anos) com fatores de risco para fraturas.
- Adultos com fraturas por fragilidade.
- Adultos com condições ou doenças associadas à baixa massa óssea.
- Adultos em uso de medicamentos indutores de perda óssea.
- Qualquer candidato à tratamentos (ósseo).
- Qualquer um em tratamento, para monitorar sua efetividade.

Medidas seriadas de DMO podem demonstrar a eficácia do tratamento, detectando estabilidade ou ganho de DMO, bem como podem identificar ausência de resposta ao tratamento, caso seja observada perda de DMO, sugerindo necessidade de ser reavaliada a opção terapêutica e a necessidade de se investigar a presença de causas secundárias de osteoporose e perda óssea. O período de intervalo entre exames deve ser determinado de acordo com a condição clínica de cada paciente. Habitualmente, um ano após o início ou mudança do tratamento, nova medida de DMO é apropriada. Maiores intervalos deverão ser observados quando a eficácia terapêutica já estiver estabelecida.

Avaliação Vertebral por Imagem

Uma fratura vertebral é consistente com o diagnóstico clínico de osteoporose, mesmo na ausência de DXA, e é uma indicação para o tratamento farmacológico para reduzir o risco de fraturas subsequentes. A maioria das fraturas vertebrais é assintomática e muitas vezes não é diagnosticada. A avaliação vertebral por imagem proativamente é a única maneira de se diagnosticar essas fraturas. Seu reconhecimento pode modificar a classificação diagnóstica, alterar predição do risco de fratura e certamente afeta as decisões terapêuticas.

Independentemente de DMO, idade e outros fatores clínicos de risco, fraturas vertebrais confirmadas radiologicamente (mesmo que completamente assintomáticas) são um sinal de qualidade e resistência óssea prejudicadas e constitui um forte preditor de novas fraturas vertebrais e não vertebrais.

A presença de uma única fratura vertebral aumenta o risco de fraturas subsequentes em até cinco vezes e o risco de fraturas de quadril em duas a três vezes.

Avaliação vertebral por imagem pode ser realizada utilizando-se radiografias laterais da coluna torácica e lombar ou a avaliação de fratura vertebral por DXA (VFA), disponível na maioria dos densitômetros atuais (Fig. 9.3). A VFA pode ser convenientemente realizada no mesmo momento da avaliação densitométrica convencional, com exposição radiológica significativamente menor do que aquela produzida pela radiologia vertebral convencional.

Marcadores Bioquímicos da Remodelação Óssea

Os marcadores bioquímicos de remodelação óssea podem ser medidos no soro ou na urina. São utilizados para avaliar tanto a reabsorção óssea (produtos de degradação do colágeno tipo I no osso: N-telopéptidos [NTX], C-telopéptidos [CTX] e desoxipiridinolina) quanto a atividade formadora osteoblástica (fosfatase alcalina óssea, pró-peptídeo N-termina do pró-colágeno tipo I [P1NP]

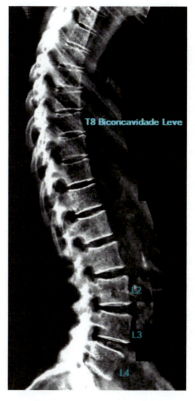
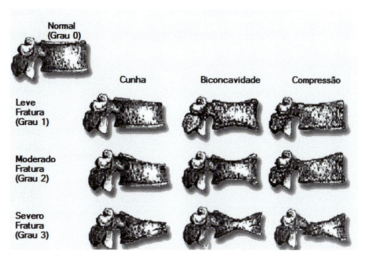

FIGURA 9.3
Avaliação de fratura vertebral por DXA (VFA)[44].

e osteocalcina). Há evidência na literatura de que esses marcadores podem ser úteis para predizer o risco de fraturas em pacientes não tratadas; monitorar o tratamento farmacológico da osteoporose; e ajudar a determinar a adesão e a persistência à terapia medicamentosa. Entretanto, há reconhecida limitação da utilidade clínica dos marcadores bioquímicos da remodelação óssea, pois a maioria desses marcadores apresenta grande variabilidade biológica e analítica, sendo afetados por alimentação, flutuação circadiana, além de insuficiente padronização dos ensaios laboratoriais. Por isso, o uso rotineiro dos marcadores da remodelação óssea é ainda tema de debate, não sendo universalmente endossado.

Avaliação Laboratorial Global

Embora a deficiência de estrogênio seja a causa mais comum de osteoporose em mulheres na pós-menopausa, há muitas outras condições que podem acompanhar a deficiência de estrogênio e contribuir para a diminuição da resistência óssea nessa população (Tabela 9.4). A avaliação laboratorial para detectar causas secundárias que levam a distúrbios no metabolismo ósseo em pacientes na pós-menopausa, portanto, é uma etapa fundamental na avaliação das pacientes osteoporóticas.

Tabela 9.4	
Causas de osteoporose secundária	
Causas básicas	*Situações crônicas*
Doença do aparelho digestivo	Gastrites, pancreatites, doenças hepáticas, enterocolopatias crônicas, etilismo
Cirurgias	Gastrectomia, gastroplastia, derivação jejuno-ileal
Doenças inflamatórias crônicas	Espondiloartropatias soronegativas, artrite reumatóide, esclerose sistêmica, lúpus eritematoso sistêmico, psoríase disseminada, epidermólise bolhosa, pênfigo foliáceo, grande queimado
Endocrinopatias	Hipogonadismo, síndrome de Turner, disgenesia gonadal, distúrbios da hipófise, tireoidopatias, hiperparatireoidismo primário ou secundário, diabetes, síndrome de Cushing, doença de Addison

continua

Tabela 9.4 (*Continuação*)	
Causas de osteoporose secundária	
Doenças hematológicas	Mastocitose, anemia crônica, talassemias, leucoses
Doenças infecciosas	Osteomielites, hanseníase, lues, paracoccidioidomicose
Osteoporose por desuso ou imobilização prolongada	Recolhimento ao leito por períodos crônicos, imobilizações ortopédicas
Osteoporose induzida por fármacos	Glicocorticoides intramuscular ou oral por mais de três meses, heparina, lítio, anticonvulsivantes, agonistas da morfina, retinoides, agentes citostáticos, inibidores da aromatase, alumínio, medroxiprogesterona intramuscular

Apesar de não haver consenso absoluto na literatura a respeito de quais exames devam ser solicitados, de maneira geral, consideram-se como testes iniciais na avalição de pacientes com baixa massa óssea: hemograma completo, cálcio, fósforo, fosfatase alcalina, creatinina e TSH. Exames, como 25-hidroxivitamina D e calciúria de 24 h, podem ser úteis para detectar pacientes com deficiência/insuficiência de vitamina e hipercalciúria, respectivamente. Em circunstâncias clínicas especiais, deve-se incluir a eletroforese de proteínas, cortisol livre na urina de 24 h, anticorpo antitransglutaminase e PTH.

Um estudo interessante, que incluiu apenas mulheres com baixa massa óssea, sem histórico de doenças ou medicamentos associados à baixa massa óssea, demonstrou que uma estratégia laboratorial envolvendo a medição de calciúria de 24 h, níveis séricos de cálcio, PTH, 25-hidroxivitamina D e TSH, apenas naquelas em uso de terapia com levotiroxina, seria suficiente para diagnosticar 85% das mulheres, aparentemente saudáveis, mas com causas secundárias de baixa massa óssea. Uma estratégia simples permite identificar a maior parte dessas doenças.

Tratamento da Osteoporose

Didaticamente, o tratamento da osteoporose pode ser dividido em não farmacológico e farmacológico.

Dentre as medidas não farmacológicas destacam-se: atividade física, ingestão de cálcio e vitamina D. Orientação sobre outros hábitos de vida, como redução da ingestão de álcool, café, bebidas ricas em colas e controle do tabagismo, deve ser lembrada.

De acordo com as diretrizes brasileiras para diagnóstico e tratamento da osteoporose em mulheres na pós-menopausa, publicadas em agosto de 2017, na *Revista Brasileira de Reumatologia*, exercícios resistidos supervisionados, dirigidos para o reforço do quadríceps, e exercícios sob a ação da gravidade são os mais indicados, pois, além de manterem a densidade óssea, melhoram a flexibilidade, o equilíbrio, a força muscular, a qualidade de vida e reduzem quedas.

Para mulheres com mais de 50 anos recomenda-se uma ingestão média de cálcio ao redor de 1.200 mg/dia. Esses valores devem ser atingidos, primordialmente, por meio do consumo de alimentos ricos em cálcio, como leite e derivados. A suplementação com formulações de cálcio só deve ser recomendada em pacientes com restrições alimentares que dificultem atingir a ingestão mínima diária.

A suplementação de vitamina D deve ser recomendada, sempre que possível, após determinação dos níveis séricos de vitamina D. Em pacientes com níveis séricos inferiores a 20 ng/mL recomenda-se utilizar 50.000 UI uma vez por semana, por oito semanas e fazer uma nova avaliação. Se os valores obtidos forem superiores a 30 ng/mL, mantém-se uma dose diária entre 1.000 e 2.000 UI. Doses mais elevadas de vitamina D poderão ser utilizadas em casos especiais, como em mulheres com cirurgia bariátrica, doença inflamatória intestinal, doenças crônicas ou quando os níveis de vitamina D não são mantidos com as doses habitualmente preconizadas.

O tratamento farmacológico é realizado com medicamentos que atuam no metabolismo ósseo e são classificados como antirreabsortivos ou anticatabólicos e formadores ou anabólicos (Tabela 9.5).

Tabela 9.5	
Medicamentos disponíveis para o tratamento da osteoporose	
Anticatabólicos ou antirreabsortivos	**Anabólicos ou formadores**
Terapia hormonal (TH)	Teriparatida
Bisfosfonatos	
Calcitonina	
SERMs	
Denosumabe	

SERMs: moduladores seletivos do receptor de estrogênio.

Os medicamentos antirreabsortivos atuam bloqueando a atividade dos osteoclastos, reduzindo a remodelação óssea. Os formadores estimulam os osteoblastos, aumentando a formação óssea.

As principais indicações para tratamento medicamentoso estão listadas no Quadro 9.2.

Quadro 9.2

Indicações para tratamento medicamentoso

- Fratura vertebral (clínica ou assintomática) ou fratura de quadril
- Densidade óssea no quadril (colo do fêmur ou fêmur total) ou coluna lombar com T-escore ≤ 2,5
- Baixa massa óssea e mais de três fatores de risco
- Preferência do paciente

Medicamentos Anticatabólicos ou Antirreabsortivos

Terapia Hormonal

O Consenso Brasileiro de Terapia Hormonal da Menopausa, realizado pela Associação Brasileira de Climatério (SOBRAC), em 2014, recomenda a utilização de terapia hormonal para a prevenção de fraturas por osteoporose em mulheres na pós-menopausa. A terapia hormonal aumenta a densidade óssea e reduz o risco de fraturas tanto em mulheres de baixo quanto de alto risco. Pode ser considerada como medicação de primeira linha, particularmente nas mulheres com sintomas climatéricos.

As doses recomendadas são as convencionais e a tibolona pode ser considerada como uma opção terapêutica, pois também aumenta a densidade óssea e reduz a taxa de fraturas.

A parada da terapia hormonal resulta em perda da densidade óssea e aumento da taxa de fraturas. Sua parada deve ser seguida pela introdução de outras medicações.

As principais contraindicações são neoplasia de mama ou endométrio, distúrbios tromboembólicos e doença hepática grave.

Bisfosfonatos

Os mais utilizados no Brasil e, internacionalmente, são alendronato, risedronato, ibandronato e zoledronato. Embora todos sejam análogos do pirofosfato e reduzam a reabsorção óssea, diferem entre si, dependendo de sua afinidade mineral e ação bioquímica nas células ósseas. Os resultados dos estudos clínicos diferem quanto à velocidade do início da ação antifratura, eficácia sobre os diferentes sítios esqueléticos, duração e reversibilidade de seu efeito. De modo geral, todos aumentam a densidade óssea da coluna e fêmur e reduzem o risco de fraturas vertebrais. Apenas risedronato, alendronato e zoledronato reduzem o risco de fraturas não vertebrais e de fêmur. São também os únicos aprovados para o tratamento da osteoporose induzida pelo glicocorticoide. As diferentes doses e esquemas posológicos estão na Tabela 9.6.

Tabela 9.6

Posologia dos bisfosfonatos aprovados pela FDA

Medicamento	Via oral		Endovenoso
	Semanal	Mensal	
Alendronato	70 mg		
Risedronato	35 mg	150 mg	
Ibandronato		150 mg	3 mg 3/3 meses
Zoledronato			5 mg/ano

Os efeitos colaterais são semelhantes em todos os bisfosfonatos orais e incluem problemas gastrointestinais, como dificuldade para engolir, inflamação no esôfago e úlcera péptica.

Há relatos de osteonecrose de mandíbula, especialmente em pacientes com câncer e uso de bisfosfonato endovenoso. Recomendam-se altas doses de cálcio e vitamina D antes de receber zoledronato para reduzir a possibilidade de desenvolver hipocalcemia. Alguns pacientes podem apresentar artralgia, cefaleia, mialgia e febre até 72 h após a infusão do medicamento.

Fratura atípica de fêmur foi relatada em alguns pacientes em uso prolongado de bisfosfonato oral, principalmente naqueles com alendronato.

Uma característica que deve ser lembrada dos bisfosfonatos é sua permanência no tecido ósseo por muitos anos e o fato de voltar para a circulação e atuar em outros sítios esqueléticos. No sentido de diminuir o risco dos efeitos colaterais, recomenda-se, em pacientes de baixo risco, tratar por cinco anos com bisfosfonatos orais ou por três anos com bisfosfonatos endovenosos e fazer uma pausa da medicação por um a três anos. São considerados de baixo risco aqueles que após o tratamento apresentam T-score no colo do fêmur e no fêmur total maior que –2,5 desvios-padrão e nunca tiveram fratura por fragilidade óssea. Por outro lado, a descontinuação da medicação não é recomendada em pacientes de alto risco, ou seja, naqueles com história prévia de fratura por fragilidade ou com múltiplos fatores de risco para fraturas, com especial atenção ao uso contínuo de glicocorticoides.

Calcitonina de Salmão

É aprovada para o tratamento de mulheres com osteoporose pós-menopausa. Inibe a reabsorção óssea, pois atua diretamente sobre os osteoclastos. Pode ser ministrada em *spray* nasal, que fornece 200 UI de calcitonina/dia ou 100 UI por injeção subcutânea. Apresenta, ainda, efeito analgésico e é bem tolerada pela maioria dos pacientes. No entanto, sua eficácia na redução de fraturas não vertebrais e de fêmur não foi comprovada.

O uso prolongado da calcitonina tem sido associado ao aparecimento de neoplasias e à perda de eficácia. Sua utilização na prática clínica tem sido cada vez menor.

SERMs (Moduladores Seletivos do Receptor de Estrogênio)

São agentes não esteroidais que se ligam aos receptores de estrogênio e agem como agonistas ou antagonistas do estrogênio, dependendo do tecido. O conceito de SERMs iniciou com a observação de que o tamoxifeno, um antagonista do estrogênio na mama, atuava como um agonista parcial no osso, reduzindo a taxa de perda óssea em mulheres na pós-menopausa. O raloxifeno é o único SERM disponível para a prevenção e o tratamento da osteoporose pós--menopausa, mas há vários outros em desenvolvimento.

O raloxifeno previne a perda de massa óssea e reduz o risco de fraturas vertebrais em 30 a 50% em mulheres após a menopausa com baixa massa óssea ou com osteoporose com ou sem fraturas prévias. No entanto, não reduziu o risco de fraturas não vertebrais e de quadril, após oito anos de tratamento.

O principal efeito adverso do raloxifeno é o risco aumentado de tromboembolismo. Contudo, as mulheres que receberam raloxifeno apresentaram redução de 60% no risco de câncer invasivo de mama.

A suspensão do raloxifeno leva à perda óssea e ao maior risco de fraturas. Dessa forma, é necessário, após o tratamento com raloxifeno, introduzir outra medicação para manter o que foi alcançado.

Denosumabe

É um anticorpo monoclonal humano contra o RANK. Impede a interação do RANK com seu receptor RANKL, presente nos osteoclastos. A via RANK/RANKL é essencial para o desenvolvimento e atividade reabsortiva dos osteoclastos. A inibição dessa via acarreta diminuição da reabsorção óssea, sem alterar a vitalidade dos osteoclastos.

Mulheres com osteoporose pós-menopausa tratadas com denosumabe por até 10 anos apresentaram aumento da densidade óssea na coluna e no fêmur e redução significativa de fraturas vertebrais, não vertebrais e de quadril e o mesmo perfil de segurança inicial. Seu uso para pacientes com osteoporose induzida pelos glicocorticoides está para ser aprovado.

Diferentemente dos bisfosfonatos, pode ser utilizado em pacientes com *clearance* de creatinina inferior a 30 mg/mL/min pois sua metabolização é feita na medula óssea e não no rim.

Tem poucos efeitos colaterais, entre os quais se destacam *rash* cutâneo no local da injeção e celulite a distância.

O denosumabe pode ser utilizado como medicamento de primeira escolha em mulheres com osteoporose pós-menopausa. É uma opção para pacientes com falência, intolerância ou contraindicação aos bisfosfonatos. Em pacientes com disfunção renal é o medicamento de primeira escolha.

A descontinuação do denosumabe causa perda óssea acelerada e maior risco de fraturas. Nessas situações, é necessário introduzir outra medicação para manter o que foi alcançado.

Medicamentos Anabólicos ou Formadores

Teriparatida (PTH 1-34)

É um agente anabólico quando ministrado diariamente por injeção subcutânea. O PTH (1-34), na dose de 20 μg/dia, reduziu o risco de fraturas vertebrais em 65% e fraturas não vertebrais em 53% em mulheres com osteoporose tratadas por 18 meses.

A teriparatida é um medicamento bem tolerado, embora alguns pacientes possam apresentar câimbras e tonturas. Por ser um anabólico, não deve ser indicado para pacientes com risco aumentado para desenvolver osteossarcoma (por exemplo, pacientes com doença de Paget) ou naquelas que já receberam radioterapia para o esqueleto, ou tenham metástases ósseas, ou hipercalcemia ou história de doença maligna no esqueleto.

A teriparatida é recomendada para mulheres com osteoporose pós-menopausa com alto risco de fratura, mulheres com fraturas prévias ou naquelas que falharam ou foram intolerantes aos outros medicamentos para osteoporose. Pode ser de primeira escolha em pacientes com fratura atípica causada pelos bisfosfonatos. Como é utilizada por, no máximo, dois anos, é comum, após seu uso, entrar com um agente antirreabsortivo (geralmente um bisfosfonato) para manter a proteção alcançada.

Seu uso é aprovado também em homens e pacientes com osteoporose induzida por corticosteroides.

Perspectivas Terapêuticas

Avanços na biologia molecular permitiram a identificação de uma variedade de alvos potenciais para novos medicamentos. Estudos clínicos de fase 3, com anticorpos antiesclerostina (romosozumabe e blosozumabe), estão em andamento. A esclerostina é uma proteína que inibe a formação óssea mediada por osteoblastos e, portanto, inibidores de esclerostina, estimulam a formação óssea. O uso de abaloparatida, um análogo da proteína relacionada ao PTH (PTHrp), por 18 meses, levou à redução de fraturas vertebrais e não vertebrais e estudos comparativos com teriparatida evidenciaram menor incidência de hipercalcemia.

Referências Bibliográficas

1. Baker NL, Cook MN, Arrighi HM, Bullock R. Hip fracture risk and subsequent mortality among Alzheimer's disease patients in the United Kingdom, 1988-2007. Age Ageing. 2011; 40:49-54.

2. Bernstein CN, Blanchard JF, Leslie W, Wajda A, Yu BN. The incidence of fracture among patients with inflammatory bowel disease. A population-based cohort study. Ann Intern Med. 2000;133:795-799.

3. Bienz M, Saad F. Androgen deprivation therapy and bone loss in prostate cancer patients: a clinical review. Bonekey Rep. 2015;4:716.

4. Brandão CM, Camargos BM, Zerbini CA, Plapler PG, Mendonça LM, Albergaria BH, et al. 2008 official positions of the Brazilian Society for Clinical Densitometry – SB Dens. Arq Bras Endocrinol Metabol. 2009 Feb;53(1):107-112.

5. Burch J, Rice S, Yang H, Neilson A, Stirk L, Francis R, et al. Systematic review of the use of bone turnover markers for monitoring the response to osteoporosis treatment: the secondary prevention of fractures, and primary prevention of fractures in high-risk groups. Health Technol Assess (Winchester, England). 2014;18(11):1-206.

6. Close JC. How can you prevent falls and subsequent fractures? Best Pract Res Clin Rheumatol. 2013 Dec;27(6):821-834.

7. Close JC, Lord SL, Menz HB, Sherrington C. What is the role of falls? Best Pract Res Clin Rheumatol. 2005;19:913-915.

8. De Laet C, Kanis JA, Oden A, et al. Body mass index as a predictorof fracture risk: a meta-analysis. Osteoporos Int. 2005;16:1330-1338.

9. Elliott MJ, James MT, Quinn RR, et al. Estimated GFR and fracture risk: a population-based study. Clin J Am Soc Nephrol. 2013;8: 1367-1376.

10. Ettinger B, Black DM, Mitlak BH, et al. Reduction of vertebral fracture risk in postmenopausal women with osteoporosis treated with raloxifene: results from a 3-year randomized clinical trial. Multiple Outcomes of Raloxifene Evaluation (MORE) Investigators. JAMA. 1999;282:637-645.

11. Janghorbani M, Van Dam RM, Willett WC, Hu FB. Systematic review of type 1 and type 2 diabetes mellitus and risk of fracture. Am J Epidemiol. 2007;166:495-505.

12. Kamycheva E, Goto T, Camargo CA Jr. Celiac disease is associated with reduced bone mineral density and increased FRAX scores in the US National Health and Nutrition Examination Survey. Osteoporos Int. 2016.

13. Kanis JA, Cooper C, Rizzoli R, et al. Identification and management of patients at increased risk of osteoporotic fracture: outcomes of an ESCEO expert consensus meeting. Osteoporos Int. 2017; 28:2023-2203.

14. Kanis JA, Johansson H, Johnell O, Oden A, De Laet C, Eisman JA et al. Alcohol intake as a risk factor for fracture. Osteoporos Int. 2005;16:737-742.

15. Kanis JA, Johansson H, Oden A, et al. A family history of fracture and fracture risk: a meta-analysis. Bone. 2004;35:1029-1037.

16. Kanis JA, Johnell O, De Laet C, et al. A meta-analysis of previous fracture and subsequent fracture risk. Bone. 2004;35:375-382.

17. Kanis JA, Johnell O, Oden A, et al. Smoking and fracture risk: a metaanalysis. Osteoporos Int. 2005;16:155-162.

18. Kanis JA, Melton LJ 3rd, Christiansen C, Johnston CC, Khaltaev N. The diagnosis of osteoporosis. J Bone Miner Res. 1994;9(8):1137-1141.

19. Kanis JA, em nome do World Health Organization Scientific Group Assessment of osteoporosis at the primary health care level. Relatório Técnico. World Health Organization Collaborating Center for Metabolic Bone Diseases. University of Sheffield, UK; 2007.

20. Karlsson MK, Magnusson H, von Schewelov T, Rosengren BE. Prevention of falls in the elderly – a review. Osteoporos Int. 2013 Mar;24(3):747-762.

21. Lee PH, Kok VC, Chou PL, Ku MC, Chen YC, Horng JT. Risk and clinical predictors of osteoporotic fracture in East Asian patients with chronic obstructive pulmonary disease: a population-based cohort study. Peer J. 2016;4:e2634.

22. Melton LJ, Chrischilles EA, Cooper C, Lane AW, Riggs BL. How many women have osteoporosis? J Bone Miner Res. 2005;20(5):886-892.

23. Melton LJ 3rd, Achenbach SJ, Gebhart JB, Babalola EO, Atkinson EJ, Bharucha AE. Influence of hysterectomy on long-term fracture risk. Fertil Steril. 2007;88:156-162.

24. National Osteoporosis Foundation. Clinician's Guide to Prevention and Treatment of osteoporosis. Washington, DC: National Osteoporosis Foundation; 2014.

25. National Osteoporosis Foundation. Physician's guide to prevention and treatment of osteoporosis. National Osteoporosis Foundation, Washington, DC; 2005.

26. Neer RM, Arnaud CD, Zanchetta JR, et al. Effect of parathyroid hormone (1-34) on fractures and bone mineral density in postmenopausal women with osteoporosis. N Engl J Med. 2001;344(19):1434-1441.

27. Painter SE, Kleerekoper M, Camacho PM. Secondary osteoporosis: a review of the recent evidence. Endocr Pract. 2006;12:436-445.

28. Palermo A, D'Onofrio L, Eastell R, Schwartz AV, Pozzilli P, Napoli N. Oral anti-diabolic drugs and fracture risk, cut to the bone: safe or dangerous? Uma revisão narrativa. Osteoporos Int. 2015;26:2073-2089.

29. Panday K, Gona A, Humphrey MB. Medication-induced osteoporosis: screening and treatment strategies. Ther Adv Musculoskelet Dis. 2014; 6:185-202.

30. Papaioannou A, Morin S, Cheung AM, Atkinson S, Brown JP, Feldman S, et al. Clinical practice guidelines for the diagnosis and management of osteoporosis in Canada. CMAJ. 2010;182:1864-1873.

31. Radominski SC, Bernardo W, Paula AP, Albergaria BH, et al. Brazilian guidelines for the diagnosis and treatment of postmenopausal osteoporosis. Rev Bras Reumatol Engl Ed. 2017;57(Suppl 2):452-466.

32. Rizzoli R, Body JJ, DeCensi A, Reginster JY, Piscitelli P, Brandi ML. European Society for C, Economical aspects of Osteoporosis and Osteoarthritis. Guidance for the prevention of bone loss and fractures in postmenopausal women treated with aromatase inhibitors for breast cancer: an ESCEO position paper; 2012.

33. Rizzoli R, Cooper C, Reginster JY, et al. Antidepressant medications and osteoporosis. Bone. 2012; 51:606-613.

34. Ross PD, Davis JW, Epstein RS, Wasnich RD. Pre-existing fractures and bone mass predict vertebral fracture incidence in women. Ann Intern Med. 114(11): 919-923.

35. Sambrook P, Cooper C. Osteoporosis. Lancet. 2006;367:2010-2018.

36. Siminoski K, Jiang G, Adachi JD, et al. Accuracy of height loss during prospective monitoring for detection of incident vertebral fractures. Osteoporos Int. 2005;16:403-410.

37. SOBRAC. 2014. Disponível em http://www.menopausa.org.br.

38. Sullivan SD, Lehman A, Nathan NK, Thomson CA, Howard BV. Age of menopause and fracture risk in postmenopausal women randomized to calcium + vitamin D, hormone therapy, or the combination: results from the Women's Health Initiative Clinical Trials. Menopause; 2016.

39 Tannenbaum C, Clark J, Schwartzman K, Wallenstein S, Lapinski R, Meier D et al. Yield of laboratory testing to identify secondary contributors to osteoporosis in otherwise healthy women. J Clin Endocrinol Metab. 2002;87;10:4431-4437.

40. van Staa TP, Geusens P, Bijlsma JW, Leufkens HG, Cooper C. Clinical assessment of the long-term risk of fracture in patients with rheumatoid arthritis. Arthritis Rheum. 2006;54:3104-3112.

41. Wright NC, Looker AC, Saag KG, Curtis JR, Delzell ES, Randall S, et al. The recent prevalence of osteoporosis and low bone mass in the United States based on bone mineral density at the femoral neck or lumbar spine. J Bone Miner Res. 2014;29:2520-2526.

CAPÍTULO

10

ENDOCRINOPATIAS NO CLIMATÉRIO

Tayane Muniz Fighera

Lucas Marchesan

Poli Mara Spritzer

Algumas endocrinopatias prevalentes no período climatérico podem impactar em diferentes aspectos da saúde e qualidade de vida e/ou resultar em aumento na morbimortalidade da mulher peri e pós-menopáusica. Neste capítulo, essas endocrinopatias são comentadas de forma simplificada e objetiva, com base nas evidências atuais para seu diagnóstico e manejo clínico.

Tireopatias

Hipotireoidismo

O hipotireoidismo, principalmente a forma subclínica, é uma das endocrinopatias mais prevalentes, acometendo mais mulheres do que homens[1] e cuja ocorrência aumenta com a idade. A tireoidite autoimune de Hashimoto é a causa mais comum de hipotireoidismo e, na maioria dos casos, pode ser confirmada pela positividade de anticorpos antitireoperoxidase (TPO) e/ou antitireoglobulina. Contudo, como os níveis desses anticorpos geralmente declinam com o passar do tempo, sua monitoração não é recomendada.

Outras causas menos comuns de hipotireoidismo, mas que podem ser prevalentes no período do climatério, relacionam-se ao uso de medicações que podem interferir com a função tireoidiana, como carbonato de lítio e amiodarona (que pode induzir tanto hipo quanto hipertireoidismo) e alguns quimioterápicos, como sunitinib, sorafenib e imatinib[2]. Ainda, outras causas de hipotireoidismo incluem tireoidites subagudas, doenças hipofisárias, pós-tireoidectomia ou tratamento com iodo radioativo, doenças infiltrativas, como hemocromatose, sarcoidose, resistência aos hormônios tireoidianos e recuperação de doença não tireoidiana, entre outras. Os sintomas de hipotireoidismo clínico, principalmente no período climatérico, podem se confundir com outras intercorrências clínicas. Intolerância ao frio, declínio cognitivo (mais comum em idosas), apatia e fadiga, redução da frequência cardíaca e do hábito intestinal são os sintomas mais prevalentes.

Diagnóstico

A tireotrofina (TSH) é o teste inicial nas pacientes com ou sem sintomas de hipotireoidismo e pode ser o único necessário. Quando acima do valor de referência em uma primeira medida, deve ser repetido com a dosagem da fração livre do hormônio T4 (T4L). Um TSH repetido elevado com T4L baixo é consistente com o diagnóstico de hipotireoidismo clínico e requer tratamento. Nos casos em que o TSH permanece elevado, porém com T4L dentro dos valores de referência, confirma-se o diagnóstico de hipotireoidismo subclínico. A avaliação da presença de anticorpos antitireoperoxidase (anti-TPO) pode ser útil na determinação da etiologia e na predição do risco de progressão para hipotireoidismo manifesto. Pode estar presente em 90 a 100% dos pacientes com hipotireoidismo de etiologia autoimune, entretanto, também pode ser detectado em aproximadamente 10% das pessoas sem doença tireoidiana[2]. Já nos casos em que o TSH é repetidamente normal, porém os sintomas são proeminentes e o T4L baixo, recomenda-se o encaminhamento ao especialista para diagnóstico diferencial com causas menos frequentes, como o hipotireoidismo central. Entre indivíduos que apresentam uma medida única de TSH alterada, mas inferior a 7 mUI /L, o TSH pode se normalizar em até 46% dos casos no decorrer de dois anos[3]. Em pacientes com TSH > 10 mUI/L, o tratamento deve ser individualizado[3] (Tabela 10.1).

CAPÍTULO 10 Endocrinopatias no Climatério   151

Tabela 10.1

Abordagem do hipotireoidismo subclínico de acordo com diferentes sociedades especializadas

Valores de TSH	ATA e AACE	ETA
≤ 10 mUI/L (ATA e AACE) < 10 mUI/L (ETA)	O tratamento deve ser considerado com base em fatores individuais (ou seja, sintomas sugestivos de hipotireoidismo, teste positivo para anticorpos contra a tireoperoxidase ou evidência de doença aterosclerótica, insuficiência cardíaca ou fatores de risco para essas doenças)	Pacientes mais jovens (< 65 a 70 anos): um período experimental de tratamento com levotiroxina deve ser considerado quando sintomas sugestivos de hipotireoidismo estão presentes. Pacientes idosas (especialmente > 80 a 85 anos): recomenda-se o acompanhamento com uma estratégia de observação, geralmente evitando o tratamento hormonal
> 10 mUI/L (ATA e AACE) ≥ 10 mUI/L (ETA)	Levotiroxina deve ser considerada devido ao risco aumentado de insuficiência cardíaca e morte de causas cardiovasculares	Pacientes mais jovens (< 65 a 70 anos): tratamento com levotiroxina é recomendável, mesmo na ausência de sintomas. Pacientes idosas (> 70 anos): o tratamento com levotiroxina deve ser considerado se sintomas de hipotiroidismo estão presentes ou se o risco de eventos vasculares é alto

AACE: American Association of Clinical Endocrinologists; ATA: American Thyroid Association; ETA: European Thyroid Association. Adaptado de Peeters[3].

Rastreamento em pacientes assintomáticas

Quando usado para rastreamento de tireopatias em pacientes assintomáticas, um valor normal de TSH exclui alterações da tireoide. Recomenda-se o rastreamento a partir dos 35 anos e a cada cinco anos a partir de então ou com maior frequência para grupos de risco para tireopatias, como doenças autoimunes, diabetes tipo 1, anemia perniciosa, familiares em primeiro grau com doença autoimune da tireoide, irradiação prévia da tireoide (iodo radioativo ou radioterapia da região cervical), cirurgia da tireoide, presença de bócio, doenças psiquiátricas, uso de drogas (como lítio ou amiodarona), dislipidemia ou outras doenças associadas com hipotireoidismo.

Tratamento

Levotiroxina (T4) é o tratamento de escolha do hipotireoidismo. A dose usual recomendada em mulheres jovens é de 1,6 µg/kg de peso ideal. No entanto, devido aos efeitos cronotrópicos e inotrópicos cardíacos da levotiroxina, em pacientes pós-menopáusicas ou portadoras de doença cardiovascular, a dose inicial deve ser menor (usualmente 25 a 50 µg), devendo ser aumentada paulatinamente a cada quatro a seis semanas. O comprimido deve ser ingerido em jejum, pelo menos 30 minutos antes do café da manhã. Drogas, como inibidores de bomba de prótons ou carbonato de cálcio, interferem na absorção do T4, devendo ser utilizadas em horários diferentes da tomada da levotiroxina. A ingestão de carbonato de cálcio deve distar pelo menos 4 h do uso de levotiroxina. A monitoração do tratamento deve ser realizada a cada quatro a oito semanas até estabilização do TSH; e anuais ou bianuais a partir de então. O objetivo do tratamento é manter o TSH dentro do intervalo de referência laboratorial. Em idosas, deve-se evitar a supressão excessiva (valores próximos ao limite inferior da normalidade ou abaixo deste). Incrementos de 12,5 a 25 µg de levotiroxina podem ser necessários para atingir o alvo.

No período do climatério, o uso de terapia hormonal da menopausa pode requerer doses maiores de T4. O estrogênio aumenta a globulina carreadora de T4 (TBG), reduzindo a fração livre biodisponível do hormônio tireoidiano. O uso de sertralina, também prevalente nesse período, pode aumentar a necessidade de levotiroxina devido à maior indução hepática do citocromo P450[2].

Hipertireoidismo

A prevalência do hipertireoidismo na população geral é de 3,9%, chegando a 5,9% entre mulheres acima de 60 anos. As manifestações mais frequentes são perda de peso, nervosismo, sudorese excessiva, palpitações, insônia, alopecia e aumento do número de evacuações. Alguns desses sintomas também podem ocorrer no climatério, dificultando ou retardando o diagnóstico. A causa mais comum de excesso de hormônio tireoidiano (tireotoxicose) na circulação é exógena, durante a reposição de levotiroxina. Entre as causas endógenas, a mais frequente no climatério é a doença nodular tóxica da tireoide[4]. Mulheres com quadro clínico compatível com hipertireoidismo devem ser encaminhadas para avaliação por especialista.

Nódulos de Tireoide

Os nódulos de tireoide são comuns em mulheres e sua prevalência aumenta com a idade. A maioria desses nódulos é benigna e não requer tratamento. O objetivo de detectar nódulos clinicamente significativos é o tratamento adequado dos casos de câncer de tireoide. Porém, a evolução indolente da maioria dos cânceres diferenciados de tireoide torna controverso o rastreamento em pacientes assintomáticas. A incidência de detecção de câncer de tireoide aumentou 4,5% nos últimos 10 anos, de forma mais rápida do que em qualquer outro tipo de câncer. Entretanto, a taxa de mortalidade permaneceu em 0,5 mortes por 100.000 pessoas em 2013[5]. Também não há evidências robustas de que o rastreamento usual tenha melhorado desfechos nas pacientes assintomáticas. Dessa forma, a US Preventive Services Task Force (USPSTF) é contra o rastreamento de câncer de tireoide por meio de ecografia ou palpação em pacientes assintomáticas[5]. A mesma publicação, porém, indica que o rastreamento deve ser realizado em populações com risco aumentado de câncer de tireoide, mesmo que sejam assintomáticas. Esse grupo inclui pacientes com história de irradiação cervical, história familiar de câncer de tireoide em familiar em 1º grau e algumas condições genéticas, como câncer medular de tireoide familiar ou neoplasia endócrina múltipla. Igualmente, as pacientes sintomáticas, isto é, que apresentam rouquidão, dor, dificuldade para engolir ou outros sintomas cervicais, devem ser avaliadas[5].

O exame inicial a ser considerado, quando indicado, é a ecografia da tireoide. Um exame de TSH deve ser sempre solicitado na presença de nódulos. Uma vez presentes, os nódulos devem ser avaliados quanto à indicação de punção aspirativa com agulha fina (PAAF). Recomenda-se PAAF em pacientes com TSH normal ou aumentado, conforme achados da ecografia, como indicado na Tabela 10.2[6]. Pacientes portadoras de nódulos com indicação de PAAF ou aquelas com TSH suprimido (abaixo do valor de referência) devem ser encaminhadas para avaliação e manejo por especialista.

Tabela 10.2

Risco de malignidade de nódulos de tireoide e indicação de PAAF

Achados ecográficos	Categoria de risco	Risco de câncer estimado (%)	Indicação de PAAF
Nódulo hipoecogênico sólido ou sólido-cístico com um ou mais dos seguintes: margens irregulares (infiltrativas, microlobuladas), microcalcificações, mais altos do que largos, calcificações da borda com pequeno componente de tecido mole extrusivo, evidência de extensão extratireoidiana	Altamente suspeito	> 70 a 90	Tamanho ≥ 1 cm
Nódulo sólido hipoecoico com margens lisas sem microcalcificações, extrensão extratireoidiana ou mais altos do que largos	Risco intermediário	10 a 20	Tamanho ≥ 1cm
Nódulo sólido isoecoico ou hiperecoico, ou nódulo parcialmente cístico, sem microcalcificação, margens irregulares ou extensão extratireoidiana	Risco baixo	5 a 10	Tamanho ≥ 1,5 cm
Nódulos espongiformes ou parcialmente císticos sem nenhuma das características ultrassonográficas descritas nas demais categorias acima	Risco muito baixo	< 3	Tamanho ≥ 2 cm ou observação somente
Nódulo puramente cístico (sem componente sólido)	Benigno	< 1	Não realizar PAAF

Fonte: Adaptado de Burman *et al.*[6]

Obesidade, Dislipidemia e Diabetes

A doença cardiovascular é a principal causa de morte em mulheres na pós-menopausa e fatores de risco para doença cardiovascular são mais prevalentes na pós-menopausa em comparação ao período pré-menopáusico[7]. Dentre esses fatores, destacam-se obesidade e comorbidades metabólicas, como a dislipidemia, a síndrome metabólica e o diabetes tipo 2.

Obesidade

Aumento de peso e da circunferência abdominal estão associados ao climatério[8]. Além disso, sendo a obesidade uma doença crônica multifatorial, avançar da idade, sedentarismo, alimentação inadequada e falta de qualidade de sono, que ocorrem com frequência na menopausa, contribuem para a maior prevalência de obesidade nessa etapa. Mudanças no estilo de vida, incluindo hábitos alimentares saudáveis, com redução de calorias e atividade física regular, correspondem à primeira linha de tratamento da obesidade no climatério. Além disso, a adoção de um programa de atividades físicas pode reduzir a perda de massa muscular associada à pós-menopausa e ao envelhecimento, bem como aquela decorrente da perda ponderal. O uso combinado de exercícios aeróbicos com anaeróbicos parece ser a melhor estratégia para atingir esse objetivo[9].

O tratamento medicamentoso da obesidade deve ser reservado para os casos em que há falha das medidas não farmacológicas de forma exclusiva. Está indicado quando IMC ≥ 30 kg/m^2 ou IMC ≥ 25 ou ≥ 27 kg/m² na presença de comorbidades associadas ou agravadas pela obesidade (como hipertensão, diabetes e doenças osteoarticulares, entre outras). Indivíduos com IMC normal e aumento da circunferência abdominal são considerados obesos viscerais e devem ser tratados na presença de comorbidades. Populações asiáticas devem ser tratadas farmacologicamente com IMC $\geq 27,5$ kg/m² ou ≥ 23 a 27,5 kg/m² na presença de comorbidades[9]. Atualmente, estão aprovados pela Anvisa para tratamento da obesidade: Sibutramina, Orlistat, Cloridrato de Lorcasserina e Liraglutida, respeitadas as indicações e as contraindicações para a prescrição de cada fármaco.

Já o tratamento cirúrgico é indicado para pacientes com idade até 65 anos, IMC acima de 40 kg/m² ou 35 kg/m² com uma ou mais comorbidades graves relacionadas à obesidade (nas quais a perda de peso, induzida cirurgicamente, é capaz de melhorar a condição) e documentação de que as pacientes não conseguiram perder peso ou manter a perda de peso, apesar de cuidados médicos apropriados realizados regularmente há pelo menos dois anos. Com mais de 65 anos, deve ser realizada uma avaliação específica, considerando o risco cirúrgico e anestésico, a presença de comorbidades, a expectativa de vida, os benefícios da perda de peso e as limitações da idade, por exemplo, dismotilidade esofágica, sarcopenia, risco de queda e osteoporose. Nas idosas, o objetivo da cirurgia é principalmente melhorar a qualidade de vida[9].

Diabetes, Dislipidemia e Síndrome Metabólica

As prevalências de diabetes, dislipidemia e síndrome metabólica aumentam no período do climatério e pós-menopausa. A síndrome metabólica é caracterizada por um conjunto de fatores de risco para doenças cardiovasculares que ocorrem de forma concomitante. Esses fatores incluem hiperglicemia, hipertensão arterial, adiposidade central, hipertrigliceridemia e baixos níveis de HDL colesterol. Os critérios diagnósticos para síndrome metabólica em mulheres estão descritos na Quadro 10.1[10].

A ADA recomenda a realização de teste para diabetes ou pré-diabetes em pacientes sem fatores de risco, a partir dos 45 anos, idade que coincide com a transição menopáusica em grande número de mulheres[11] (Tabela 10.3). Na presença de IMC ≥ 25kg/m² associado a um ou mais fatores de risco para diabetes (hipertensão arterial, doença cardiovascular, síndrome de ovários policísticos, sedentarismo, dislipidemia e parentes de 1º grau com diabetes), é recomendado rastreamento em qualquer idade.

Quadro 10.1	
Critérios para diagnóstico clínico de síndrome metabólica em mulheres	
▪ Circunferência abdominal (IDF)	≥ 80 cm
▪ Triglicérides elevados*	≥ 150 mg/dL
▪ HDL-c baixo*	< 50 mg/dL
▪ Glicose de jejum elevada*	≥ 100 mg/dL
▪ Hipertensão arterial*	PAS ≥ 130 mmHg PAD ≥ 85 mmHg

*Tratamento farmacológico para esta condição pode ser considerado um critério alternativo.

Fonte: Adaptado de Alberti *et al.*[10]

Tabela 10.3

Critérios para diagnóstico de pré-diabetes e diabetes

	Pré-diabetes	Diabetes
Glicose de jejum	100 a 125 mg/dL	≥ 126 mg/dL em indivíduos assintomáticos ≥ 200 mg/dL na presença de sintomas clássicos de hiperglicemia
Glicose 120 min no TOTG	140 a 199 mg/dL	≥ 200 mg/dL
HbA1C	5,7 a 6,4%	≥ 6,5%

HbA1C: hemoglobina glicada; TOTG: teste de tolerância oral a glicose com 75g.

Na ausência de hiperglicemia inequívoca, os resultados devem ser confirmados por repetição do teste. *Fonte:* Adaptado de American Diabetes Association[11].

Modificações do estilo de vida são a base para a prevenção do diabetes em mulheres climatéricas em risco e/ou com pré-diabetes. O uso de metformina para prevenção de pré-diabetes deve ser especialmente considerado nas pacientes com IMC ≥ 35 kg/m^2 e abaixo dos 60 anos. O uso a longo prazo está associado à deficiência de vitamina B12, devendo seus níveis serem monitorados periodicamente, em especial nas pacientes com anemia ou neuropatia[11].

O tratamento do diabetes estabelecido deve ser individualizado, sendo a metformina também a droga de escolha inicial, pelo seu custo reduzido, efetividade e baixo risco de hipoglicemias. Pode ser utilizada com segurança em pacientes com taxa de filtração glomerular acima de 30 mL/min/1,73 m^2 [11]. A dose inicial usual é de 500 ou 850 mg com a última refeição e o ajuste da dose deve ser individualizado. O uso com alimento minimiza os efeitos gastrointestinais. Em pacientes com A1C inicial ≥ 9%, recomenda-se início de terapia dupla, avaliado pelo especialista.

O rastreamento da dislipidemia – por meio da determinação de colesterol total, LDL-c, HDL-c e triglicérides – é preconizado a cada um ou dois anos, na ausência de fatores de risco, em mulheres entre 55 e 65 anos. Diabéticas ou com pré-diabetes, com outros fatores de risco ou com alto risco cardiovascular devem realizar essa avaliação anualmente e iniciar precocemente o tratamento[11,12]. O uso de estatinas continua sendo o pilar principal no manejo farmacológico da dislipidemia, associado às medidas não farmacológicas. A escolha de início de terapia farmacológica para prevenção primária nas pacientes climatéricas ou na pós-menopausa deve ser baseada no risco cardiovascular apresentado[12] (Quadro 10.2).

Quadro 10.2

Recomendações para uso de estatinas (ACC/AHA)

- Doença cardiovascular estabelecida

- LDL-c ≥ 190 mg/dL

- Idade entre 40 e 75 anos, com diabetes e LDL-c entre 70 e 189 mg/dL

- Idade entre 40 e 75 anos, com LDL-c entre 70 e 189 mg/dL e risco cardiovascular estimado em 10 anos ≥ 7,5%*

*Cálculo do risco cardiovascular por meio do *site* http://my.americanheart.org/cvriskcalculator.
Fonte: Adaptado de Jellinger *et al.*[12]

Osteoporose

A osteoporose é uma doença esquelética sistêmica caraterizada por diminuição da massa óssea, deterioração da microarquitetura e aumento da fragilidade do tecido ósseo, com consequente aumento do risco de fraturas. Apresenta elevada prevalência na pós-menopausa e representa um problema de saúde pública no mundo todo[13]. O padrão de perda óssea depende do sítio acometido, mas é maior nos primeiros 5 a 10 anos de menopausa[14]. A osteoporose pode se manifestar como uma condição assintomática até múltiplas fraturas por fragilidade, que são resultantes de trauma com impacto igual ou inferior a uma queda da própria altura, caracterizando um indicador de redução da força óssea. As fraturas de quadril são as mais graves, com significativa morbimortalidade. Fraturas vertebrais e de antebraço também apresentam impacto socioeconômico e morbidade considerável. Fraturas vertebrais por compressão são as fraturas osteoporóticas mais prevalentes, podendo ocorrer durante atividades diárias rotineiras, sem nenhum trauma específico. Devem ser suspeitadas em pacientes com dor toracolombar sem causa aparente e/ou redução da altura aferida > 2 cm ou referida pela paciente > 4 a 6 cm[13].

Diagnóstico

O risco de fraturas aumenta progressivamente com a redução da densidade mineral óssea (DMO). Com base nessa relação, a Organização Mundial da Saúde (OMS) estabeleceu como ponto de corte para diagnóstico de osteoporose em mulheres na pós-menopausa o T-score ≤ −2,5 DP, avaliado por meio da absorciometria de raio X de dupla energia (DXA) da coluna lombar ou fêmur. Na impossibilidade de avaliação de algum desses sítios (fraturas, doença degenerativa, próteses metálicas), pode-se usar o terço médio do antebraço como complemento. Outras técnicas de avaliação da massa óssea, como marcadores séricos de remodelação óssea, ultrassonografia periférica ou tomografia qualitativa de alta resolução, não estão validadas para diagnóstico de osteoporose e não devem ser utilizadas com essa finalidade[13].

Fraturas vertebrais frequentemente não são diagnosticadas, e mesmo quando assintomáticas, são importantes preditores de futuras fraturas. Avaliação da coluna torácica e lombar por radiografia simples deve ser considerada em mulheres com história de redução de altura > 4 cm, cifose torácica, uso crônico de glicocorticoides e T-score $\leq -2,5$[15].

Algoritmos integrando diferentes fatores de risco para fraturas, com ou sem uso da DMO, têm sido desenvolvidos pela OMS para estimar a probabilidade de fraturas osteoporóticas em 10 anos. Essa ferramenta, chamada FRAX, já foi validada em diferentes países, incluindo o Brasil (https://www.sheffield.ac.uk/FRAX/tool.aspx?country=55). Porém, o FRAX apresenta limitações, como ausência de cifose torácica, *diabetes mellitus* ou queda entre os fatores clínicos avaliados. Também não quantifica alguns fatores de risco importantes, como doses de glicocorticoides ou álcool e número de fraturas osteoporóticas prévias, e só pode ser utilizado para indivíduos que não estejam recebendo terapia para osteoporose.

Investigação Etiológica

Aproximadamente 70 a 80% do pico de massa óssea são geneticamente determinados, e marcadores genéticos já foram identificados. Diversos fatores não genéticos podem afetar a massa óssea e estão listados no Quadro 10.3[13,15].

Quadro 10.3
Fatores associados à menor densidade mineral óssea[13,15]
▪ Baixa ingesta de cálcio
▪ Níveis reduzidos de 25 OH vitamina D3
▪ Sedentarismo
▪ Baixo índice de massa corporal
▪ História de fraturas por fragilidade
▪ História familiar de fraturas de quadril
▪ Uso crônico de glicocorticoides
▪ Tabagismo
▪ Quedas
▪ Consumo de cafeína (> 2 unidades/dia)
▪ Consumo de álcool (> 3 unidades/dia)

A osteoporose pode ser classificada como primária ou secundária. A osteoporose primária é a forma mais comum e consiste na redução da massa osteo-porose da menopausa e do processo de envelhecimento; enquanto a osteoporose secundária é definida pela perda óssea associada à condição específica ou ao uso de medicamentos. Apesar de menos frequente, a investigação de causas secundárias em pacientes com osteoporose deve ser sempre considerada, já que algumas dessas condições podem ter tratamento específico e gerar consequências graves se não diagnosticadas ou tratadas erroneamente. Algumas dessas condições podem ser assintomáticas e exames laboratoriais são necessários para o diagnóstico (Tabela 10.4), incluindo mais de 90% das causas secundárias de osteoporose[16,17]. Se história médica, exame físico e/ou exames laboratoriais iniciais indicarem a presença de uma doença subjacente, avaliação adicional deve ser realizada para confirmar (ou excluir) o diagnóstico (Tabela 10.5). Além disso, diferentes medicamentos podem estar associados à osteoporose e às fraturas por fragilidade, como glicocorticoides, tiazolidinedionas, agonistas do GnRH, inibidores da aromatase, inibidores de bomba de prótons, heparina, anticonvulsivantes e antidepressivos[17].

Entre as causas secundárias de osteoporose, o hiperparatireodismo primário (HPTP) é uma das endocrinopatias mais comuns após a menopausa. Afeta predominantemente mulheres, e se caracteriza pelo excesso de secreção do paratormônio (PTH) por uma ou mais glândulas paratireoides. A forma assintomática é a mais comum[17]. A concentração de cálcio sérico (corrigido para albumina) está usualmente elevada, assim como a calciúria de 24 h, associada ao fósforo sérico no limite inferior e aos níveis elevados de PTH. A 25 OH vitamina D3 encontra-se normal, e deve ser avaliada para afastar hiperparatireoidismo secundário à deficiência de vitamina D3, a causa mais comum de aumento do PTH. Outras causas de aumento do PTH, como hipercalciúria e insuficiência renal, também devem ser descartadas. Pacientes com suspeita ou confirmação dessas condições devem ser referenciados ao endocrinologista para manejo clínico ou planejamento da cirurgia.

Tabela 10.4

Investigação laboratorial de osteoporose secundária

Exame	Condição avaliada
Calciúria de 24 horas	Hipercalciúria
Cálcio sérico	Hipercalcemia
PTH	Hiperparatireoidismo
25 OH vitamina D3	Deficiência de vitamina D, osteomalácia
TSH para mulheres em tratamento para tireoideopatias	Hiper/hipotireoidismo

Fonte: Adaptado de Tannenbaum *et al.*[16]

Tabela 10.5

Investigação laboratorial de osteoporose secundária para condições específicas

Exame	Condição avaliada
Função renal e hepática	Insuficiência renal ou hepática, alcoolismo
Proteína C-reativa	Doenças inflamatórias
Fosfatase alcalina	Doença de Paget, osteomalácia
Glicose, HBA1C	*Diabetes mellitus*
Eletroforese de proteínas	Mieloma múltiplo
Anticorpos antitransglutaminase	Doença celíaca
Anticorpos anti-HIV	HIV
Cortisol basal após supressão com 1 mg de dexametasona	Síndrome de Cushing
IGF1	Deficiência de GH
Teste genético COL1A	Osteogênese imperfeita
Biopsia óssea	Mastocitose, mieloma, linfoma/leucemia

Fonte: Adaptado de Hofbauer *et al.*[17]

Tratamento

Tratamento farmacológico está recomendado para mulheres na pós-menopausa, que apresentem fratura de quadril ou fratura vertebral (clínica ou radiológica), T-score ≤ –2,5 DP na coluna lombar/colo do fêmur/fêmur total. Em pacientes com T-score entre –1,0 e –2,5, a decisão sobre iniciar tratamento farmacológico deve ser individualizada, considerando fatores de risco presentes[13].

Alguns bisfosfonatos (alendronato, risedronato e ácido zoledrônico) e o agente biológico denosumab são eficazes em reduzir o risco de fraturas de quadril, vertebrais e não vertebrais. Ambos estão associados aos sintomas gastrointestinais leves. Os bisfosfonatos aumentam o risco de fraturas atípicas e osteonecrose de mandíbula, e apesar de não haver associação entre bisfosfonatos e fibrilação atrial, alguns estudos reportaram aumento de eventos cardiovasculares. O ácido zoledrônico, único bisfosfonato parenteral disponível para osteoporose, está associado à hipocalcemia, à síndrome gripal, à artrite e às artralgias, à cefaleia e à uveíte. O denosumab pode aumentar o risco de infecção e eczema. Apesar de evidências demonstrando redução de fraturas vertebrais com raloxifeno e ibandronato, essas drogas têm ação limitada na redução de fraturas de quadril, e por isso não são recomendadas como tratamento de primeira linha. Raloxifeno também está associado ao maior risco de tromboembolismo. Com relação ao teriparatida, única terapia anabólica disponível, evidências mostram redução de fraturas vertebrais e não vertebrais quando comparado ao placebo. Está indicado para pacientes com elevado risco de fraturas ou que apresentem falha terapêutica ou intolerância a outros tratamentos[13]. Em pacientes com sintomas climatéricos, o uso de terapia estrogênica para tratamento de osteoporose pode ser indicado[15]. Suplementação de cálcio e vitamina D pode ser utilizada, embora a efetividade desses tratamentos na prevenção de fraturas seja incerta. As doses devem ser avaliadas com cautela, pois, em excesso, podem estar associadas ao maior risco de nefrolitíase[13].

Apesar de evidências insuficientes para determinar o tempo adequado de tratamento farmacológico para osteoporose, a maior parte dos estudos considera manutenção da terapia por cinco anos. Pacientes com T-score $\leq$ –2,5 ao final desse período ou que apresentem fraturas prévias podem se beneficiar em manter a terapia por mais tempo[15].

A American Association of Clinical Endocrinologists (AACE) recomenda repetir a DXA a cada um a dois anos após início da terapia até que a DMO esteja estável, aumentando esse intervalo progressivamente, se houver persistência dessa estabilidade. Pela maior proporção de osso trabecular, a coluna lombar geralmente apresenta resposta mais precoce a qualquer intervenção, comparado ao fêmur. Falha terapêutica deve ser considerada, se houver redução significativa da DMO e/ou ocorrência de fratura por fragilidade durante o tratamento[13].

Miscelânea

Com relação a outras endocrinopatias menos frequentes no climatério, a síndrome de Cushing apresenta predomínio no sexo feminino e aparece geralmente entre os 20 a 40 anos, com progressão lenta. Essa condição deve ser avaliada em indivíduos com estigmas da síndrome (pletora facial, hematomas, estrias, miopatia proximal)[18]. A insuficiência adrenal (IA) primária (doença de Addison) também apresenta predomínio no sexo feminino, sendo geralmente diagnosticada entre a 3ª e a 5ª década de vida. Apesar de incomum, é uma condição potencialmente fatal, decorrente da destruição do córtex ou de distúrbios na esteroidogênese adrenal. A IA secundária, forma mais comum, ocorre quando há produção deficiente de CRH ou ACTH. O uso crônico de glicocorticoides pode levar à supressão do ACTH e à atrofia do córtex adrenal.

CAPÍTULO 10 Endocrinopatias no Climatério **163**

Os principais sintomas da IA são fraqueza, anorexia, náuseas, vômitos, dor abdominal, perda de peso e hipotensão. Na forma primária da doença também pode ocorrer hiperpigmentação, consequente ao estímulo dos elevados níveis de ACTH sobre o conteúdo de melanina da pele[19].

Com a maior utilização de exames de imagem, incidentalomas adrenais têm sido detectados com frequência, chegando a 4% das tomografias computadorizadas em grandes séries. Sua prevalência aumenta com a idade, chegando até 7% em idosos. Na maior parte dos casos, os incidentalomas são lesões benignas e não funcionantes. Presença de borda irregular, *washout* do contraste menor que 40% em 15 minutos, calcificações e tamanho maior que 6 cm são achados que sugerem lesão maligna. Esses pacientes geralmente apresentam história de neoplasia primária confirmada. Para determinar se a lesão é funcionante ou não, é necessária avaliação hormonal específica[20].

Após a menopausa, os ovários diminuem gradualmente a produção de androgênios, enquanto a síntese de estrogênios é reduzida abruptamente. Esse desequilíbrio entre androgênios e estrogênios, bem como a redução nos níveis de SHBG, podem resultar em sintomas hiperandrogênicos, como rarefação dos cabelos e aumento dos pelos na face. Entretanto, o aparecimento de pelos terminais, acne e alopecia não deve ser considerado normal, e em pacientes com sinais de virilização, a hipótese de tumor secretor de androgênios deve ser considerada. O hirsutismo após a menopausa pode resultar de (a) adenomas ou carcinomas adrenais produtores de androgênios; (b) condições benignas do ovário, como hipertecose ou hiperplasia do estroma ovariano, e (c) neoplasias de ovário como tumor de células de Sertoli-Leydig ou tumor de células da granulosa-teca[21].

As neoplasias malignas de ovário ocorrem em todas as faixas etárias e são a principal causa de morte por câncer ginecológico. Mulheres jovens são mais acometidas por tumores da linhagem germinativa, enquanto os tumores epiteliais ocorrem principalmente após os 50 anos. Os sintomas são inespecíficos e a maior parte das mulheres é diagnosticada já em estágios avançados da doença. Após a menopausa, os ovários devem ser atróficos e impalpáveis; e qualquer massa pélvica deve ser considerada suspeita. Nesse período cerca de 30% das neoplasias ovarianas são malignas[22].

Referências Bibliográficas

1. Hollowell JG, Staehling NW, Flanders WD, et al. Serum TSH, T(4), and thyroid antibodies in the United States population (1988 to 1994): National

Health and Nutrition Examination Survey (NHANES III). J Clin Endocrinol Metab. 2002;87(2):489-499.

2. Garber JR, Cobin RH, Gharib H, et al. Clinical practice guidelines for hypothyroidism in adults: cosponsored by the American Association of Clinical Endocrinologists and the American Thyroid Association. Endocr Pract. 2012;18(6):988-1028.

3. Peeters RP. Clinical Practice: Subclinical Hypothyroidism. N Engl J Med. 2017;376:2556-2565.

4. De Leo S, Lee SY, Braverman LE. Hyperthyroidism. Lancet. 2016;388: 906-918.

5. Bibbins-Domingo K, Grossman DC, Curry SJ, et al. Screening for Thyroid Cancer: US Preventive Services Task Force Recommendation Statement. JAMA. 2017;317(18):1882-1887.

6. Burman KD, Wartofsky L. Clinical Practice: Thyroid Nodules. N Engl J Med. 2015;373:2347-2356.

7. Mosca L, Benjamin EJ, Berra K, et al. Effectiveness-based guidelines for the prevention of cardiovascular disease in women 2011 update: a guideline from the American Heart Association. Circulation. 2011;123(11):1243-1262.

8. Sowers M, Zheng H, Tomey K, et al. Changes in body composition in women over six years at midlife: ovarian and chronological aging. J Clin Endocrinol Metab. 2007;92(3):895-901.

9. Associação Brasileira para o Estudo da Obesidade e da Síndrome Metabólica. Diretrizes brasileiras de obesidade 2016/ABESO – Associação Brasileira para o Estudo da Obesidade e da Síndrome Metabólica. 4ª ed. São Paulo, SP.

10. Alberti KG, Eckel RH, Grundy SM, et al. Harmonizing the metabolic syndrome: a joint interim statement of the International Diabetes Federation Task Force on Epidemiology and Prevention; National Heart, Lung, and Blood Institute; American Heart Association; World Heart Federation; International Atherosclerosis Society; and International Association for the Study of Obesity. Circulation. 2009;120:b1640-1645.

11. American Diabetes Association. Standards of Medical Care in Diabetes-2018. Diabetes Care. 2018;41(Suppl 1):S1-S2.

12. Jellinger PS, Handelsman Y, Rosenblit PD, et al. American Association of Clinical Endocrinologists and American College of Endocrinology Guidelines for Management of Dyslipidemia and Prevention of Cardiovascular Disease. Endocr Pract. 2017;23(Suppl 2): 1-87.

13. Camacho PM, Petak SM, Binkley N, et al. American Association of Clinical Endocrinologists and American College of Endocrinology Clinical Practice Guideline for the diagnosis and treatment of postmenopausal osteoporosis. Endocr Pract. 2016;22(9): 1111-1118.

14. The NAMS 2017 Hormone Therapy Position Statement Advisory Panel. The 2017 hormone therapy position statement of The North American Menopause Society. Menopause. 2017;24:728-753.

15. Compston J, Cooper A, Cooper C, et al. UK clinical guideline for the prevention and treatment of osteoporosis. Arch Osteoporos. 2017;12:43.

16. Tannenbaum C, Clark J, Schwartzman K, et al. Yield of laboratory testing to identify secondary contributors to osteoporosis in otherwise healthy women. J Clin Endocrinol Metab. 2002;87:4431-4437.

17. Hofbauer LC, Hamann C, Ebeling PR. Approach to the patient with secondary osteoporosis. Eur J Endocrinol. 2010;162:1009-1020.

18. Guignat L,Bertherat J. The diagnosis of Cushing's syndrome: an Endocrine Society Clinical Practice Guideline: commentary from a European perspective. Eur J Endocrinol. 2010:163:9-13.

19. Charmandari E, Nicolaides NC, Chrousos GP. Adrenal insufficiency. Lancet. 2014;383: 2152-2167.

20. Nieman LK. Approach to the Patient with an Adrenal Incidentaloma. J Clin Endocrinol Metab. 2010;95:4106-4113.

21. Koshiyama M, Matsumura N, Konishi I. Subtypes of ovarian cancer and ovarian cancer screening. Diagnostics. 2017;7:12.

22. Alpañés M, González-Casbas JM, Sánchez J, Pián H, Escober-Morreale HF. Management of postmenopausal virilization. J Clin Endocrinol Metab. 2012;97:2584-2588.

CAPÍTULO
11

SÍNDROME UROGENITAL NO CLIMATÉRIO

Marair Gracio Ferreira Sartori

Zsuzsanna Ilona Katalin de Jármy Di Bella

Rita de Cassia de Maio Dardes

Manoel João Batista Castello Girão

O período do climatério é uma fase evolutiva e fisiológica que acomete todas as mulheres, caracterizada pela queda nos níveis de estrogênio devido à falência ovariana em decorrência da exaustão folicular. Entretanto, na fase que antecede o climatério, a vagina é composta por um epitélio espesso rico em glicogênio com células saudáveis, cuja estabilidade celular é promovida pelo estrogênio que possibilita o desenvolvimento dessas células. Desse modo, a vagina mantém sua elasticidade e lubrificação preservadas[1].

A redução de estrogênio após a menopausa provoca modificações na histologia vulvar e vaginal, como diminuição das camadas celulares, redução da vascularização e perda da elasticidade[1].

Essas mudanças definem a atrofia vulvovaginal (AVV), afecção progressiva e crônica que se manifesta com sintomas típicos, incluindo ressecamento (secura), prurido, ardor, disúria e irritação vaginal, aliados a dispareunia. A atrofia intensa pode, até mesmo, causar coalescência labial (Fig. 11.1).

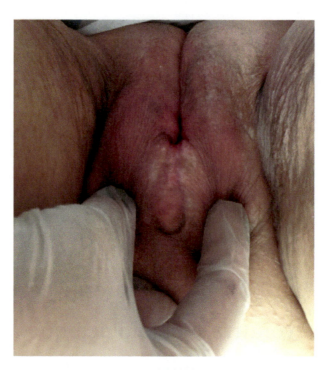

FIGURA 11.1
Coalescência de lábios em paciente com intensa atrofia genital.

Mais recentemente, tem-se denominado essa afecção como síndrome geniturinária da pós-menopausa (SGUM) que se refere a uma vasta gama de sintomas vaginais e urinários relacionados ao hipoestrogenismo, que podem ser aliviados pela terapia com estrogênio tópico. Esses sintomas aparecem, em geral, após dois anos da queda dos níveis de estradiol e são responsáveis por alterações psicológicas e disfunções sexuais importantes no climatério[2].

Uma vez que o canal vaginal se torne mais curto e estreito, a superfície vaginal friável apresenta maior possibilidade de sangramento por pequenos traumas, assim como a área vulvar e o introito vaginal. Por sua vez, o clitóris atrófico provoca diminuição do orgasmo, o que, consequentemente, pode impactar na libido. Portanto, a SGUM geralmente está associada à disfunção sexual feminina, à dor durante o intercurso sexual, resultante em declínio no desejo sexual feminino, à excitação, ao orgasmo e à frequência da atividade sexual durante a transição menopausal e pós-menopausa[3].

Adicionalmente, na pós-menopausa, aumenta o número de infecções vaginais recorrentes causadas pela diminuição de lactobacilos na mucosa vaginal e pelo crescimento de bactérias patogênicas, consequentes a uma diminuição nos níveis de glicogênio celular. A microbiota vaginal das pacientes na menacme e na pós-menopausa diferem principalmente pelo estado de hipoestrogenismo.

O estrogênio está relacionado à proliferação do epitélio vaginal e à produção de glicogênio, responsável pelo crescimento dos lactobacilos vaginais. Esses lactobacilos têm como função manter um pH vaginal ácido por meio da produção de ácido lático e de H_2CO_2 para, assim, preservar o equilíbrio com os demais patógenos.

As mulheres na pós-menopausa, devido ao hipoestrogenismo, apresentam diminuição dos lactobacilos vaginais. Essa diminuição acarreta aumento no valor do pH vaginal, que reduz os mecanismos de defesa e favorece o aparecimento de infecção. Os principais patógenos encontrados na microbiota vaginal na pós-menopausa são: *Gardnerella vaginalis, Trichomonas vaginalis,* Enterococos, Estreptococos do grupo B e *Escherichia coli*[4].

A deficiência estrogênica afeta diversos mecanismos de continência urinária, como o epitélio uretral, o tecido conjuntivo periuretral, o plexo vascular submucoso e o tônus da musculatura lisa, podendo interferir negativamente no tônus da musculatura estriada do assoalho pélvico. Assim, aumenta a prevalência de incontinência urinária de esforço nas mulheres na pós-menopausa. As alterações atróficas também afetam o epitélio do trígono vesical e da uretra, produzindo, com frequência, a noctúria, a incontinência urinária, as infecções de repetição e a urgência miccional. Além disso, o próprio processo de envelhecimento contribui, com a carência estrogênica, para a manifestação de sintomas urogenitais e sexuais[5].

A atrofia vaginal tende a piorar com o passar dos anos, influenciando negativamente na qualidade de vida dessas mulheres. Ainda assim, os sintomas podem variar de irritantes a muito incômodos em 50% das mulheres após a menopausa, o que repercute em sofrimento emocional e problemas de ordem social, sem contar nos casos subdiagnosticados, pois muitas pacientes encontram resistência em conversar sobre esses sintomas com o médico, dado esse que sofre variação por nível sociocultural.

Segundo estudos europeus, as mulheres atingem a menopausa geralmente em torno de 51 anos, com expectativa de vida média ao redor de 80 anos[6]. Conforme dados do IBGE, a expectativa de vida da mulher brasileira atingiu média de 79,1 anos em 2015. Esse fato torna imprescindível o aumento de pesquisas com novas terapêuticas que propiciem o envelhecer saudável, que visem melhorar ou eliminar os sintomas decorrentes da atrofia vulvovaginal na pós-menopausa.

Diagnóstico da SGUM

O diagnóstico da SGUM é baseado nos sintomas referidos por paciente, inspeção visual dos órgãos genitais externos e avaliação de pH e de maturação celular. A análise histológica da pele da vulva e da mucosa vaginal pode revelar o metabolismo do colágeno, bem como a espessura das camadas dérmicas.

O diagnóstico clínico baseia-se nos sintomas referidos, como ressecamento, desconforto, fissuras ou prurido vaginal, bem como dispareunia de penetração.

Ao exame físico, observam-se afinamento e ressecamento do epitélio na região vestibular. Há perda da gordura dos lábios, aumentando sulcos e dobras na pele vulvar. Há perda de definição dos pequenos lábios. Os tecidos vaginais e vulvares tornam-se pálidos e ressecados. A vagina perde sua elasticidade e distensibilidade, podendo se observar petéquias e perda da rugosidade. Com isso, pode-se encontrar corrimento vaginal, por vezes amarelado.

O julgamento da AVV é relativamente subjetivo, mas podem ser usados testes subsidiários. A maioria dos estudos utiliza o índice de maturação celular, realizado a partir de um esfregaço vaginal, com a adição de um teste de pH. O índice de saúde vaginal, proposto por Bachmann *et al.*, 1995, inclui avaliação de elasticidade, secreção de fluido, epitélio da mucosa e sua umidade (Tabela 11.1). No entanto, na prática, e para ensaios clínicos, o índice de maturação das células vaginais e pH são mais reprodutíveis[7].

Tabela 11.1

Índice de saúde vaginal

Variável	1	2	3	4	5
Elasticidade	Nenhuma	Pouca	Razoável	Boa	Excelente
Volume de fluido (acúmulo de secreção)	Nenhum	Escasso, paredes não cobertas por inteiro	Superficial, paredes cobertas por inteiro	Moderado ressecamento (pequenas áreas secas no cotonete)	Normal (cotonete completamente saturado)
pH	> 6,1	5,6 a 6,0	5,1 a 5,5	4,7 a 5,0	< 4,6
Integridade da mucosa	Petéquias antes de contato	Sangra com contato	Sangra com raspagem	Não friável, epitélio fino	Normal
Umidade	Nenhuma, superfície inflamada	Nenhuma, superfície não inflamada	Mínima	Moderada	Normal

CAPÍTULO 11 Síndrome Urogenital no Climatério **173**

Com o aumento da atrofia, há elevação na porcentagem de células parabasais e redução nas células intermediárias e superficiais. A vagina é também dependente do transudado das células epiteliais mais superficiais, que estão reduzidas em número e, assim, há redução do glicogênio. Consequentemente, o pH aumenta para um ambiente menos ácido (mais de 4,5), em comparação ao pH de 3,5 a 4,5 durante os anos reprodutivos.

Tratamento da SGUM

Dentre as opções terapêuticas para o tratamento da SGUM destaca-se o uso de estrogênios locais. Porém, outras opções despontam na literatura, até mesmo devido à impossibilidade de algumas mulheres utilizarem esteroides sexuais habituais, como aquelas com câncer de mama ou antecedentes de eventos tromboembólicos recentes. Além disso, a terapia hormonal oral em doses baixas habituais pode não ter efeito suficiente nos tecidos urogenitais. Também tem se descrito que a aderência das mulheres no uso prolongado de cremes vaginais é baixa. Os moduladores seletivos dos receptores de estrogênios (SERM), como o tamoxifeno, têm efeito agonista no trato urogenital, porém seus efeitos colaterais limitam o uso exclusivo para a melhora da SGUM. O ospemifeno é um SERM ainda não disponível no Brasil, porém nos Estados é uma alternativa promissora para melhora da SGUM[8].

Estrogênio Local

É o tratamento padrão-ouro da SGUM. Estima-se que o uso de estrogênio local melhore os sintomas em 80 a 90% das usuárias.

A escolha da via de administração é algo importante. A terapia hormonal oral vem sendo usada pela facilidade de administração e controle. Como os estrogênios pela via oral passam pela metabolização hepática, doses maiores muitas vezes são necessárias para a sua efetividade. Além disso, o estrogênio ativo estradiol rapidamente se transforma em estrona, estrogênio mais fraco. Essa passagem hepática já não ocorre na via não oral, conseguindo, com isso, melhores níveis séricos. A via não oral inclui injetáveis, implantes subdérmicos, via vaginal, via percutânea e transdérmica.

Apesar de a estrogenioterapia local ser a primeira escolha no tratamento da SGUM, são escassos os estudos que avaliam a segurança a longo prazo desse tratamento[9]. Recentemente, foram publicados dados tranquilizadores em usuárias de estrogênios conjugados vaginais por tempo prolongado, não se demonstrando aumento de risco de neoplasias mamárias ou endometriais e eventos cardiovasculares.

O grande inconveniente da estrogenioterapia é que a ação ocorre apenas nas camadas celulares superficiais. Além disso, muitas mulheres apresentam contraindicação ao seu uso, como as pacientes com câncer de mama. Portanto, a utilização de outras opções não hormonais no tratamento da SGUM tem sido estudada.

Uma revisão sistemática incluiu 19 estudos e mostrou que estrogênios administrados localmente na vagina são eficazes no alívio dos sintomas da atrofia vaginal. No entanto, essa revisão também informou que creme de estrogênios conjugados se associou aos efeitos sistêmicos, como estimulação endometrial, mastalgia e sangramento uterino, o que indica absorção sistêmica[10]. Quanto ao estriol administrado por via vaginal, este também se mostra eficaz no tratamento dos sintomas atróficos vaginais; contudo, há evidência de que ocorra absorção do hormônio por essa via.

Embora aparentemente o grau de absorção existente não aumente o risco endometrial, os níveis séricos de estrogênio podem ocasionar preocupações, mormente nos casos de mulheres tratadas de câncer estrogênio-dependente.

Já o promestrieno é um estrogênio cuja absorção sistêmica é desprezível quando empregado topicamente. Portanto, o seu uso é seguro nas pacientes com câncer de mama sofrendo de AVV.

Testosterona Transdérmica

O uso de testosterona tópica pode ser uma opção para aliviar a AVV, porém com pouca evidência científica[10]. Essa terapêutica foi testada em pacientes com câncer de mama em uso de inibidor da aromatase, que apresentavam um quadro muito intenso de AVV. Houve alívio significante na dispareunia e secura vaginal e os níveis de estrogênio sérico se mantiveram baixos[11].

Hidratantes Vaginais

Os hidratantes e lubrificantes vaginais não hormonais são a primeira escolha para tratamento da SGUM em mulheres com câncer de mama ou outras neoplasias estrogênio-dependentes. Considera-se que o uso rotineiro de hidratantes ou lubrificantes vaginais tem eficácia equivalente ao uso de cremes hormonais vaginais para melhora dos sintomas da SGUM em mulheres com contraindicação hormonal.

Os lubrificantes podem ser formulados à base de água, silicone, óleo mineral ou óleo vegetal, sendo os excipientes emolientes ou umectantes, como glicerina, propilenoglicol, parabenos e agentes aquecedores. Os parabenos têm fraca ação estrogênica; não existem estudos adequados correlacionado sua presença aos tumores hormônio-dependentes. Por sua vez, o glicol é o principal componente umectante e que indica a osmolaridade do lubrificante. São indicados para uso imediato antes da relação sexual, sendo eficientes no alívio da dispareunia[12].

Quanto aos hidratantes vaginais, têm a função de hidratar a mucosa vaginal aderindo ao epitélio, mimetizando o fluido vaginal e mantendo baixo o pH vaginal. Devem ser aplicados a cada dois a três dias. São constituídos, principalmente, por água e polímeros fitoterápicos ou sintéticos, além de excipientes que mantenham viscosidade e osmolalidade adequada. Um dos principais componentes atualmente comercializados em nosso meio é o ácido hialurônico[12].

Laser CO_2 Fracionado

O laser (*light amplification by stimulate demission of radiation*) de CO_2 teve seu grande desenvolvimento em 1964, quando foi usado para fotodano cutâneo. Em 1996, o laser *erbium* surgiu com o mesmo propósito. Ambos apresentavam risco de pigmentação e cicatrizes inestéticas. Foram utilizados, então, lasers não ablativos para não comprometimento da epiderme, mas com resultados menos satisfatórios. Em 2007, introduziu-se a ideia de utilizar método ablativo mais eficiente, mas com menos riscos, usando escâner para produzir microzonas de agressão com espaços de pele sã para regeneração[13].

Nos últimos anos, inúmeros estudos têm mostrado a relevância do laser de CO_2 fracionado na terapêutica dos sintomas de AVV. Utilizado em larga escala em outras áreas da Medicina, como a dermatologia e a cirurgia plástica, vem se difundido na ginecologia. Essa terapia atua na remodelação do tecido conjuntivo, na produção de colágeno e fibras elásticas que melhoram o trofismo vaginal.

Em recente estudo realizado na Europa, a terapia com laser de CO_2 fracionado na região genital mostrou-se segura e eficaz em pacientes acompanhadas por um período de 12 semanas[14]. Foram visualizados efeitos benéficos tanto em sintomas da AVV, disfunção sexual e, ainda, em outras dimensões da resposta sexual feminina, como desejo, iniciativa e receptividade com o parceiro.

O sistema de laser de CO_2 fracionado atua por meio de sondas adequadas para a área vaginal. É baseado na interação específica entre o laser de CO_2 fracionado e a mucosa vaginal, sem causar alterações sistêmicas. A relevância da ação específica do laser dá-se pelo fato de permitir uma reparação epitelial rápida e completa. Estudos mostram resultados nos sintomas da pós-menopausa, mais pronunciados e mais duradouros quando comparados ao uso de estriol tópico. Esse mesmo laser apresenta resultados favoráveis na incontinência urinária, quando empregada elevação de temperatura a 60° e 500 a 700 micrômeros de profundidade[15].

Radiofrequência Fracionada

A radiofrequência compreende ondas eletromagnéticas com frequências no espectro de 3 a 300 MHz. Pode ser classificada em monopolar, bipolar ou multipolar, dependendo do número de eletrodos utilizados. Mais recentemente tem se empregado a radiofrequência fracionada considerada subablativa.

A primeira radiofrequência usada foi o ThermaCool®, que teve sua aprovação na FDA em 2002 para rejuvenescimento cutâneo de face e só em 2006 para os demais locais. Inicialmente, os aparelhos usados eram monopolares[16].

O maior objetivo era promover aquecimento dérmico para desnaturação proteica. Observou-se elevação da expressão de RNA mensageiro de colágeno I e aumento de colágeno III maior que pró-colágeno em biopsia de peles tratadas.

A passagem da corrente produz três fenômenos que resultam em aumento da temperatura; são eles: vibração iônica, rotação das moléculas dipolares e distorção molecular.

A vibração iônica é a forma mais eficiente de conversão de energia elétrica em calor. Os íons, que estão presentes em todos os tecidos do corpo, quando submetidos à RF, vibram na mesma frequência, gerando fricção e colisão, produzindo o aumento da temperatura. O corpo humano é formado, em sua maior parte, por água, que possui molécula eletricamente neutra em sua totalidade, podendo sofrer a conversão em dipolo quando submetida à ação de tração. Quando exposta à RF, essa molécula gira de um lado ao outro, produzindo colisão entre os tecidos adjacentes e conversão térmica.

O efeito térmico produzido pela RF provoca uma desnaturação do colágeno, promovendo uma contração imediata e efetiva das suas fibras, causando um processo inflamatório local e agudo, ativando os fibroblastos e, consequentemente, gerando uma neocolagênese e proporcionando uma reorganização das fibras de colágeno.

Em 2008, Alexiades-Armenakas *et al.* compararam em seu estudo a radiofrequência mono e bipolar, observando diferença em eficácia clínica não estatisticamente significante com ambos os métodos; a radiofrequência bipolar apresentou-se menos dolorosa[17].

A radiofrequência fracionada tem o aplicador subdividido em vários eletrodos com objetivo de melhorar a eficácia e diminuir o incômodo (Figs. 11.2 e 11.3). A radiofrequência fracionada com microagulhas vem sendo usada, principalmente, no tratamento de acne. Na região genital, alguns estudos já começaram a mostrar resultados favoráveis para o tratamento da atrofia[18].

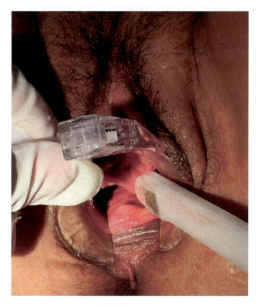

FIGURA 11.2
Aplicação de radiofrequência na parede vaginal.

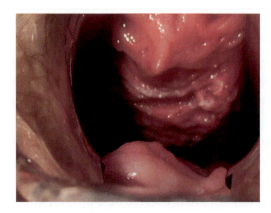

FIGURA 11.3
Aspecto da parede vaginal imediatamente após a aplicação da radiofrequência. Observe os pequenos pontos brancos onde houve o disparo da corrente.

Ocitocina Vaginal

A ocitocina é um neuropeptídeo liberado pela glândula pituitária posterior, que parece ser uma alternativa terapêutica ao quadro de atrofia em mulheres com impossibilidade do uso de estrogênio. Um ensaio controlado duplo-cego randomizado, realizado em Estocolmo[19], demonstrou que a aplicação de gel de ocitocina promoveu um epitélio vaginal mais saudável. As participantes que foram tratadas relataram redução significativa, em sua maioria comparada ao placebo, em especial nos sintomas irritantes da atrofia. Além disso, o pH vaginal diminuiu com o uso de ocitocina e nenhum aumento na espessura do endométrio foi observado. No entanto, maiores estudos são necessários para a confirmação desse uso terapêutico.

DHEA

A desidroepiandrosterona (DHEA) é um hormônio esteroidal intermediário na via da biossíntese de androgênios e estrogênios. Um estudo recente randomizado, duplo-cego e controlado (fase 3)[20] demonstrou que a aplicação intravaginal diária de 0,5% de DHEA aumentou a porcentagem de células superficiais e promoveu a diminuição das células parabasais no epitélio vaginal, reduziu o pH vaginal e foi capaz de diminuir a dor no ato sexual. Ao exame ginecológico, a DHEA demonstrou melhorar secreção vaginal, espessura epitelial e coloração da mucosa em comparação ao placebo. Como uma nova terapia promissora, é necessária mais pesquisa para avaliar a eficácia a longo prazo e a segurança.

Considerações Finais

Com o aumento da expectativa de vida das mulheres, é imperioso proporcionar-lhes um envelhecer saudável, visando melhorar ou eliminar os sintomas decorrentes de AVV e SGUM. Para isso, novas terapêuticas alternativas aos estrogênios podem e devem ser pesquisadas para que a mulher possa escolher aquela que mais lhe agradar, aumentando, assim, a aderência ao tratamento e, portanto, os resultados satisfatórios.

Referências Bibliográficas

1. Sturdee DW, Panay N. International Menopause Society Writing Group. Recommendations for the management of postmenopausal vaginal atrophy. Climacteric [Internet]. 2010 Dec 30 [cited 2017 Oct 31];13(6):509-522. Available from: http://www.tandfonline.com/doi/full/10.3109/136971 37.2010.522875.

2. Kim H-K, Kang S-Y, Chung Y-J, Kim J-H, Kim M-R. The Recent Review of the Genitourinary Syndrome of Menopause. J Menopausal Med [Internet]. 2015;21(2):65. Available from: https://synapse.koreamed.org/DOIx. php?id=10.6118/jmm.2015.21.2.65.

3. Avis NE, Brockwell S, Randolph JF, Shen S, Cain VS, Ory M, et al. Longitudinal changes in sexual functioning as women transition through menopause. Menopause [Internet]. 2009;16(3):442-452. Available from: http://content.wkhealth.com/linkback/openurl?sid=WKPTLP:landingpage &an=00042192-200916030-00009.

4. Ravel J, Gajer P, Abdo Z, Schneider GM, Koenig SSK, McCulle SL, et al. Vaginal microbiome of reproductive-age women. Proc Natl Acad Sci [Internet]. 2011;108(Suppl1):4680-4687. Available from: http://www.pnas. org/cgi/doi/10.1073/pnas.1002611107.

5. Sartori MGF, Feldner Jr. PC, Jarmy-Di Bella ZIK, Aquino Castro R, Baracat EC, Rodrigues De Lima G, et al. Sexual steroids in urogynecology. Climacteric. 2011;14(1):5-14.

6. World Health Organization. The European health report 2012: charting the way to well-being. 2013;161.

7. Bachmann G. Urogenital ageing: an old problem newly recognized. Maturitas [Internet]. 1995;22:S1-S5. Available from: http://dx.doi. org/10.1016/0378-5122(95)00956-6.

8. Palacios S, Cancelo MJ. Clinical update on the use of ospemifene in the treatment of severe symptomatic vulvar and vaginal atrophy. Int J Womens Health. 2016;8:617-626.

9. Crandall CJ, Hovey KM, Andrews CA, Chlebowski RT, Stefanick ML, Lane DS, et al. Breast cancer, endometrial cancer, and cardiovascular events in participants who used vaginal estrogen in the Women's Health Initiative Observational Study. Menopause. 2018;25(1):11-20.

10. Lethaby A, Ayeleke R, Roberts H. Local estrogen for vaginal atrophy in postmenopausal women. Cochrane Database Syst Rev. 2016;8(8):CD001500-DOI: 10.1002/14651858.CD001500.pub3.

11. Witherby S, Johnson J, Demers L, Mount S, Littenberg B, Maclean CD, et al. Topical testosterone for breast cancer patients with vaginal atrophy related to aromatase inhibitors: a phase I/II Study. Oncologist [Internet]. 2011;16(4):424-431. Available from: http://theoncologist.alphamedpress.org/cgi/doi/10.1634/theoncologist.2010-0435.

12. Edwards D, Panay N. Treating vulvovaginal atrophy/genitourinary syndrome of menopause: how important is vaginal lubricant and moisturizer composition? Climacteric [Internet]. 2016;19(2):151-161. Available from: http://www.tandfonline.com/doi/full/10.3109/13697137.2015.1124259.

13. Borges J, Manela-Azulay M, Cuzzi T. Photoaging and the clinical utility of fractional laser. Clin Cosmet Investig Dermatol. 2016;9:107-114.

14. Salvatore S, Nappi RE, Zerbinati N, Calligaro A, Ferrero S, Origoni M, et al. A 12-week treatment with fractional CO_2 laser for vulvovaginal atrophy: a pilot study. Climacteric [Internet]. 2014;17(4):363-369. Available from: http://www.tandfonline.com/doi/full/10.3109/13697137.2014.899347.

15. Gaspar A, Brandi H, Gomez V, Luque D. Efficacy of Erbium: YAG laser treatment compared to topical estriol treatment for symptoms of genitourinary syndrome of menopause. Lasers Surg Med. 2017;49(2):160-168.

16. Hsu T-S, Kaminer MS. The use of nonablative radiofrequency technology to tighten the lower face and neck. Semin Cutan Med Surg. 2003;22(2):115-123.

17. Alexiades-Armenakas M, Dover JS, Arndt KA. Unipolar versus bipolar radiofrequency treatment of rhytides and laxity using a mobile painless delivery method. Lasers Surg Med. 2008;40(7):446-453.

18. Lordêlo P, Leal MRD, Brasil CA, Santos JM, Lima MCNPC, Sartori MGF. Radiofrequency in female external genital cosmetics and sexual function: a randomized clinical trial. Int Urogynecol J. 2016;27(11):1681-1687.

19. Al-Saqi SH, Uvnäs-Moberg K, Jonasson AF. Intravaginally applied oxytocin improves post-menopausal vaginal atrophy. Post Reprod Heal [Internet]. 2015;21(3):88-97. Available from: http://journals.sagepub.com/doi/10.1177/2053369115577328.

20. Labrie F, Archer DF, Koltun W, Vachon A, Young D, Frenette L, et al. Efficacy of intravaginal dehydroepiandrosterone (DHEA) on moderate to severe dyspareunia and vaginal dryness, symptoms of vulvovaginal atrophy, and of the genitourinary syndrome of menopause. Menopause [Internet]. 2016;23(3):243-256. Available from: http://content.wkhealth.com/linkback/openurl?sid=WKPTLP:landingpage&an=00042192-201603000-00006.

CAPÍTULO

12

SEXUALIDADE NO CLIMATÉRIO

Ana Lúcia Ribeiro Valadares

CAPÍTULO 12 Sexualidade no Climatério

Este capítulo aborda a sexualidade no climatério e situa essa fase da mulher em um contexto mais amplo. A sexualidade preenche uma matriz de necessidades pessoais, reprodutivas e sociais, que influenciam comportamentos e afetam a saúde, tanto do homem quanto da mulher. Saúde sexual, física, mental e bem-estar geral são todas positivamente associadas à satisfação, à autoestima e ao prazer sexual. Portanto, a saúde sexual é um marcador para a saúde em geral e está relacionada à qualidade de vida[1].

A função sexual feminina especificamente é complexa e depende de fatores biológicos, psicológicos, socioculturais e relativos ao parceiro, bem como de possíveis interações entre eles. E essa constatação adquire contornos característicos no climatério, período que marca o término da fase reprodutiva da mulher[2,3].

Sabe-se que problemas na esfera sexual atingem uma parcela significativa das pessoas, independentemente de sua origem, idade ou gênero. A alta prevalência de problemas sexuais foi detectada por Laumann, em 1999, em estudo populacional nos Estados Umidos. Na população de 18 a 59 anos, 31% dos homens e 43% das mulheres apresentavam disfunção sexual[4]. No Brasil, a situação parece não ser muito diferente. Estudo populacional conduzido por especialistas do país, abrangendo mulheres de 40 a 65 anos e 11 anos ou mais de educação formal, detectou 36% de disfunção sexual[2].

A disfunção sexual de curta duração pode provocar frustração e angústia. Quando crônica, pode levar à ansiedade e à depressão, prejudicando relacionamentos, ou pode criar problemas em diferentes áreas da vida. E uma vez que, durante o processo de envelhecimento, a função sexual influencia a qualidade de vida, estudos sobre sexualidade e suas diversas formas de expressão têm despertado o interesse da comunidade científica[3]. No entanto, uma minoria (40%) dos profissionais de saúde inclui na anamnese questionamentos sobre problemas sexuais e seu impacto na qualidade de vida[5].

Segundo a nova terminologia da Associação Psiquiátrica Americana, as disfunções sexuais femininas se dividem em três categorias: transtorno de excitação/interesse, transtorno orgástico e dor genital e na penetração[6].

Vários fatores devem ser considerados durante a tentativa de se identificar um ou mais agentes causadores da disfunção sexual. Sob o ponto de vista médico, as condições para isso podem estar presentes tanto em processos anatômicos quanto em problemas funcionais. Isso inclui as doenças endócrinas, as neoplasias malignas, abrangendo câncer de mama e ovário, as doenças inflamatórias, como fibromialgia e artrite reumatoide, e as condições neurológicas, como esclerose múltipla, entre outras. Fatores psicológicos, como depressão e ansiedade, são ainda possíveis causas. Em outra perspectiva é preciso investigar a disfunção sexual associada aos tratamentos/medicamentos, como antidepressivos e antipsicóticos, bem como aos fatores relacionados ao estilo de vida, como dieta e aumento de peso, falta de exercício, tabagismo e drogas ilícitas. A investigação também deve contemplar fatores psicossociais, como idade, educação, renda e etnia. E, mais ainda, aspectos diversos, que incluem antecedentes de abuso sexual, orientação sexual, tipo de práticas sexuais, atitudes negativas em relação ao sexo e problemas com autoimagem[7].

No caso das mulheres climatéricas, o profissional de saúde deve estar atento aos estudos recentes que mostram os efeitos negativos do envelhecimento e da deterioração da saúde física e mental na função sexual feminina. Além disso, a relevância clínica dos problemas sexuais pode aumentar pela intensidade de toda a gama de sintomas climatéricos que influenciam a função sexual[3,8].

Alterações Hormonais e Função Sexual

Para compreender as variáveis de ordem sexual é preciso considerar alvos centrais de ordem hormonal e não hormonal. Atualmente, sabe-se que os mecanismos do desejo/excitação sexual e orgasmo/satisfação subsistem pela contribuição da regulação neuroendócrina, que ocorre por meio de neuroquímicos excitatórios e inibitórios. A excitação sexual envolve, ainda, a ocitocina, a norepinefrina, a dopamina e o sistema de melanocortina. A inibição sexual, por sua vez, envolve neuroquímicos, como a serotonina, os endocanabinoides e os opiáceos. Os incentivos sexuais precisam, naturalmente, de um estado neuroquímico mais propenso a induzir a excitação sexual do que a inibição sexual. Assim, os esteroides sexuais (estrogênios, progesterona e androgênios) exercem efeitos organizacionais e ativacionais, e preparam o cérebro para ser seletivamente responsivo aos incentivos sexuais. Nesse processo, os esteroides sexuais exercem efeito trófico dentro dos órgãos genitais e modulam o limiar de resposta do tecido aos estímulos externos e internos ao longo de uma vasta gama de moléculas (por exemplo, peptídeo vasointestinal, neuropeptídeo Y, óxido nítrico, citocinas etc.). Por esse motivo, esses esteroides têm sido considerados alvos adequados, visando aos potenciais tratamentos para melhorar a excitação genital e o orgasmo[9].

Atualmente, o papel desempenhado pelos esteroides na função sexual feminina está bem sedimentado. Envelhecimento, hormônios e função sexual estão intrinsecamente relacionados[10]. Estrogênio e testosterona desempenham papel-chave em influenciar o desejo feminino; enquanto a progesterona está relacionada à receptividade. Os efeitos desses hormônios são sentidos tanto no trato reprodutivo quanto nos órgãos-alvo não reprodutivos. Receptores para esses hormônios são distribuídos por todo o corpo e, de forma marcante, no útero, ovários, mama, ossos, sistema nervoso central e vascular[9]. As alterações hormonais, decorrentes da deprivação hormonal, provocam diferentes efeitos nos órgãos genitais e no sistema nervoso central. Os estrogênios são particularmente importantes na manutenção do tecido genital saudável; e a atrofia vulvovaginal, causada pela deficiência de estrogênio na pós-menopausa, acarreta afinamento do epitélio vaginal, perda de elasticidade, aumento do pH vaginal, redução da lubrificação e alterações na sensação genital, ressecamento vaginal e dispareunia, sintomas muito comuns nessa fase. A atrofia vaginal tem impacto significativo sobre o funcionamento sexual e pode afetar todos os domínios da função sexual, incluindo o desejo sexual. Além disso, durante a perimenopausa ou pós-menopausa, os efeitos sistêmicos da deficiência estrogênica, como sintomas vasomotores, insônia, alterações do humor e sentimentos negativos que são frequentes, podem piorar a função sexual nas mulheres[8]. Por outro lado, constatou-se que se sentir bem ou excelente foi fator protetor para disfunção sexual[2].

Em relação aos androgênios femininos, são produzidos pelas glândulas suprarrenais e pelos ovários. Os principais androgênios incluem desidroepiandrosterona (DHEA), sulfato de desidroepiandrosterona (DHEAS), androstenediona, testosterona e di-hidrotestosterona (DHT). DHEA, DHEAS e androstenediona são pro-androgênios que, após serem convertidos em testosterona, são capazes de exercer seus efeitos sobre o corpo[9,10]. Níveis circulantes reduzidos de androgênios são conhecidos por serem associados à baixa libido. Estudos demonstraram que o aparecimento da menopausa não necessariamente conduz a uma diminuição íngreme de androgênios no soro, pois os ovários ainda têm a capacidade de sintetizá-los. No entanto, a terapia com testosterona tem efeito benéfico para o tratamento de disfunção do desejo em mulheres na pós-menopausa. Além disso, a testosterona tem papel importante na excitação sexual feminina, sensação genital e orgasmo[11].

Há, todavia, dificuldades e mesmo desafio em estabelecer a ligação entre os níveis hormonais circulantes e a função sexual. Ademais, no caso dos seres humanos, a sexualidade apresenta maior complexidade. As pesquisas indicam que a atratividade e o comportamento sexual são um tanto emancipados dos esteroides sexuais[10].

A Parceria e a Função Sexual

Em relação ao parceiro sexual, estudos indicam associação entre grau de intimidade emocional com o parceiro e a satisfação sexual. Entretanto, em estudo realizado com mulheres brasileiras de meia-idade, a maior duração do relacionamento teve efeitos adversos na sexualidade. . Algumas possíveis causas disso incluem habituação, rotina, papéis de gênero, assim como polarização de interesses e outros problemas, como conflitos e dificuldades de comunicação[12].

Vários tipos de disfunção sexual podem ocorrer no parceiro das mulheres climatéricas: diminuição da libido, disfunção erétil (DE) e distúrbios ejaculatórios. Distúrbios ejaculatórios incluem ejaculação prematura (EP), atrasada, ausência de ejaculação e orgasmo doloroso. A disfunção sexual mais frequente é a DE. A menor prevalência de DE foi observada em homens sem problemas médicos crônicos que se engajaram em comportamentos saudáveis. Em estudo com homens de 20 a 75 anos, a prevalência geral de DE foi de 16%; no grupo de 70 a 75 anos foi de 37%. Fatores de risco incluem obesidade, tabagismo, inatividade física, diabetes, hipertensão e dislipidemia[13]. Estudos internacionais evidenciam também repercussões da disfunção sexual de um dos parceiros na função do outro. Em revisão que avaliou as repercussões de DE, verificou-se que as consequências em homens não tratados incluíam relações sexuais difíceis com as parceiras, falta de satisfação sexual, diminuição de autoconfiança, baixa autoestima e sintomas da depressão[14]. Após o tratamento de DE masculina, observou-se uma melhora significativa no quadro clínico das mulheres, ou seja, de suas parceiras, quanto à excitação sexual, à lubrificação, ao orgasmo, à satisfação e à dor. Outro dado relevante é o de que a disfunção sexual feminina foi diagnosticada em 78% das mulheres que têm parceiro masculino com ejaculação precoce, enquanto esse percentual caiu para 40% das parceiras de homens saudáveis.

Todos os resultados do índice de função sexual feminina (IFSF), exceto os níveis de dor e desejo, foram significativamente menores nas parceiras dos homens com ejaculação precoce do que nas de indivíduos saudáveis. Parceiras de homens com EP relataram problemas sexuais significativamente maiores, com reduzida satisfação, aumento de estresse, dificuldade interpessoal e mais problemas orgásticos do que as de homens sem EP. A falta de controle da ejaculação leva à insatisfação, ao sentimento de que algo está faltando na relação e ao senso de intimidade deficiente. Se não tratada, a situação pode ocasionar aumento da irritabilidade, dificuldades interpessoais e aprofundamento de um abismo emocional – que inclui até o término do relacionamento[15,16].

Parece, portanto, haver uma relação dinâmica e recíproca entre a função satisfatória de um parceiro sexual, sua saúde física e mental, e a saúde sexual e satisfação do outro parceiro. Assim, a disfunção do desejo sexual hipoativo feminino pode acarretar disfunção do desejo masculino e vice-versa. A disfunção erétil no homem pode levar às disfunções do desejo, da excitação e do orgasmo feminino. As disfunções sexuais de dor feminina podem causar ejaculação prematura ou demorada[15]. Essas disfunções variam de leves a intensas. No entanto, mesmo nos casos que se enquadram no *Manual Diagnóstico e Estatístico de Transtornos Mentais*, em sua quinta edição (DSM-V), ou seja, a disfunção presente durante pelo menos seis meses, ocorrendo quase sempre ou sempre em encontros sexuais e causando estresse clinicamente significativo, apenas um terço dos homens e das mulheres tinha procurado ajuda[6,16].

Tratamento para a Disfunção Sexual Feminina no Climatério

O tratamento eficaz para a disfunção sexual muitas vezes requer considerar uma condição médica subjacente ou mudança hormonal. Para tratar a disfunção sexual, associada a uma condição médica, deve-se ajustar ou mudar os medicamentos que têm efeitos colaterais sexuais, como os inibidores da recaptação de serotonina. Também se devem tratar disfunções da tireoide, se presentes, ou outra condição clínica que possa levar à disfunção sexual. Se for o caso, é preciso otimizar o tratamento para depressão ou ansiedade, e adotar estratégias para aliviar a dor pélvica ou dor por outro problema.

Em relação ao parceiro sexual da paciente climatérica, não se pode descuidar de uma abordagem precisa das questões masculinas. A terapia sexual e a psicoterapia de casais, bem como o uso de outros recursos (por exemplo, brinquedos sexuais), podem oferecer valor direto ou adjuvante para qualquer intervenção farmacológica[16].

O tratamento das disfunções sexuais pode ser hormonal e não hormonal.

Tratamento Hormonal

O tratamento hormonal inclui uso de estrogênios, androgênios e tibolona.

Estrogênios

A reposição estrogênica sistêmica parece favorecer a resposta sexual feminina no climatério por melhorar sintomas, como fogachos, irritabilidade, insônia e diminuição da lubrificação vaginal, que resultam em dispareunia[17].

A melhoria da função sexual pode ser atribuída, em grande parte, à melhoria na atrofia vaginal, acarretando diminuição da dor durante a relação sexual[17,18].

Os estrogênios podem ser administrados via vaginal ou de forma sistêmica. Nos casos em que o único sintoma climatérico é o ressecamento vaginal, o uso de estrogênio deve ser via vaginal. O uso de estrogênios via vaginal está especificamente indicado nas mulheres sintomáticas com atrofia vulvovaginal (AVV) moderada a severa e para aquelas com AVV mais leve que não responde aos lubrificantes e hidratantes[18].

A via sistêmica está indicada para mulheres que estejam com sintomas vasomotores e tenham menos de 60 anos e menos de dez anos da pós-menopausa, sem contraindicação formal. Naquelas com útero, o progestagênio deve ser administrado quando a via utilizada for oral, transdérmica ou intrauterina[19]. No entanto, em mulheres na pós-menopausa, sem sintomas climatéricos e com queixa de DSF, a terapia de reposição hormonal (TH) não se mostrou eficaz[17].

Suplementação com Androgênios

Os androgênios desempenham papel importante no tratamento e na gestão dos transtornos de desejo em mulheres. No geral, grandes ensaios clínicos controlados com testosterona exógena mostram benefícios sobre o placebo em relação ao desejo sexual, à excitação, ao orgasmo, ao prazer e à satisfação. Existem, entretanto, dificuldades em relação ao estudo da testosterona e seus efeitos na saúde sexual. O fato é que exames plasmáticos, para mensuração de testosterona, não refletem com precisão as concentrações e os efeitos nos tecidos devido ao metabolismo androgênico nos tecidos extragonadais. Como a testosterona é precursora obrigatória para a produção estrogênica, torna-se difícil avaliar seus efeitos independentes em relação ao estrogênio para resultados fisiopatológicos. A decisão de tratar as mulheres climatéricas com sinais/sintomas de insuficiência androgênica baseia-se principalmente no julgamento clínico, com a coadministração de estrogênios. A testosterona deve ser utilizada nos casos em que, feita a reposição estrogênica e afastadas outras causas de disfunção sexual, a paciente apresente disfunção do desejo. Nesses casos, a adição de testosterona à terapia estrogênica pós-menopausa pode melhorar todos os parâmetros da função sexual[10,11].

Vias de Administração dos Androgênios

Apesar da eficácia do uso oral de metiltestosterona, na dose de 1,25 a 2,5 mg/dia, para disfunção do desejo sexual hipoativo (DDSH), os efeitos adversos em relação à diminuição do HDL colesterol e hepatotoxicidade limitam sua utilização[17]. A utilização de decanoato de testosterona injetável não está indicada devido ao maior risco de exposição à dose suprafisiológica, aumentando os efeitos adversos. Já o gel de testosterona (Libigel) a 1% parece não ter apresentado resultados significativos, em relação ao placebo, para tratamento de disfunção sexual, e os efeitos dele no aparelho cardiovascular estão sendo avaliados. Em relação aos implantes subcutâneos, seu uso atual se limita a alguns poucos centros especializados[11].

No nosso meio, uma forma bastante utilizada, *off-label*, é o creme de propionato de testosterona 1 a 2% em petrolato branco, devendo ser aplicado diariamente no clitóris e nos pequenos lábios. O creme de 300 µg de testosterona em biolipídio de alta absorção, utilizado na face interna da coxa, mostrou-se eficaz no tratamento da disfunção sexual em mulheres na pós-menopausa. Deve-se dosar a testosterona livre antes do tratamento, com a finalidade única de monitoração.

A respeito do efeito da testosterona em seu uso vaginal, estudo em 80 mulheres na pós-menopausa mostrou melhoria do ressecamento utilizando a dose de 300 µg de gel vaginal de propionato de testosterona, três vezes por semana. Além disso, foi constatada melhoria de todos os parâmetros da função sexual[17].

DHEA (desidroepiandrosterona)

A utilização de DHEA para tratamento de disfunção sexual em mulheres na pós-menopausa não se mostrou efetiva, em diversos estudos[11].

Tibolona

Existem evidências consistentes do benefício da tibolona para alívio dos sintomas sexuais, com melhora global da função sexual para mulheres na pós--menopausa[17].

Tratamento Não Hormonal

Lubrificantes e Hidratantes

Segundo a Sociedade Norte-americana de Menopausa (NAMS), o tratamento da AVV sintomática, de primeira linha, deve ser feito com o uso de lubrificantes não hormonais durante a relação sexual e, se indicado, o uso regular de hidratantes vaginais de ação prolongada. Os hidratantes vaginais destinam-se a manter a umidade e proporcionar alívio a longo prazo da secura vaginal. Embora existam dados limitados sobre a eficácia desses produtos, estudos prospectivos demonstram que os hidratantes vaginais aliviam a secura vaginal, restauram a elasticidade e equilíbrio de pH e diminuem o prurido vaginal, a irritação e a dispareunia[18].

Fibanserina

Age como agonista nos receptores pós-sinápticos da serotonina (5-HT1A), como antagonista nos receptores 5-HT2A e como agonista fraco nos receptores da dopamina. Por agir seletivamente nesses receptores, a fibanserina pode levar a um equilíbrio nos neurotransmissores das mulheres com DDSH, ou seja, com redução do desejo sexual, ansiedade e baixa libido. Desde sua aprovação, em 2015, há um debate sobre sua eficácia. Duas meta-análises evidenciam que sua eficácia é apenas marginalmente melhor do que o placebo e não pode ser traduzida em melhora clínica relevante. É contraindicada em pessoas que consomem bebidas alcoólicas, pois pode provocar vertigens, síncope e hipotensão significativa[17].

Inibidores da Fosfodiesterase Tipo 5 (PDE5i)

Este grupo de medicamentos provou ter sucesso no tratamento da disfunção erétil em homens, mas essas drogas não funcionam tão bem no tratamento da disfunção sexual feminina.

O tecido muscular liso não vascular de vulva, clitóris e mamilo expressa fosfodiesterase tipo 5. Ainda que os dados sugiram possível papel do sildenafil (PDE5i) para o tratamento de DSF, as informações devem ser interpretadas com cautela. Parece que o sildenafil (25 a 100 mg), antes da relação sexual, pode ser benéfico para as mulheres com DSF causada por doenças, como esclerose múltipla, diabetes tipo 1, lesão da medula espinhal e uso de antidepressivos. Apesar de muitos dos estudos incluírem amostras de pequenas dimensões, testes estatísticos inadequados e ferramentas de avaliação não validadas, deve-se ainda levar em conta que a DSF, principalmente a disfunção da excitação, não é predominantemente uma disfunção do processo de intumescimento da genitália. A falta de eficácia do tratamento de PDE5 em mulheres também pode ser atribuída às diferenças de gênero na concordância entre os componentes psicológicos e fisiológicos da resposta sexual[17].

Agentes Farmacológicos que Modulam as Monoaminas

Agentes farmacológicos que modulam as monoaminas podem ajudar no tratamento da DSF.

A bupropiona é uma droga antidepressiva que inibe a receptação de neurotransmissores, dopamina e norepinefrina, sem efeitos serotonérgicos. Diminui a incidência de disfunção sexual em mulheres com depressão como terapia única na dose de 150 mg, três vezes/dia, ou sob a forma de liberação lenta. Como tratamento adjuvante em pacientes em uso de ISRS, com disfunção sexual, deve ser utilizada na dose de 150 a 300 mg/dia. Em ambos os casos, as doses podem ser ajustadas de forma individualizada. Em mulheres sem depressão, a bupropiona melhora a qualidade da função sexual, mas não aumenta a frequência da atividade sexual[17].

Laser Vaginal

A terapia com laser nas mulheres na pós-menopausa com síndrome urogenital parece promissora. Pode restaurar a mucosa vaginal ao estado de pré-menopausa e, assim, reduzir a severidade dos sintomas de ressecamento vaginal, melhorar a função sexual e a qualidade de vida das mulheres na pós-menopausa. No entanto, deve ser recomendada com cautela, pois ainda se fazem necessários estudos a longo prazo[20].

Considerações Finais

A disfunção sexual feminina é um problema frequente, de etiologia multifacetada e complexa, uma vez que ultrapassa a esfera do biológico. A saúde física e mental do parceiro sexual tem papel fundamental.

O tratamento da disfunção sexual requer, muitas vezes, abordagem medicamentosa e não medicamentosa.

Referências Bibliográficas

1. Ivankovich MB, Fenton KA, Douglas JM Jr. Considerations for national public health leadershipin advancing sexual health. Public Health Rep. 2013;128(suppl 1):102-110.

2. Valadares AL, Pinto-Neto AM, Osis MJ, Sousa MH, Costa-Paiva L, Conde DM. Prevalence of sexual dysfunction and its associated factors in women aged 40-65 years with 11 years or more of formal education: a population-based household survey. Clinics (São Paulo). 2008 Dec;63(6):775-782.

3. Genazzani AR, Gambacciani M, Simoncini T. Menopause and aging, quality of life and sexuality. Climacteric. 2007;10(2):88-96.

4. Laumann EO, Paik A, Rosen RC. Sexual dysfunction in the United States: prevalence and predictors. JAMA. 1999; 281:537.

5. Iglesia CB. What's new in the world of postmenopausal sex? Curr Opin Obstet Gynecol. 2016 Oct;28(5):449-454.

6. American Psychiatric Association. Diagnostic and statistical manual of mental disorders. 5th ed. Washington, DC: American Psychiatric Press; 2013.

7. Khajehei M, Doherty M, Tilley M. An update on sexual function and dysfunction in women. Arch Womens Ment Health. 2015;18:423-433.

8. Nappi RE, Palacios S, Panay N, Particco M, Krychman ML. Vulvar and vaginal atrophy in four European countries: evidence from the European REVIVE Survey. Climacteric. 2016 Apr;19(2):188-197.

9. Salonia A, Giraldi A, Chivers ML, et al. Physiology of women's sexual function: basic knowledge and new findings. J Sex Med. 2010;7:2637-26360.

10. Davison SL, Davis SR. Androgenic hormones and aging – the link with female sexual function. Horm Behav. 2011 May;59(5):745-753.

11. Davis S. An update on the pharmacological management of the female sexual dysfunction. Expert Opin Pharmacother. 2012;13(15):2131-2142.

12. Valadares AL, Pinto-Neto AM, Conde DM, Osis MJ, Sousa MH, Costa-Paiva L. The sexuality of middle-aged women with a sexual partner: a population-based study. Menopause. 2008;15:706-713.

13. Rosen RC, Fisher WA, Eardley I, et al. The multinational Men's Attitudes to Life Events and Sexuality (MALES) study: I. Prevalence of erectile dysfunction and related health concerns in the general population. Curr Med Res Opin. 2004; 20:607.

14. McCabe MP, Althof SE. A systematic review of the psychosocial outcomes associated with erectile dysfunction: does the impact of erectile dysfunction extend beyond a man's inability to have sex? J Sex Med. 2014 Feb;11(2):347-363.

15. Althof S., et al. Psychological and Interpersonal Dimensions of Sexual Function and Dysfunction. In: Montorsi F, Basson R, Adaikan G, Becher E, Clayton A, Giuliano F, et al., editors. Sexual medicine: sexual dysfunctions in men and women. Paris: Editions 21. p. 121-182.

16. Mitchell KR, Jones KG, Wellings K, Johnson AM, Graham CA, et al. Estimating the prevalence of sexual function problems: the impact of morbidity criteria. J Sex Res. 2015;Nov 25:1-13.

17. Valadares ALR. Tratamento farmacológico das disfunções sexuais. In: Lima SMRS, Botogoski SR, Reis BF, editors. Menopausa, o que você precisa saber. São Paulo: Atheneu; 2014. p. 89-95.

18. Management of symptomatic vulvovaginal atrophy: 2013 position statement of the North American Menopause Society. Menopause. 2013;20:888-902.

19. The 2017 hormone therapy position statement of The North American Menopause Society. Menopause. 2017 Jul;24(7):728-753.

20. Pitsouni E, Grigoriadis T, Falagas ME, Salvatore S, Athanasiou S. Laser therapy for the genitourinary syndrome of menopause. A systematic review and meta-analysis. Maturitas. 2017 Sep;103:78-88.

CAPÍTULO 13

ASPECTOS DERMATOLÓGICOS NO CLIMATÉRIO

Marisa Teresinha Patriarca

Os receptores de estrogênio estão distribuídos por toda a pele e os reflexos do hipoestrogenismo da pós-menopausa no tegumento compreendem alterações morfológicas e funcionais complexas, com impacto na percepção da identidade sexual, na autoimagem corporal, no bem-estar e na qualidade de vida da mulher. Como envoltório das estruturas internas, a pele representa um dos indicadores da saúde geral, com múltiplas funções homeostáticas, inclusive de proteção contra o dessecamento e radiação, termorregulação, excreção, síntese de vitamina D3, interação com o meio ambiente, resposta imune, metabolismo de esteroides e absorção de ativos.

O envelhecimento da pele e anexos é consequência das variáveis intrínsecas (cronológicas, geneticamente definidas e inexoráveis) e extrínsecas (ambientais, especialmente a exposição solar). Enquanto o envelhecimento cronológico é relativamente suave e gradual, o envelhecimento extrínseco tende a ser mais agressivo, respondendo pelas manchas, rugas e certos tipos de câncer, e acentuado pela influência negativa de alguns hábitos de vida, como fumo, ingestão de álcool, estresse e alimentação inadequada.

O hipoestrogenismo da pós-menopausa é catalisador do envelhecimento cutâneo, com evidente correlação positiva entre níveis séricos de estrogênios e trofismo da pele, graças à participação de receptores estrínicos em todos os componentes do tegumento, como queratinócitos, fibroblastos, glândulas sebáceas e folículos pilosos, entre outros. O estrogênio também pode ser sintetizado pelas células da pele (síntese intácrina) através do DHEA e do colesterol por meio de enzimas produzidas na pele e nos folículos pilosos e incluem a aromatase, que promove a conversão do androgênio em estrogênio e da 17β-hidroxiesteroide desidrogenase tipos 1 e 2, que convertem estrona, menos potente, em estradiol. O estrogênio sinaliza por meio de dois receptores nucleares, $ER\alpha$ e $ER\beta$[1,2]. A expressão do receptor estrínico β é mais evidente na pele e é fundamental na manutenção das funções cutâneas, especialmente na pós-menopausa, com importante papel na desaceleração do envelhecimento. Já existem pesquisadores sinalizando a possibilidade da utilização de fármacos agonistas do receptor β na proteção do envelhecimento da pele, mesmo quando fotoexposta. A redução dos níveis séricos de 17β-estradiol acelera inúmeros mecanismos metabólicos que contribuem para o envelhecimento, incluindo a senescência celular e o estresse oxidativo, que parecem ser atenuados com a reposição hormonal[2].

A partir dos 30 anos de idade, o colágeno (tipos I e III), elemento essencial na sustentação do tecido cutâneo, sofre redução de cerca de 1% ao ano em espessura, celularidade e quantidade, fenômeno que se intensifica com a instalação da menopausa. Nos primeiros cinco anos da menopausa, o declínio anual do conteúdo de colágeno da pele é de cerca de 2% e nos demais cinco anos admite-se que a perda pode chegar aos 30%[1].

A deficiência estrogênica faz, portanto, aumentar a flacidez tecidual e diminuir o conteúdo hídrico e a elasticidade da pele. A renovação epidérmica declina por volta de 50% entre os 20 e 70 anos de idade, com crescente perda de água do tegumento. A junção dermoepidérmica sofre achatamento, o que resulta em maior suscetibilidade da pele aos traumas. A perda das fibras elásticas e colágenas e o comprometimento da microvascularização diminuem a espessura da derme, com modificação do tônus e do aspecto e coloração da pele[1,2].

Há relação direta entre espessura epidérmica, quantidade de colágeno dérmico e densidade mineral óssea, uma vez que o osso é predominantemente formado por matriz de colágeno tipo I, com deposição de cálcio e fósforo na forma de cristais de hidroxiapatita. A osteoporose de alta remodelação desencadeada pelo hipoestrogenismo da pós-menopausa, ao afetar os ossos da face (como maxilares e mandíbulas), compromete a arquitetura facial, favorecendo a perda dos dentes, acentuando a flacidez cutânea e os sulcos inestéticos[3].

A atrofia cutânea generalizada compromete igualmente o epitélio urogenital e o tecido conjuntivo adjacente, com participação dos receptores estrínicos da musculatura vesical e dos epitélios da bexiga, trígono e uretra. A atrofia e a redução do aporte sanguíneo local e de sustentação muscular do assoalho pélvico produzem sintomas urogenitais que comprometem a qualidade de vida. São evidentes os distúrbios irritativos e ressecamento vulvovaginais, dispareunia, sangramento pós-coito, disúria, nictúria, urgência miccional, incontinência urinária e infecções urinárias recorrentes, que caracterizam a síndrome geniturinária (SGU)[4].

A reposição estrogênica produz modificações morfológicas na pele envelhecida, atenuando as modificações da pós-menopausa ao favorecer a proliferação de fibroblastos, aumentar o colágeno e a espessura do tegumento. A terapia estrínica pode promover aumento de 40% no conteúdo de colágeno da pele de mulheres na pós-menopausa, quando comparadas às mulheres não tratadas. Ao mesmo tempo, promove aumento da vascularização, tende a favorecer a manutenção do conteúdo de glicosaminoglicanos[5] (polímeros solúveis com propriedades hidrofílicas, cujo principal representante é o ácido hialurônico), promovendo a retenção hídrica e preservando o estrato córneo. Assim, o efeito restaurador de barreira pode contribuir com a prevenção de várias dermatoses[1,2,6].

A cicatrização das feridas cutâneas é fortemente comprometida pelo envelhecimento cronológico, porém estudos mostram que a terapia estrogênica, tópica e/ou sistêmica auxilia na reparação de feridas, uma vez que nessas lesões há grande demanda de colágeno, do fator de crescimento tumoral β1 (TGF-β1) e do fator de crescimento do tecido conjuntivo (CTGF), além da neovascularização, ações que são influenciadas pelo estrogênio[2]. Interessante é que a influência estrogênica independe do sexo, haja vista que quando comparados homens jovens e idosos, o perfil gênico verificado em feridas pela técnica de *microarray* mostra cerca de 80% de genes cuja expressão é regulada por estrogênio e somente 3% associados à idade[2,7]. Outros efeitos favoráveis à cicatrização das feridas incluem a modulação de citocinas pró--inflamatórias, efeito mitogênico nos queratinócitos e fibroblastos e, mais recentemente, estudos experimentais mostram a atuação do 17β-estradiol contra a inibição da cicatrização das feridas mediadas por bactérias em ratas diabéticas[2]. Alguns autores têm mostrado, ainda, o papel protetivo da TH no desenvolvimento de úlceras de estase venosa[8].

A estrogenioterapia tópica com estriol (0,3%) e estradiol (0,01%) auxilia na preservação do conteúdo de colágeno dérmico, mesmo sem reposição estrogênica sistêmica, resultando em melhora significativa da aparência da pele feminina[9].

Ainda assim, mulheres submetidas à reposição hormonal se queixam de progressiva flacidez cutânea. Há evidências de que o uso do estradiol (0,01%) na face, durante 16 semanas, pode aumentar sensivelmente a quantidade de colágeno dérmico em pacientes sob estrogenioterapia sistêmica, sugerindo que ambas as vias de administração possam ser complementares e sem riscos, pois não se verifica aumento da concentração sérica de estradiol na terapia tópica estrogênica de curto período em área limitada (por exemplo, face)[9]. São necessárias pesquisas adicionais para que se comprove o impacto e, principalmente, a segurança da estrogenioterapia tópica prolongada em área corporal extensa.

Apesar de os fitoestrogênios oferecerem benefícios inferiores aos do estrogênio natural, é inegável a ação antioxidante protetora (do DNA e das membranas celulares) desses ativos [2,10].

Os fitoestrogênios são substâncias de origem vegetal não esteroides que apresentam compostos heterocíclicos com similaridades estruturais aos receptores estrogênicos, daí atuarem como moduladores seletivos dos receptores estrogênicos (SERMS)[2]. Apresentam afinidade pelos receptores β encontrados em grande quantidade na pele. Inibem as metaloproteinases dérmicas (colagenases e elastases), que degradam as fibras da matriz extracelular, principalmente colágeno e elastina. Além disso, parecem estimular a síntese de glicosaminoglicanas, contribuindo para a manutenção do turgor da pele[2,5]. Essa ação histomorfológica pode refletir-se na diminuição das rugas e resultar em aumento da hidratação do tecido cutâneo[5].

A isoflavona e seus derivados têm sido utilizados topicamente com a proposta de prevenção e tratamento do envelhecimento cutâneo, porém sem comprovação científica até o momento. Recentemente, entre nós, avaliou-se, por meio de estudo comparativo duplo-cego, o efeito do estradiol a 0,01% e da isoflavona (genisteína) a 4% sobre a pele facial de mulheres após a menopausa. Em ambos os grupos houve aumento expressivo da espessura da epiderme e do número de vasos dérmicos. Já os fibroblastos e as papilas dérmicas só aumentaram, de forma significante, no grupo que utilizou o estradiol[10]. Estudos semelhantes também mostraram aumento do conteúdo de ácido hialurônico e de colágeno dérmicos após o uso facial tanto de estradiol a 0,01% quanto de degenisteína a 4%[2,5,11].

Os cuidados para prevenir o envelhecimento da pele – ou melhor, a perda de suas funções, inexoravelmente acelerada pela insuficiência ovariana – transcendem o objetivo puramente estético e são tão importantes quanto prevenir doenças degenerativas, neoplásicas, cardiovasculares – entre outras –, haja vista a importância da pele no controle da homeostase.

Embora a terapia hormonal possa contribuir para amenizar os efeitos do tempo, sua utilização isolada não é suficiente para revitalizar a pele na transição menopausal e na pós-menopausa. Alguns cuidados, portanto, são sugeridos com base no conhecimento dos fenômenos associados ao envelhecimento cutâneo.

Os sinais de envelhecimento são mais pronunciados na pele exposta à radiação solar que estimula a produção de radicais livres, que em grandes quantidades pode vencer as defesas antioxidantes, lesando DNA, proteínas, lipídeos, além de estimular a expressão das metalonoproteinases dérmicas que destroem as fibras colágenas. Clinicamente, a pele fotoenvelhecida tem aspecto coriáceo, rugoso e coloração amarelada, ao passo que a pele cronologicamente envelhecida apresenta-se menos marcada, mais macia, com perda relativa da elasticidade e com rugas finas. A identificação das alterações mais importantes em cada paciente permite individualizar e otimizar o controle de algumas alterações que implicam na aparência envelhecida por fatores intrínsecos e extrínsecos.

A higienização da pele facial e corporal deve ser feita com produtos suaves e hipoalergênicos (pH próximo do fisiológico), que preservam a barreira cutânea, evitam comprometer o manto hidrolipídico e limitam o ressecamento da pele. Saponinas suaves, com substâncias que compõem o manto hidrolipídico natural, ceramidas (0,5 a 1%), ácido lático (1 a 3%) e aminoácidos (PCA-Na 2 a 5%), são sempre úteis quando aplicadas após o banho.

O ácido retinoico (0,05 a 0,1%), os alfa-hidroxiácidos (ácido glicólico 5 a 10%) e o ácido lático (5 a 15%) são indicados pela a ação queratolítica, reidratante e tensora (por aumento dos fibroblastos e colágeno tipo l). O ácido glicólico, ao diminuir a adesão dos corneócitos, pode favorecer a penetração dos princípios ativos[16].

Agentes clareadores podem ser necessários, como o ácido fítico (1 a 2%) e o ácido kójico (1 a 3%) em cremes, para aplicação à noite, sobre as manchas.

A reidratação cutânea se processa com a recuperação fisiológica da epiderme, ou seja, recompondo as propriedades protetoras e seletivas do estrato córneo para limitar a perda hídrica transepidérmica. A pele dessecada requer o emprego de substâncias que recuperam a película hidrolipídica, como o ácido hialurônico (3 a 5%), ureia (5 a 10%), alguns óleos vegetais, vitaminas e nicotinamida (1 a 2%).

Entre os agentes de correção da barreira cutânea estão os hormônios sexuais de uso tópico, como o estradiol (0,01%) e o estriol (0,3%), que melhoram o trofismo da epiderme e têm ação reidratante à custa do aumento da produção de glicosaminoglicanas[9].

O estímulo ao *turnover* epidérmico, com eliminação dos queratinócitos atípicos e envelhecidos, favorece a recomposição do manto hidrolipídico, regula a eventual desordem dos queratinócitos e a disposição do pigmento melânico, corrigindo, paulatinamente, as manchas pigmentares. O processo inflamatório, induzido pela estimulação da troca celular, pode favorecer o aumento das fibras colágenas e elásticas, em virtude da melhora circulatória e de todas as funções biofisicoquímicas, incluídos os benefícios do incremento da força tênsil e da redução da fragilidade cutânea.

Os retinoides (ácido retinoico 0,01 a 0,1% e outros retinoides de geração mais recente, como o adapaleno a 0,1%) são substâncias muito eficazes nesse sentido. Contudo, são fotossensibilizantes e irritantes, o que requer cuidados: deve ser aplicada em pequena quantidade, gradualmente, à noite. As concentrações podem ser crescentes, obedecendo à tolerância individual. Os estudos pertinentes concordam que 12 semanas de aplicação diária são suficientes para a renovação de 80% dos queratinócitos. Excessos podem induzir dermatite irritativa com telangiectasias. Quando houver intolerância aos retinoides, podem ser empregados os alfa-hidroxiácidos (AHA) em concentrações variáveis entre 8 e 10% (concentrações maiores podem ser irritantes para a pele sensível ou previamente tratada com retinoides). Cabe considerar que os AHA têm menor eficácia. Filtros solares são essenciais durante o uso dos aceleradores/estimuladores de *turnover* celular.

Os fotoprotetores, que trabalham contra o fotoenvelhecimento, devem ser utilizados ao longo da vida. Recomenda-se os de largo espectro (proteção UVA e UVB), com substâncias antioxidantes – parte do fotodano é mediado por radicais livres e FPS entre 15 e 30, preferivelmente associados a um protetor físico (óxido de zinco, dióxido de titânio ou tinosorb). Devem ser aplicados de forma generosa, 20 minutos antes da exposição solar e reaplicados a cada 2 ou 3 horas.

Na tentativa de prevenir e reduzir a capacidade oxidativa da radiação solar, que induz envelhecimento, é útil aplicar produtos com vitaminas C e E (10 a 20% e 1 a 2%, respectivamente).

Alterações Dermatológicas Comuns no Climatério

Algumas queixas dermatológicas são bastante frequentes no dia a dia do consultório do ginecologista durante o período da transição menopausal e da pós-menopausa.

Complicações Dermatológicas Associadas à Terapia Hormonal

Algumas dermatoses desencadeadas ou exacerbadas por estrogênio ou progestagênio já são bastante conhecidas, principalmente no período pré-menstrual, sendo consideradas parte da síndrome pré-menstrual. A terapia hormonal pode, igualmente, estimular dermatoses crônicas, como acne vulgar, acne rosácea, lúpus eritematoso, psoríase, eczema atópico, líquen plano, dermatite herpetiforme, desidrose, urticária e eritema multiforme. A terapia antiestrogênica com tamoxifeno tem sido efetiva para atenuar essas manifestaçãoes[12]. Alguns pesquisadores acreditam, entretanto, que o uso crônico de estrogênio, ao melhorar gradativamente a capacidade de barreira do estrato córneo, é capaz de contribuir para a prevenção de várias dermatoses[2]. A dermatite autoimune por progesterona é condição rara que surge ou se exacerba durante a fase lútea do ciclo menstrual e também pode ser observada durante a terapia hormonal.

A hipersensibilidade à progesterona pode manifestar-se por eczemas, eritema multiforme, urticária, estomatites ou erupções semelhantes à dermatite herpetiforme. A sensibilidade ao estrogênio é rara e pode se expressar por meio de prurido localizado ou generalizado (prurido vulvar ou anal), lesões urticarianas, pápulas não urticarianas, vesículas e reação eczematosa, quadros que cessam com a interrupção da hormonioterapia ou regridem com a ooforectomia e podem reaparecer com a hormonioterapia oral ou tópica[12].

Vulvovaginite Atrófica e Liquenificação

O ressecamento vulvovaginal é queixa comum na pós-menopausa e os principais sintomas são dispareunia e prurido. O persistente ato de coçar a vulva induz espessamento e aumento dos sulcos naturais da pele, processo denominado liquenificação, mais frequente nos grandes lábios (Fig. 13.1).

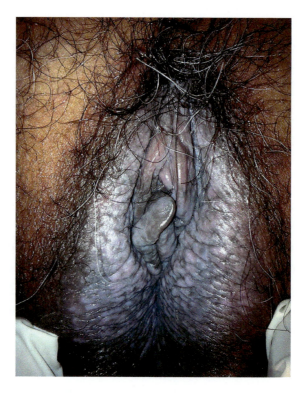

FIGURA 13.1
Líquen simples crônico.

A estrogenioterapia tópica promove melhora do trofismo vulvovaginal e pode interromper o ciclo vicioso prurido-coçar-prurido. O componente compulsivo do prurido resultante pode justificar a denominação neurodermite circunscrita para essa afecção específica. Na fase inicial da liquenificação e por curtos períodos (dias) pode haver benefício com o emprego de corticosteroide tópico de potência moderada. Loções emolientes oleosas podem reduzir a sintomatologia, auxiliar no resgate do manto hidrolipídico e da barreira cutânea (por exemplo, loções com óleo de prímula ou *petrolatum*, conhecido como vaselina sólida).

A atrofia urogenital, melhor denominada SGU[4], representada por sintomas, como ressecamento, irritação, dispareunia, sangramentos e infecções urinárias recorrentes, pode ser atenuada com a terapia hormonal sistêmica e/ou tópica. Nos últimos anos, o laser de CO_2 fracionado tem se mostrado um tratamento bastante promissor, com melhora importante dos sintomas, além da vantagem de ser muito seguro, de fácil execução em ambiente ambulatorial e com mínimos efeitos colaterais[13].

Líquen Escleroso

Outrora denominado líquen escleroatrófico, distrofia ou craurose vulvar, o líquen escleroso é um processo inflamatório crônico de etiologia desconhecida que pode ocorrer em qualquer idade e é mais comum nas fases de transição menopausal e pós-menopausa (sugerindo correlação hormonal). Admite-se associação às doenças autoimunes (vitiligo, líquen plano, tireoidopatias)[14]. A dermatose compromete, quase sempre, a região anogenital (lesões extragenitais são raras e ocorrem, principalmente, no tronco). O prurido pode ser expressivo, de intensidade variável ou ausente por vários anos. Dor e dispareunia são sintomas comuns, que podem ser associados às escoriações ou às lesões profundas provocadas pela coçadura ou atrofia intensa com laceração da comissura labial posterior.

Ao exame clínico, observam-se placas brancas semelhantes à porcelana ou ao marfim, envolvendo vulva e ânus, com padrão conhecido como "fechadura invertida" (Fig. 13.2). As lesões tendem a progredir lentamente, de início com palidez, edema e espessamento cutâneo discretos, antes que se manifestem atrofia vulvar visível, distorção da arquitetura vulvar, sepultamento do clitóris, desaparecimento dos lábios menores e estenose do introito. A vagina é tipicamente poupada porque o líquen escleroso não se desenvolve em epitélio não queratinizado. O acompanhamento constante e estreito se justifica pelo risco de transformação maligna (cerca de 5%)[14].

O exame histopatológico é decisivo para o diagnóstico e mostra hialinização da derme. O achado de hiperplasia de células escamosas pode significar maior risco de desenvolvimento de carcinoma espinocelular, o que justifica a realização de vulvoscopia anual.

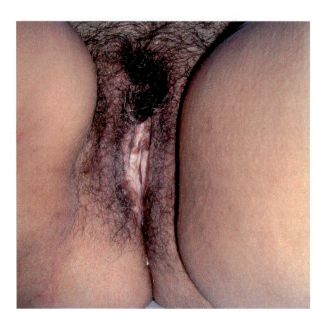

FIGURA 13.2
Líquen escleroso.

O tratamento é difícil, pois o emprego de estrogênios, testosterona e retinoides tópicos, assim como cloroquina oral, oferece resultados precários. Os esteroides potentes (por exemplo, creme ou pomada com propionato de clobetasol, por tempo limitado até três meses, administrado uma vez ao dia, em fina camada), visam reduzir o prurido. Para minimizar os efeitos adversos dos corticosteroides de alta potência (atrofia dérmica, rebote, dermatite de contato, agravamento da lesão original, absorção sistêmica, infecção fúngica e bacteriana e supressão do eixo hipotálamo-hipófise-gonadal), orienta-se a aplicação de quantidade muito pequena, no primeiro mês, diariamente; no segundo mês, três vezes por semana; e no terceiro mês, duas vezes por semana[14]. Pequenas doses de manutenção, por tempo indefinido, são recomendáveis[13]. Os imunorreguladores pimecrolimus (Elidel®) e tacrolimus (Protopic®) têm sido alternativas eficazes quando existe intolerância ao tratamento convencional com esteroides[15]. A aplicação tópica desses produtos tem ação antinflamatória, capacidade imunomoduladora e baixo potencial de imunossupressão sistêmica. O início da terapêutica em estágios precoces pode prevenir sequelas tardias (atrofia, esclerose e carcinoma espinocelular)[13].

O tratamento cirúrgico é excepcional e deve ser considerado apenas quando a fusão labial requer reconstituição do introito. Nessa eventualidade está indicada a vulvoperineoplastia, com resultados aleatórios em virtude das características da pele vulvar.

Acrocórdon, Papiloma Cutâneo ou Fibroma Mole

São lesões pedunculadas macias, da cor da pele ou acastanhadas, que podem variar em tamanho (1 a 10 mm de diâmetro – Fig. 13.3) e localizam-se, preferencialmente, no pescoço e nas pregas axilares, inframamárias e inguinais. São facilmente removidas com tesoura delicada – algumas delas requerem anestesia por infiltração de lidocaína a 2%. Há forte tendência familiar[16].

Queratose Seborreica

Comum nas mulheres após a terceira ou quarta década de vida, é o mais comum entre os tumores epiteliais benignos. Há tendência hereditária e raramente provoca prurido. Caracteriza-se por pápula ou placa acastanhada ou cor da pele ligeiramente elevada de superfície irregular untuosa. As lesões podem ser múltiplas, com 1 a 6 mm de diâmetro, distribuídas por face, tronco e extremidades superiores (Fig. 13.4). Podem ser confundidas, inicialmente, com queratose solar; quando desenvolvidas podem assemelhar-se a verrugas vulgares, carcinomas baso ou espinocelular e até melanoma maligno quando pigmentadas. A biopsia é útil para definir o diagnóstico e o tratamento se resume à crioterapia ou à eletrocoagulação com curetagem e aplicação de ácido tricloroacético a 50%. As lesões podem multiplicar-se ao longo da vida, sem representar problemas além do aspecto inestético[16].

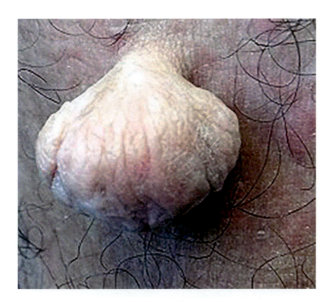

FIGURA 13.3
Fibroma mole.

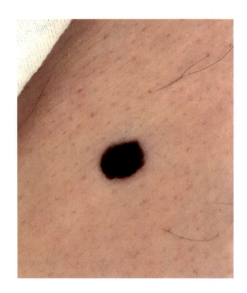

FIGURA 13.4
Queratose seborreica pigmentada.

Hiperplasia Sebácea

A hiperatividade sebácea é comum entre mulheres durante o climatério e é associada ao hiperandrogenismo relativo imposto pela insuficiência estrogênica. Manifesta-se como pápulas com umbilicação central, que medem 1 a 3 mm de diâmetro, localizadas na face e na porção alta do tronco (Fig. 13.5). Podem ser confundidas com siringomas (adenomas benignos dos ductos écrinos) ou com carcinomas basocelulares. São facilmente eliminadas com eletrocoagulação[16].

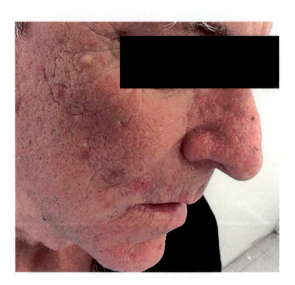

FIGURA 13.5
Hiperplasia sebácea.

Rosácea

Comum em mulheres da quarta à sexta década de vida. Manifesta-se como eritema facial ocasional (diátese rosácea), eritema persistente com telangiectasias (estágio I), eritema persistente com pápulas, pústulas e micropústulas e telangiectasias (estágio II) e, por fim, eritema e edema consistente ("sólido"), pápulas, pústulas e nódulos na porção central da face (estágio III). Na fase avançada, o volume nasal é inestético e, às vezes, desfigurante (rinofima), e podem ocorrer blefarite, conjuntivite e episclerite crônica. O quadro pode ser confundido com o *flushing* facial, que se caracteriza por rubor facial isolado, epsódico e que deve ser diferenciado do eritema ocasional, o qual pode caracterizar fase inicial da rosácea (Fig. 13.6). Também são diagnósticos diferenciais: lúpus eritematoso, dermatite seborreica, dermatomiosite, acne vulgar, dermatite perioral, infestação por *Demodex folliculorum*, periporite, foliculite ou acne medicamentosa. O tratamento envolve dieta (eliminação de produtos que acentuam a vermelhidão facial, inclusive bebidas alcoólicas), uso de cremes com metronidazol, antibióticos orais (tetraciclina, minociclina, doxiciclina) e isotretinoína oral (nas fases adiantadas, em que o *flushing* não responde aos antibióticos). A terapia hormonal, ao eliminar os sintomas vasomotores, minimiza o eritema. A rinofima pode ser melhorada com tratamento cirúrgico, eletrocirurgia ou laserterapia[17].

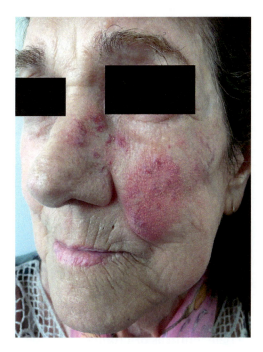

FIGURA 13.6
Rosácea pós-menopausa.

Keratoderma Climatericum

É o termo utilizado para descrever a ocorrência de hiperqueratose palmar e plantar em mulheres no climatério e na pós-menopausa. De início, ocorre espessamento grosseiro das plantas nas áreas de maior pressão (calcanhares) e, mais raramente, segue-se o expressivo aumento da camada córnea nas mãos (Fig 13.7). São úteis os queratolíticos e emolientes (pomadas com ácido salicílico e ureia) e o tratamento sistêmico com acitretina[18].

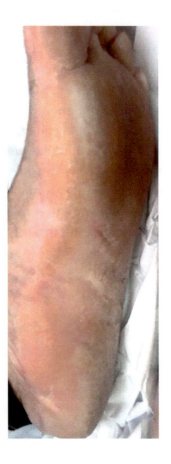

FIGURA 13.7
Queratodermia plantar[20].

Distúrbios Pigmentares

Especula-se que a terapia hormonal possa estimular a melanogênese e a hiperpigmentação da pele. Entre as discromias por hiperpigmentação, o melasma e a melanose senil (face e mãos) são as mais frequentes e representam considerável dano estético (Fig. 13.8). O tratamento das hipercromias é trabalhoso e requer avaliação da intensidade do processo. Despigmentantes, *peelings* criteriosos e filtros solares estão indicados, com restrição ao emprego da hidroquinona, que deve ser substituída por clareadores fitofarmacológicos (ácido kójico, ácido fítico). O laser de CO_2, em associação aos *peelings*, é opção terapêutica a ser considerada. É controversa a terapia hormonal em pacientes com antecedente pessoal ou familiar de melanoma, embora não seja contraindicação formal. Apesar de a estrogenioterapia ser capaz de promover aumento das dimensões e pigmentação dos nevos melanocíticos, algumas evidências contrariam a interferência da terapia hormonal na evolução dos melanomas; enquanto outras a questionam, uma vez que existem receptores estrínicos em alguns tipos de melanoma[19] (Fig. 13.9). Estudos adicionais são necessários para avaliar a segurança da terapia hormonal nas mulheres com histórico de melanoma maligno.

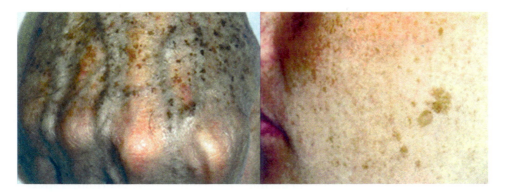

FIGURA 13.8
(**A** e **B**) Melanose senil.

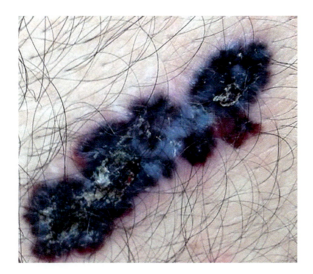

FIGURA 13.9
Melanoma maligno.

Porfiria Cutânea Tardia

Dermatose rara causada por deficiência hereditária ou adquirida de uroporfirinogênio-descaboxilase (UD). Pode ser desencadeada por substâncias químicas ou fármacos, entre eles os estrogênios, que parecem diminuir a atividade e a produção hepática da UD[14].

Essa forma de porfiria se expressa por meio de fotossensibilidade acentuada, hiperpigmentação, hipertricose, alopecia cicatricial, placas esclerodermiformes com bolhas, particularmente no dorso das mãos e após trauma leve. A porfiria contraindica formalmente a estrogenioterapia oral. Há evidências de que a primeira passagem hepática determinada pela terapia hormonial oral poderia atuar, de forma mais intensa, na diminuição da UD, uma vez que, durante a gestação, a grande produção endógena de estrogênio não induz porfiria[12].

Cabelos

O crescimento dos cabelos é influenciado pelos esteroides sexuais. O receptor capilar de estrogênio regula a transição do folículo anágeno (em crescimento) para o telógeno (em repouso), que é seguido pela fase de queda. Estados de hipoestrogenismo transitório ou permanente, como os que ocorrem, respectivamente, no pós-parto e na pós-menopausa, encurtam a fase de crescimento (anágena) e promovem maior queda capilar[21].

A alopecia androgenética de padrão feminino é condição genética de caráter autossômico dominante, com baixa penetrância no sexo feminino, e pode ser precipitada pela insuficiência estrogênica. Caracteriza-se por queda de cabelos principalmente na região frontoparietal, com miniaturização dos fios, normalmente poupando a linha de implantação capilar[21] (Fig. 13.10). As mulheres têm cerca de quatro vezes mais aromatase no couro cabeludo quando comparadas aos homens. Essa enzima transforma a testosterona e a androstenediona em estradiol e estrona, respectivamente, o que explica, em geral, a manifestação mais amena da calvície na mulher, que costuma manter a linha frontal com rarefação, porém sem recesso. Ademais, o homem possui maior quantidade de 5α-redutase dos tipos 1 e 2 e de receptores celulares de androgênios.

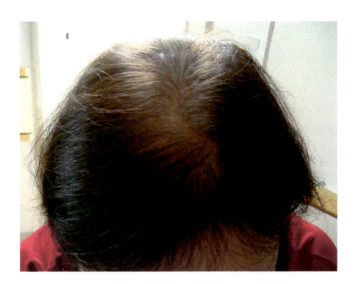

FIGURA 13.10
Alopecia androgenética padrão feminina.

O tratamento deve ser instituído o mais rápido possível, já que a terapêutica não recupera os fios perdidos e apenas estabiliza o processo de afinamento ou miniaturização dos cabelos.

A finasterida, clássico inibidor seletivo da 5α-redutase do tipo 2, promove relativo benefício no tratamento, embora ainda sejam necessários estudos clínicos aleatorizados que estabeleçam a segurança, a dose e o modo de administração na variante feminina.

Na pós-menopausa, apesar de o hipoestrogenismo tornar a expressão da alopecia mais exuberante, não há evidências, até o momento, que assegurem a reposição estrogênica como recurso atenuante ou impeditivo para a sua progressão. O uso de estradiol em loção capilar a 0,025% (Avicis®) parece limitar, timidamente, a miniaturização dos fios, sendo necessárias adicionais investigações quanto à eficácia e à segurança desse ativo.

Os agentes modificadores biológicos de uso tópico são opções terapêuticas que visam normalizar o ciclo do folículo e minimizar o processo de miniaturização dos fios. É mais utilizado o minoxidil, isoladamente ou associado ao ácido retinoico, veiculados, separadamente, em loção capilar na concentração de 2 a 5% e 0,025%, respectivamente[22]. A aplicação desse preparado deve dar-se em noites alternadas, sob massagem suave no couro cabeludo, com as pontas dos dedos. São efeitos colaterais comuns a irritação local e a fotossensibilização.

Referências Bibliográficas

1. Brincat MP. Hormone replacement therapy and the skin. Maturitas. 2000;35: 107-117.

2. Wilkinson HN, Hardman MJ. The role of estrogen in cutaneous aging and repair. Maturitas. 2017;103:60-64.

3. Castelo-Branco C, Pons F, Gratacos E, et al. Relationship between skin collagen – The benefits of estrogen replacement therapy on oral health. Arch Intern Med. 1995;155:2325-2329.

4. Portman DJ, Gass MI. Vulvovaginal Atropy Terminology Consensus Conference Panel Genitourinary syndrome of menopause: new terminology for vulvovaginal atrophy from the International Society for the study of Women's Sexual Health and the North American Menopause Society. Menopause. 2014;21:1063-1068.

5. Patriarca MT, Barbosa de Moraes AR, Nader HB, Petri V, Martins JR, Gomes RC, et al. Hyaluronic acid concentration in postmenopausal facial skin after topical estradiol and genistein treatment: A Double-blind, randomized clinical Trial of efficacy. Menopause. 2013;20(3):336-341.

6. Vérdier-Sévrain S, Bonté F. Gilchrest B. Biology of estrogens in skin: implications for skin aging. Exp Dermatol. 2006;15:83-94.

7. Hardman MJ, Aschcroft GS. Estrogen, not intrinsic aging is the major regulator of delayed human wound healing in the early. Genome Biol. 2008;9:R80.

8. Margolis DJ, Knauss J, Bilker W. Hormone replacement therapy and prevention of pressure ulcers and venous leg ulcers. Lancet. 2002;359:675-677.

9. Patriarca MT, Goldman KZ, Santos JM, Petri V, Freitas V, Baracat EC. Effects of topical estradiol on the facial skin collagen of postmenopausal women under oral hormone therapy: a pilot study. Eur J Obst Gynecol Reprod Biol. 2007;130: 202-205.

10. Moraes ARB, Haidar MA, Soares Jr JM, Simões MJ, Baracat EM, Patriarca MT. The effects of isoflavones on postmenopausal skin: double-blind and randomized clinical trial of efficacy. Eur J Obst Gynecol Reprod Biol. 2009;146:188-192.

11. Silva LA, Carbonel AAF, Moraes ARB, Simóes RS, Sasso GRS, Goes L, et al. Collagen concentration on the facial skin of postmenopausal women after topical treatment with estradiol and genistein: a randomized double-blind controlled trial. Gynecol Endocinol. 2017;33(11):845-848.

CAPÍTULO 13 Aspectos Dermatológicos no Climatério **217**

12. Mor Z, Caspi E. Cutaneous complications of hormonal replacement therapy-Clin Dermatol. 1997;15:147-154.

13. Harris V, Dickison P, Lim A, Fisher G. Vulvovaginal rejuvenation: fact or fiction? Frational carbon dioxide laser for genitourinary syndrome of menopause. Austral J Dermatol. Feb 2018; DOI: 101111/ajd 12765.

14. Tasker GL, Wojnarowska F. Lichen sclerosus. Clin Exp Dermatol. 2003;28:128-133.

15. Oskay T, Sezer HK, Genç C, Kutluay L. Pimecrolimus 1% cream in the treatment of vulvar lichen sclerosus in postmenopausal women. Int J Dermatol. 2007;46:527-532.

16. Fitzpatrick TB. Distúrbios da pele e das membranas mucosas. Dermatologia Atlas e Texto. 5ª ed. Rio de Janeiro: McGraw-Hill Interamericana do Brasil; 2006.

17. Buechner AS. Rosácea: an update. Dermatology. 2005;210(2):100-108.

18. Graham-Brown R. Dermatologic problems of the menopause. Clin Dermatol 1997;15:143-145.

19. Patriarca MT. Efeitos da terapêutica hormonal na pele, cartilagens e articulações. In: Wender MCO, Pompei LM, Fernades CE, editors. Consenso Brasileiro de Terapêutica Hormonal da Menopausa – Associação Brasileira de Climatério. São Paulo; 2014.

20. Petri V. Guia de bolso de dermatologia. Rio de Janeiro: Atheneu, 2017.

21. Ramos LD, Santilli MC, Bezerra FC, Ruiz MF, Petri V, Patriarca MT. Dermoscopic findings in female androgenetic alopecia. Ann Bras Dermatol. 2012;87:691-694.

22. Lucky AW, Piacquadio DJ, Ditre CM, et al. A randomized, placebo-controlled trial of 5% and 2% topical minoxidil solutions in the treatment of female pattern hair loss. J Am Ac Dermatol. 2004;50(4):541-553.

CAPÍTULO 14

ASPECTOS GASTROINTESTINAIS NO CLIMATÉRIO

Wilson Roberto Catapani

CAPÍTULO 14 Aspectos Gastrointestinais no Climatério **221**

O climatério, período que se inicia por volta dos 40 anos e se estende até a época da última menstruação, é acompanhado por uma série de alterações físicas e emocionais que acometem a mulher. As alterações hormonais que ocorrem nesse período são bem conhecidas, assim como os sintomas mais frequentes que o acompanham, como cefaleia, quadros depressivos, ondas de calor, insônia e a sensação de fadiga. Algumas mulheres também sofrem com problemas de ordem gastrointestinal, dores musculares e nas articulações.

As alterações relacionadas ao trato gastrointestinal no climatério e na menopausa são pouco investigadas. Um interessante estudo sueco[1] mostrou que, entre 1.290 pessoas estudadas com respeito à ocorrência de 35 sintomas abdominais, a prevalência geral destes foi significantemente maior em mulheres do que em homens, assim como o número médio de queixas por indivíduo. A maior taxa de sintomas foi de 75%, encontrada em mulheres jovens. A prevalência geral de queixas abdominais nas mulheres diminui significantemente com a idade, independentemente da menopausa. Talvez esta seja uma explicação para a escassez de publicações, em particular na literatura nacional, abordando doenças e sintomas gastrointestinais na menopausa, evidenciada quando se realiza uma pesquisa bibliográfica sobre o tema. De fato, a maioria da literatura sobre afecções gastrointestinais na menopausa é focada em três assuntos principais: constipação intestinal, síndrome do intestino irritável e refluxo gastroesofágico. De forma sugestiva, o trabalho sueco em referência mostra que a prevalência de sintomas de refluxo gastroesofágico não diminui com a idade. Os autores supõem que o desaparecimento da maioria dos sintomas com o avançar da idade, exceto os indicativos de refluxo, sugere uma origem funcional para os mesmos.

Tendo em vista esses fatos, passaremos a abordar essas doenças.

A constipação intestinal é problema comum, caracterizada pela redução na frequência das evacuações ou emissão de fezes ressecadas, endurecidas, ou, ainda, esforço excessivo à evacuação. Sintomas, como sensação de evacuação incompleta e uso de manobras manuais para facilitar a evacuação também são encontrados. Há subtipos dessa síndrome, que atualmente é classificada em constipação por trânsito lento, defecação dissinérgica ou, ainda, pode fazer parte do quadro da síndrome do intestino irritável do tipo constipado. A defecação dissinérgica é associada às disfunções do assoalho pélvico, em particular – como a contração paradoxal do músculo puborretal. Além disso, outros fatores como dieta pobre em fibras, inatividade física, problemas metabólicos, endócrinos, neurológicos e psiquiátricos – contribuem para a constipação. Sabidamente, a constipação é mais comum em idosos e mulheres[2]. Receptores de estrogênio estão presentes no epitélio de bexiga, uretra, vagina, músculo elevador ânus e fáscia puborretal[3]. Apesar disso, não há boas evidências de que a baixa de estrogênios observada na menopausa seja, em si, a causa de disfunções dessas estruturas. A constipação nas pessoas em faixas etárias mais altas raramente tem causa única. Perda neuronal nos plexos mioentérico e submucoso do intestino, aumento da absorção de água, redução na sensação de enchimento retal e elevação da complacência do reto são também comuns em pessoas com idade mais avançada.

Triadafilopoulos *et al.* investigaram grupos de mulheres pré e pós-menopausa, mostrando que mulheres na pós-menopausa tinham prevalência mais alta de alterações autorreferidas no hábito intestinal[4].

Um estudo nacional, realizado em 100 mulheres pós menopausadas, cuja média de idade era de 58,9 anos, mostrou que 37% delas eram constipadas, sendo o sintoma mais frequente o esforço ao evacuar (91,9%), seguido da sensação de evacuação incompleta (83,8%), fezes endurecidas ou fragmentadas

CAPÍTULO 14 Aspectos Gastrointestinais no Climatério **223**

(81,1%), menos de três evacuações por semana (62,2%), sensação de obstrução à evacuação (62,2%) e manobras digitais para facilitar a evacuação (45,9%)[5].

Um grande estudo, envolvendo 93.676 mulheres pós-menopausadas, investigou se o risco cardiovascular pode ser predito pela constipação intestinal nessa população, já que vários fatores de risco são comuns a ambas as condições. O risco cardiovascular (mortalidade por doença coronariana, infarte, revascularização, acidente vascular cerebral) foi ajustado por dados demográficos, fatores de risco e outras variáveis, em um seguimento médio de 6,9 anos. Quando ajustada por diversos parâmetros, como idade, sexo, etnia, educação, fatores dietéticos, entre outros, a constipação grave (assim considerada como aquela que prejudica o desempenho de atividades habituais) foi um marcador de risco de doença cardiovascular em mulheres pós-menopausa, com aumento de 23% em comparação às mulheres sem constipação[6]. Dessa forma, mulheres na pós-menopausa com quadro de constipação grave merecem avaliação quanto ao risco cardiovascular.

A síndrome do intestino irritável (SII), em geral, tem seus sintomas iniciados bem antes dos 40 anos de idade, ainda na adolescência ou até a terceira década de vida. Quando a sintomatologia se inicia mais tardiamente, o diagnóstico de intestino irritável, embora possível, deve ser feito cuidadosamente. Assim, é esperado que mulheres no climatério, portadoras de SII, tenham relato de sintomas iniciados mais precocemente. Recentemente, Choghakhori et al.[7] avaliaram diferenças relacionadas ao sexo entre sintomas, qualidade de vida e fatores bioquímicos em pacientes portadores de SII. Foram estudados pacientes ambulatoriais, 29 homens e 61 mulheres, entre elas, 45 na pré-menopausa e 16 menopausadas, diagnosticados pelos critérios de Roma III. Os resultados mostraram diferenças entre homens e mulheres no tocante à distensão abdominal e à insatisfação com seu hábito intestinal, sendo maior nas mulheres. A comparação entre mulheres na pré-menopausa e menopausadas mostrou que não houve diferença estatisticamente significante entre elas quanto à severidade dos sintomas, embora se deva considerar que esse fato pode, potencialmente, ser explicado pelo reduzido número de mulheres menopausadas, que contava com apenas 16 pacientes.

Um trabalho polonês investigou a influência dos níveis de melatonina nos sintomas de SII em mulheres na pós-menopausa. O estudo tem como base teórica a ação relaxante da melatonina sobre a musculatura lisa. Oitenta mulheres na pós-menopausa, entre 48 e 65 anos de idade, foram divididas em dois grupos: SII com constipação e SII diarreica. O grupo controle foi composto por mulheres saudáveis, sem SII, entre 45 e 65 anos de idade. Os níveis urinários de 6-sulfatoximelatonina foram medidos em todas as pacientes. A seguir, melatonina ou placebo foi administrado durante seis meses, e sintomas foram avaliados no segundo, no quarto e no sexto mês. Os níveis de 6-HMS urinária diferiram, significantemente, entre os grupos, sendo menores no grupo SII constipado, a seguir no controle e os maiores níveis encontrados no grupo SII diarreico. Após seis meses, a intensidade da dor e da distensão abdominal diminuiu em 70%, e da constipação em 50% no grupo SII constipado, mostrando a utilidade da melatonina no tratamento dessa condição[8].

Um estudo chinês avaliou diversos parâmetros associados à perimenopausa em 1.062 mulheres entre 40 e 60 anos. Nesse estudo, os principais sintomas encontrados foram fadiga (54,24%), tonturas (44,63%), insônia (40,68%), cefaleia (38,98%), artralgias e mialgias (37,48%), ondas de calor e sudorese noturna (32,02%), palpitações (31,45%), ansiedade (24,11%), parestesias (22,60%), depressão (13,18%) e formigamentos de pele (8,85%). Quando analisados em sua relação com esses sintomas, mostraram-se associados individualmente os fatores idade, ganho familiar mensal, *status* de emprego, relações familiares características de personalidade, menstruação, abortos, constipação e consumo de álcool. Índice de massa corporal, nível educacional e tabagismo não se mostraram associados aos sintomas. Quando ajustados e analisados em conjunto, por meio de regressão logística múltipla, permaneceram significantemente associados os fatores idade, *status* de emprego, características de personalidade, menstruação e constipação intestinal como fatores de risco, enquanto a renda familiar mensal foi um fator de proteção[9].

Outra condição frequentemente observada em mulheres no período da peri-menopausa é o refluxo gastroesofágico. Muitas vezes se questiona se a administração de hormônios acarreta piora do refluxo ou faz com que ele se instale. Há um risco cerca de 2,9 vezes maior de sintomas de refluxo em mulheres menopausadas, conforme demonstrado por Infantino[10]. Nesse estudo, o autor sugere uma relação entre as alterações hormonais da menopausa com a presença de refluxo. Entretanto, isto não foi evidenciado em um estudo inglês[11], no qual mulheres com sintomas de refluxo foram alocadas em dois grupos, de acordo com os resultados de sua pHmetria esofágica: exposição ácida esofágica normal ou excessiva. Ademais, foram estratificadas em grupos pré e pós-menopausa. Foram dosados estradiol, estrona, progesterona e globulina de ligação de hormônios sexuais. Individualmente, no grupo pré-menopausa houve correlação entre níveis de globulina de ligação de hormônios sexuais e testosterona com aumento da acidez esofágica, porém essa correlação não mais ficou evidenciada quando as variáveis foram ajustadas pelo índice de massa corporal, sugerindo que não há correlação entre hormônios sexuais e refluxo nessa população, e que, na realidade, o índice de massa corporal tem relação com a doença do refluxo.

Em mulheres entrando em menopausa precoce e naquelas diagnosticadas com osteoporose no período perimenopausa sem fatores de risco conhecidos presentes, a doença celíaca subclínica deve ser lembrada e investigada. Com frequência, essa moléstia leva à presença de sintomas, como anemia não esclarecida, osteoporose sem a presença de fatores de risco evidenciados e poucos ou mínimos sintomas digestivos.

O tratamento da constipação intestinal pode ser iniciado à maneira clássica, tentando-se administrar fibras, hidratação e preconizar atividade física e orientação para que não se iniba o reflexo evacuatório. Se não houver sucesso, a paciente deve ser submetida à avaliação específica para a determinação da etiologia da constipação. Razoável parcela de pacientes não melhora com a administração de fibras; para estas podem ser necessárias outras técnicas de tratamento, como *biofeedback* ou, em alguns casos, cirurgia, dependendo da etiologia. Não há evidências consistentes para recomendar o uso de ervas da medicina chinesa no tratamento. Quanto à SII, a terapêutica também é sempre individualizada, as drogas existentes são voltadas ao alívio sintomático, com taxas de sucesso variáveis e, particularmente na mulher no climatério, é provável que os fatores emocionais tenham um peso importante.

Referências Bibliográficas

1. Agréus L, Svärdsudd K, Nyrén O, Tibblin G. The epidemiology of abdominal symptoms: prevalence and demographic characteristics in a Swedish adult population. A report from the Abdominal Symptom Study. Scand J Gastroenterol. 1994 Feb;29(2):102-109.

2. Bharucha AE, Dorn SD, Lembo A, Pressman A. American Gastroenterological Association medical position statement on constipation. Gastroenterology. 2013;144(1):211-217.

3. Gebhart JB, Rickard DJ, Barrett TJ, Lesnick TG, Webb MJ, Podratz KC, et al. Expression of estrogen receptor isoforms alpha and beta messenger RNA in vaginal tissue of premenopausal and postmenopausal women. Am J Obstet Gynecol. 2001;185(6):1325-1330.

4. Triadafilopoulos G, Finlayson M, Grellet C. Bowel dysfunction in postmenopausal women. Women Health. 1998;27:55-66.

5. de Oliveira SCM, Pinto-Neto AM, Góes JRN, Conde DM, Santos-Sá D, Costa-Paiva L. Prevalência e fatores associados à constipação intestinal em mulheres na pós-menopausa. Arq Gastroenterol. 2005;42(1):24-29.

6. Salmoirago-Blotcher E, Crawford S, Jackson E, Ockene J, Ockene I. Constipation and risk of cardiovascular disease among postmenopausal women. Am J Med. 2011;124(8):714-723.

7. Choghakhori R, Abbasnezhad A, Amani R, Alipour M. Sex-related differences in clinical symptoms, quality of life, and biochemical factors in irritable bowel syndrome. Dig Dis Sciences. 2017;62(6):1550-1560.

8. Chojnacki C, Walecka-Kapica E, Lokieć K, Pawłowicz M, Winczyk K, Chojnacki J, et al. Influence of melatonin on symptoms of irritable bowel syndrome in postmenopausal women. Endokrynol Pol. 2013;64(2):114-120.

9. Li RX, Ma M, Xiao XR, Xu Y, Chen XY, Li B. Perimenopausal syndrome and mood disorders in perimenopause: prevalence, severity, relationships, and risk factors. Medicine (Baltimore). 2016 Aug;95(32):e4466.

10. Infantino M. The prevalence and pattern of gastroesophageal reflux symptoms in perimenopausal and menopausal women. J Am Acad Nurse Pract. 2008 May;20(5):266-272.

11. Menon S, Prew S, Parkes G, Evans S, Smith L, Nightingale P, et al. Do differences in female sex hormone levels contribute to gastro-esophageal reflux disease? Eur J Gastroenterol Hepatol. 2013;25(7):772-777.

CAPÍTULO 15

NUTRIÇÃO E ATIVIDADE FÍSICA NO CLIMATÉRIO

Natália Tavares Gomes

Sílvia Gomyde Casseb

Tathiana Parmigiano

Marcelo Luis Steiner

CAPÍTULO 15 Nutrição e Atividade Física no Climatério **229**

Num futuro não muito distante, indivíduos acima dos 65 anos serão maioria em nossa população. Além disso, devemos considerar que as mulheres passarão um terço de suas vidas na pós-menopausa[1]. Os hábitos nutricionais de uma população têm grande papel na manutenção da saúde. Alimentação não saudável, obesidade e deficiências nutricionais podem acarretar várias doenças. No entanto, existe um componente do estilo de vida cujo papel é ainda mais determinante: atividade física. Pessoas sedentárias têm maior mortalidade que aquelas que se exercitam regularmente[2].

O ginecologista, como médico mais consultado pela mulher ao longo de sua vida, precisa incorporar esse conhecimento em sua prática diária[3]. É preciso entender os benefícios de se abordar o assunto e, além disso, saber que deve usar essa ferramenta na menacme para que a mulher esteja mais bem preparada para o período da pós-menopausa[3]. Ferramenta esta com incontáveis benefícios, custo acessível e variável de acordo com as possibilidades individuais, e ainda com mínimo risco. A inatividade não só coloca mulheres climatéricas em zona de risco para algumas doenças, como também piora sintomas da própria menopausa[4].

Para alguns autores, o exercício físico e a nutrição são algo além de estilo de vida: constituem uma modalidade terapêutica por si só[4]. Porém, segundo pesquisa da Organização Mundial da Saúde, em 2016, os médicos e profissionais de saúde se mantêm inadequadamente preparados para alertar sobre isso[5]. Basta consultar os mais renomados livros de propedêutica para verificar que, durante a anamnese, ao questionar o paciente acerca de seus hábitos e vícios, os estudantes aprendem a perguntar sobre uso de álcool, cigarro e drogas. Nossa sugestão é incluir na anamnese o questionamento sobre atividade física da vida diária e sobre exercícios físicos programados.

Cabe aqui explicar essas definições para evitar o uso inadequado dos termos[6]:

1) **Atividade Física:** movimento corporal produzido pela contração muscular e que faz aumentar o dispêndio de energia.

2) **Exercício Físico:** atividade física planejada, estruturada, repetida e intencional, para atingir um objetivo.

3) **Esporte:** exercício físico com regras definidas, geralmente com caráter competitivo.

Este capítulo tem como objetivo salientar a importância da nutrição e dos exercícios físicos para o climatério e para o envelhecimento; além de propor um guia prático ao ginecologista, como clínico da mulher, para abordar o assunto durante as consultas de rotina e prescrever esse poderoso tratamento não farmacológico.

Nutrição

O envelhecimento está relacionado às alterações endócrinas, gastrointestinais, renais e musculares, que podem afetar a necessidade de vários nutrientes. Enquanto o impacto das alterações fisiológicas e metabólicas tem sido muito estudado, somente nas últimas duas décadas as pesquisas têm sido conduzidas para definir o impacto dessas alterações nas necessidades nutricionais humanas[7].

Sabe-se que há diminuição das necessidades energéticas com o avançar da idade, decorrente da queda do metabolismo basal e frequente redução do nível de atividade física. A necessidade basal não está sob o comando do indivíduo, mas o gasto energético varia de acordo com os padrões de atividade. Atividade física pode ter responsabilidade maior na manutenção do balanço energético[8].

O enfoque sobre nutrição e envelhecimento tem ultrapassado os limites da prevenção da pobreza e da subnutrição e tem alcançado protagonismo no sucesso da transição menacme-climatério-menopausa, tanto para prevenção do declínio funcional, quanto para prevenção das doenças associadas à idade. Anteriormente, as recomendações da ingestão diária de nutrientes eram baseadas na quantidade de nutrientes para prevenir a ocorrência de um estado de deficiência. Já as novas recomendações são baseadas na quantidade de nutrientes necessárias para prevenir a ocorrência de doença crônica ou otimizar função fisiológica[9].

Gasto Energético

Durante a vida adulta há diminuição no gasto energético total. Isto é devido à combinação de gasto energético basal diminuído, à atividade física reduzida e termogênese possivelmente diminuída. A queda do gasto energético basal está relacionada à diminuição de massa magra. A redução do gasto energético pela atividade física está associada à maior incidência de doenças incapacitantes. A atividade física é a mais variável dos componentes do gasto energético total e, dessa forma, das necessidades calóricas[10].

Necessidades Nutricionais

Carboidratos

O papel primário dos carboidratos (açúcares e amido) é fornecer energia às células, especialmente às que dependem, quase exclusivamente, de glicose, como os neurônios. O amido e o glicogênio são digeríveis, enquanto os outros polissacarídeos são parcialmente ou até mesmo indigeríveis. O valor diário recomendado (VDR) de carboidratos para idosos é o mesmo dos adultos jovens: 130 g/dia, baseado na utilização média de glicose pelo cérebro. Esse nível de ingestão, contudo, é habitualmente excedido para compensar as proporções de consumo aceitas para gorduras e proteínas. A média de consumo de carboidratos é aproximadamente de 180 a 230 g/dia para mulheres. Recomenda-se que os carboidratos constituam 50 a 65% do consumo calórico total diário, ou valor calórico total (VCT). Apesar da maior porcentagem de gordura no corpo, com o avançar da idade, a fonte de energia preferencialmente utilizada é o carboidrato. Assim, não se deve recomendar restrições de carboidratos para essa população. Essa menor atividade lipolítica tem levantado hipóteses para o ganho de peso e acúmulo de gordura em determinados segmentos do corpo durante o envelhecimento[11].

Proteínas

Segundo uma revisão publicada pela Organização Mundial da Saúde, a necessidade de proteína deve ser o menor nível de ingestão de proteína possível para equilibrar as perdas de nitrogênio em pessoas que mantêm o balanço energético com níveis moderados de atividade física. O VDR para proteína baseia-se nos princípios de "necessidades médias de energia" e "nível seguro de ingestão". Considera-se, portanto, nível seguro de ingestão a quantidade que irá atingir ou exceder as necessidades de praticamente todo o grupo (97,5%), tendo sido definida como segura a média somada a mais dois desvios-padrão. Dessa forma, concluiu-se que 0,6 g/kg/dia representava a necessidade média de proteína de alta qualidade e mais dois desvios-padrão para cobertura de 97,5% da população, assumindo-se a recomendação de até 0,75g/kg/dia para adultos e idosos[12]. A Sociedade Brasileira de Alimentação e Nutrição adaptou as recomendações nutricionais para a digestibilidade "verdadeira" da proteína da dieta brasileira e chegou ao valor de 1g/kg/dia de proteína para adultos[13, 14].

Lipídios

Uma capacidade reduzida para oxidar gordura talvez contribua para um acúmulo de gordura. O envelhecimento está associado à redução da oxidação da gordura em repouso, após uma refeição e durante o exercício, promovendo, então, acúmulo da gordura total e central do corpo. A lipólise é regulada por vários hormônios, incluindo catecolaminas, glucagon, hormônio adrenocorticotrófico, hormônio do crescimento, prostaglandinas, hormônio da tireoide, glicocorticoides e hormônio esteroide sexual. A regulação hormonal da lipólise pode ser afetada pelo processo do envelhecimento. O envelhecimento não altera qualquer das necessidades específicas dos lipídios essenciais[14]. Admite-se, prudentemente, que a dieta deva ter 30% ou menos do VCT na forma de gordura. A ingestão de gorduras saturadas, presentes em alimentos de origem animal, não deve ultrapassar 10% do VCT. Devido ao potencial efeito imunossupressor, ácidos graxos poli-insaturados não devem ultrapassar 15% da ingestão energética; os ácidos graxos monoinsaturados, presentes no óleo de oliva, podem ser consumidos numa porcentagem de até 7% do VCT. A ingestão de colesterol não deve ser superior a 300 mg/dia; se houver hipercolesterolemia, deve limitar-se a 200 mg/dia[14].

Minerais e Vitaminas[14]

Cálcio

É evidente que no decorrer da vida inadequada ingestão de cálcio contribui para a má qualidade óssea, aumentando o risco de osteoporose. Porém, o fator preponderante se encontra nas alterações que ocorrem no metabolismo da vitamina D. Recomenda-se que a ingestão de cálcio seja de 1,0 e 1,2 g/dia. Suplementos que combinam cálcio com vitamina D podem ser indicados.

Zinco

É um mineral importante por causa de seu papel na cicatrização de feridas, incremento da função imune e na interrupção do desenvolvimento de degeneração macular. A recomendação da ingestão diária de zinco é de 8 mg para mulheres. Doses consideradas excessivas (acima de 40 mg/dia) podem levar a uma deficiência de cobre. Os íons divalentes podem competir entre si na absorção de um ou outro, inibindo competitivamente, assim o zinco do sulfato de zinco atrapalha a absorção do ferro do sulfato de ferro e vice-versa.

Ferro

O envelhecimento está associado ao aumento gradual no estoque de ferro em homens e mulheres. Como consequência, a deficiência de ferro é incomum em idosos e, invariavelmente, é causada pela perda patológica de sangue. Assim, a anemia de doença crônica, que está associada à deficiência eritropoiética de ferro, incluindo baixa concentração sérica de ferro e redução na saturação de transferrina, é muitas vezes diagnosticada erroneamente como anemia por deficiência de ferro, levando a um tratamento equivocado de administração oral de ferro. A anemia de doença crônica está associada à habilidade prejudicada do sistema reticuloendotelial em reciclar o ferro obtido da quebra da fagocitose ou, ainda, com a ingestão insuficiente de proteína. Portanto, nesses casos, o estoque de ferro está normal ou aumentado. Muitos indivíduos, principalmente em países desenvolvidos, fazem uso de complexos de vitaminas e minerais que contêm a recomendação permitida diária de ferro, o que é inapropriado. Existem estudos demonstrando uma forte relação entre estoque de ferro tecidual e aumento do risco de doenças cardíacas e de alguns tipos de neoplasias.

Selênio

A deficiência de selênio pode contribuir com o declínio da função imune celular relacionada à idade, à insuficiência cardíaca congestiva, ao maior risco de neoplasias e ao declínio na função imune. A recomendação diária é de 55 µg.

Vitamina A

É um dos únicos nutrientes que tem a sua necessidade diminuída com o avanço da idade. O envelhecimento está associado à eficiente absorção de vitamina A pelo trato gastrointestinal, acompanhado de uma reduzida taxa de catabolismo. Por isso, há maior suscetibilidade à toxicidade, que pode causar cefaleia, astenia, redução na contagem de leucócitos, disfunção hepática e artralgia. A vitamina A tem importante papel na acuidade visual, contudo, não há evidência que a suplementação dessa vitamina impeça a deterioração da acuidade visual relacionada à idade. A recomendação diária é de 700µg para mulheres.

Tiamina (Vitamina B1)

Baixos níveis de tiamina estão associados aos altos níveis de resistência à insulina e à síndrome do túnel do carpo, e ainda contribuem com o declínio da função imune. A deficiência pode ser por ingestão inadequada, aumento na utilização tecidual, absorção diminuída, maior perda de tiamina ou por uma combinação desses fatores. A deficiência grave leva ao quadro de beribéri. Há indícios de que a tiamina melhore a cognição em pacientes com doença de Alzheimer e o desempenho de idosos durante o exercício. A dose recomendada é de 1,2 mg/dia.

Piridoxina (Vitamina B6)

Clinicamente relevantes, as deficiências das vitaminas do complexo B são muito raras em pessoas mais velhas. Contudo, a deficiência de vitamina B6 é comum em idosos alcoolistas e pode ser importante fator contribuinte no desenvolvimento de distúrbios da cognição, neuropatias e, talvez, cardiomiopatias. Os hormônios femininos estão implicados na inibição da atividade da piridoxina no metabolismo do triptofano. Os alcoolistas têm necessidades aumentadas de piridoxina, pois o acetaldeído, metabólito ativo do etanol, atua favorecendo a degradação dessa vitamina. Os principais alimentos ricos em piridoxina são: fígado, músculo, vegetais e cereais integrais. Níveis séricos elevados de homocisteína, associados à deficiência de piridoxina, estão implicados como fator de risco forte e independente para doença cardiovascular, demência e doença de Alzheimer. A dose recomendada é de 1,7 mg/dia.

Vitamina B12 e Ácido Fólico

A deficiência de folato é rara, mais encontrada em quadros de alcoolismo, ou em indivíduos que fazem uso de drogas que interferem no metabolismo do folato ou com doenças associadas ao aumento da necessidade de folato (anemia hemolítica e eritropoiese inefetiva). Por ser necessário para a síntese de purinas e timidilato, o folato se constitui elemento essencial para a síntese de DNA e RNA, sendo fundamental na eritropoiese. Deficiência de folato pode resultar em perda cognitiva ou depressão significativa. A recomendação de folato é de 400 µg/dia, enquanto a de vitamina B12 é de 2,4 µg/dia. A anemia megaloblástica resultante da deficiência de folato é indistinguível da causada pela deficiência de vitamina B12; no entanto, a ocorrência de alterações neurológicas é rara na deficiência de folato isolada. Aproximadamente 10% de idosos saudáveis têm baixa concentração de vitamina B12. Os seres humanos dependem da ingestão da vitamina pela dieta de origem animal, e pode haver desenvolvimento de deficiência de vitamina B12 em vegetarianos estritos ou por má absorção, como em casos de gastrite atrófica, supressão de ácido gástrico por meio de drogas, pessoas submetidas à gastrectomia e infecções gastrointestinais. A deficiência de vitamina B12, classicamente, causa anemia megaloblástica morfologicamente idêntica à provocada pela deficiência de folato e também pode provocar alteração da marcha, déficit neurológico sensitivo e motor e perda de memória. A deficiência de folato e vitamina B12 resultam em aumento da concentração de homocisteína, que é um fator de risco independente para doenças cardiovasculares e para o desenvolvimento de demência do tipo Alzheimer e demência vascular. A vitamina B12 pode ser administrada por via oral, intramuscular ou subcutânea, não devendo ser administrada por via endovenosa pelo possível risco de anafilaxia. A administração por via oral é suficiente nos estados de deficiência de origem alimentar.

Vitamina C

Estudos têm indicado inadequada ingestão dietética de vitamina C em pessoas mais idosas. Por outro lado, há alta prevalência de suplementação de vitamina C. A utilização de megadoses de vitamina C pode apresentar efeito colateral relevante, dentre eles diarreia osmótica, interpretação equivocada da pesquisa de sangue oculto nas fezes e imprecisões nas determinações de glicose tanto no sangue quanto na urina. Por intermédio das recentes recomendações, houve aumento para 75 mg/dia para mulheres e doses acima de 2.000 mg/dia são consideradas excessivas.

Vitamina D

A deficiência de vitamina D é uma preocupação séria em lugares mais frios, em grandes centros e em pessoas que não se expõem ao sol[14]. A ingestão da vitamina D é, em média, 50% da recomendação diária, mas não é sua principal fonte. A dose diária é de 5 μg ou 200 UI em indivíduos de 50 anos.

Atividade Física e Exercícios

Fisiologicamente, mulheres estão suscetíveis à redução de seu metabolismo basal e à perda de massa magra na transição para a menopausa. Apesar, entretanto, do ganho de peso ser associado à menopausa, ele é inicialmente decorrente do próprio aumento da idade, e não necessariamente deve ser associado à menopausa. Esse ganho de peso e redução do metabolismo basal é acompanhado da diminuição da prática de exercício físico, uma vez que a taxa de atividade cai em 40% entre as mulheres de meia-idade[1]. Acredita-se que mulheres solteiras e viúvas tendem a ser mais sedentárias que as casadas[15].

Apesar de vermos uma mudança nos dias atuais, as mulheres, historicamente, enfrentaram grandes barreiras à prática de exercício físico, acreditando-se no efeito deletério sobre o sistema reprodutivo[15]. O climatério e a menopausa se tornaram, assim, um período em que as mulheres devem ser estimuladas a adquirirem atitudes preventivas, ou seja, um "plano de vida saudável", que inclui dieta adequada, exercício físico (EF) regular e a manutenção de uma vida social e familiar. Os benefícios do EF serão diretamente proporcionais a sua adesão[4].

Nem todas as mulheres podem ou desejam realizar terapia hormonal (TH). Sendo assim, buscam outras opções, como terapias alternativas e o EF para sua melhora de qualidade de vida na transição para a menopausa e quando esta está instalada. O EF é, então, considerado grande aliado para o alívio dos sintomas da menopausa, como fogachos, desordens urinárias, dores articulares e transtorno de humor. O sedentarismo está atrás apenas do tabagismo como fator de risco para doenças, caracterizando-se como grande problema de saúde pública[16].

Importância do Exercício Físico (EF)[1]

1. **Massa óssea:** todo exercício é saudável à massa óssea. Entretanto, acredita-se que o ideal seja a associação de exercícios resistidos (musculação) com exercícios com impacto. Nadar e pedalar têm resultados controversos no ganho de massa óssea.

2. **Sarcopenia:** estima-se que, a partir dos 40 anos, ocorra perda gradual de massa muscular, com declínio rápido após 65 anos. A prevalência de sarcopenia varia de 10 a 40%, principalmente associada ao hipoestrogenismo. Exercícios resistidos aumentam a musculatura e sua função, com melhora de flexibilidade, equilíbrio e diminuição de dificuldades motoras.

3. **Efeitos cardiovasculares e peso:** o EF minimiza o envelhecimento arterial, diminuindo o risco de hipertensão. Ainda aumenta a liberação de óxido nítrico, que é um importante vasodilatador. Também melhora

o perfil lipídico ao melhorar a resposta anti-inflamatória, antioxidante e diminuir o tecido adiposo. Quanto maior o nível de aptidão, menor a mortalidade.

4. **Efeitos sobre cognição e humor:** o EF está inversamente relacionado à demência. Dados mostram que pessoas ativas têm menor risco de serem acometidas por desordens mentais do que as sedentárias, reduzindo em até 50% o risco de doença de Alzheimer, se o EF é feito de maneira regular. Além disso, melhora a função cognitiva, depressão, ansiedade, qualidade do sono e percepção geral dos sintomas, já que promove o contato social.

5. **Efeitos sobre os sintomas de dor:** o EF, em conjunto com a perda de peso, leva à melhora da dor causada por osteoartrite, doença comum na pós-menopausa. Melhora a percepção da dor e estado físico geral de pacientes com fibromialgia, dores ginecológicas e oncológicas. A associação de estrogenioterapia e exercícios para o assoalho pélvico minimiza sintomas de dispareunia.

6. **Efeitos sobre os sintomas vasomotores ou fogachos[16]:** a prática de exercício para alívio desse sintoma tem achados controversos na literatura. A TH supera a prática de exercício isolada na melhora dos fogachos. Entretanto, fogachos são relatados principalmente por mulheres que apresentam piores níveis de colesterol, triglicérides e resistência à insulina. Talvez a melhora desses parâmetros pelo EF possa minimizar os sintomas.

7. **Efeitos sobre os sintomas sexuais[16]:** os resultados são controversos em relação aos sintomas sexuais, havendo relatos de melhora, indiferença ou até piora dos sintomas. O nível e a intensidade do EF podem justificar os resultados. Mais estudos são necessários.

8. **Efeitos sobre sintomas somáticos[16]:** EF melhoram os sintomas associados à tontura, à cefaleia e à parestesia de extremidades.

9. **Efeitos sobre a imunidade e risco de câncer:** a prática de EF moderado não só está associada à melhora da imunidade global, como também ao menor risco de, pelo menos, 13 tipos de cânceres, incluindo aqui o de mama e o de endométrio[17]. O efeito mais importante é um aumento na atividade das células *natural killers* (NK), que participam da exterminação de células tumorais e células infectadas por vírus, sem

necessidade de prévia imunização ou ativação. Além das células NK, o EF também influencia fagócitos (monócitos e macrófagos) e linfócitos B e T. A intensidade moderada de EF afeta positivamente as funções imunes naturais, mas os exercícios extenuantes ou de muito longa duração agem negativamente na primeira linha de defesa do organismo contra infecções (neutrófilos e linfócitos CD)[18].

Benefícios do Exercício Físico[4,19]

EF é um excelente instrumento de saúde em qualquer faixa etária, induzindo várias adaptações fisiológicas e psicológicas:

- Aumento do consumo de oxigênio (VO_2)

- Maiores benefícios circulatórios periféricos

- Aumento da massa muscular

- Melhor controle da glicemia

- Melhora do perfil lipídico

- Redução do peso corporal

- Melhora da pressão arterial de repouso

- Melhora da função pulmonar

- Melhora do equilíbrio e da marcha

- Menor dependência nas atividades diárias

- Melhora da autoestima e da confiança

- Significativa melhora da qualidade de vida

- Exercícios aeróbios e de força reduzem riscos metabólicos associados à síndrome metabólica ao diminuir a gordura visceral e dislipidemia

Riscos da Prática de Exercícios

Os benefícios associados à prática de exercício físico superam, certamente, os riscos[1]. No entanto, deve-se estar atento. A prescrição de exercício deve levar em conta as comorbidades da paciente para que não haja aumento do risco cardiovascular ou das dores e lesões musculoesqueléticas. Ressaltamos aqui, portanto, a importância da prescrição sempre individualizada[4].

Por exemplo, mulheres com osteoporose não devem ser estimuladas ao EF de alto impacto por risco maior de fraturas. Mas o prescritor deve encontrar outro tipo de EF para tais pacientes e estimular, sempre, a prática regular[4].

Riscos menores podem ser bem avaliados na história clínica: arritmias, isquemia do miocárdio, rabdomiólise, broncoconstrição. Riscos maiores podem necessitar avaliação com exames complementares[1].

Avaliação Pré-Participação[4]

Um programa de EF para mulheres no climatério e na menopausa deve estar dirigido para, entre outros objetivos, quebrar o ciclo do envelhecimento, melhorando sua condição aeróbia e diminuindo os efeitos deletérios do sedentarismo[19].

As recomendações para a prática esportiva no climatério e na menopausa são semelhantes às de adultos saudáveis e independe do sexo. Essencial ressaltar a importância da avaliação de comorbidades, estado de saúde geral e nível de aptidão física no momento da prescrição de EF.

1. História clínica

    a. Avaliação da história cardiovascular

    b. Fatores de risco, como: dislipidemia, tabagismo, diabetes, hipertensão arterial e sedentarismo extremo

    c. Sintomas prévios como tontura, desmaios, precordialgia, dispneia e palpitações

2. Exames complementares (para detecção de isquemias silenciosas e arritmias)

    a. Eletrocardiograma de repouso

    b. Teste de esforço (ergométrico). Sugerimos que o ginecologista, como clínico da mulher, solicite este exame, que tem fácil interpretação por meio de laudo e traz informações relevantes sobre riscos mediante esforço físico. Ele ainda classifica o indivíduo quanto à aptidão física, ao medir subjetivamente o VO_2

3. Antropometria

Ao ginecologista cabe pesar e medir a circunferência abdominal. Mas pode-se sugerir que o profissional de educação física ou nutricionista realize antropometria mais detalhada para calcular percentual de massa magra e massa gorda e acompanhar a evolução dessas medidas.

Prescrição de Exercícios[4]

Deve-se, para a prescrição de exercícios, considerar as variáveis: modalidade, duração, frequência, intensidade e modo de progressão. Além disso, deve-se valorizar as preferências pessoais e possibilidades da mulher em questão. O lazer e a socialização fazem parte de um programa bem-sucedido.

O EF deve ser iniciado por uma fase de aquecimento, exercícios de alongamento e de mobilidade articular e depois a atividade principal. A redução progressiva da intensidade do exercício ao término da atividade principal também é importante por prevenir a hipotensão pós-esforço.

A segurança é primordial, estando atentos à temperatura e ao aporte hídrico, bem como ao uso de roupas e calçados adequados[19].

Exercícios aeróbios

- Caminhar, nadar, jogar tênis, andar de bicicleta, dançar

- Envolvem o uso de grandes grupos musculares

- Devem durar, ao menos, 10 minutos por sessão, sendo recomendados 30 minutos de exercício moderado 5 vezes por semana ou 20 minutos de exercícios vigorosos 3 vezes por semana

Musculação ou exercícios resistidos

- Dois dias não consecutivos por semana

- 15 repetições por exercício

- 60 a 75% da força máxima conseguida em uma repetição máxima

- Contemplar todos os segmentos e todos os grupos musculares

Flexibilidade e equilíbrio

- Para proporcionar equilíbrio e minimizar risco de quedas

- Idealmente, realizar exercícios de flexibilidade em sessão de treinamento diferente dos exercícios de força

Outras modalidades possíveis:

a) HIIT (*high intensity interval training*): exercícios intervalados, alternando alta intensidade e recuperação. Geram aumento de força e massa magra, diminuição de circunferência abdominal e de pressão arterial, melhora da postura e redução do risco de queda.

b) Pilates: gera melhora do equilíbrio e da flexibilidade, prevenção de quedas, melhora do padrão de dor e da composição corporal e ainda fortalece músculos estabilizadores do centro do corpo (*core*) e assoalho pélvico.

Recomendações na Prescrição[19]

- Realizar EF somente quando houver bem-estar físico, mas não confundir com preguiça e/ou falta disposição

- Usar roupas e sapatos adequados

- Evitar fumo e uso de sedativos

- Não se exercitar em jejum

- Respeitar os limites pessoais e ganhos individuais de condicionamento

- Evitar extremos de temperatura e umidade

- Hidratação adequada antes, durante e após o EF

Dicas[1,15]

1. Ajude sua paciente a estabelecer metas reais. Mil passos por dia é uma medida positiva contra o sedentarismo. Aplicativos e podômetros podem ser recursos facilitadores. Estacionar o carro mais longe, evitar elevador, realizar encontros e reuniões em movimento podem ser opções. Ajude-a a organizar facilidades, agendas e outros aspectos psicossociais que minimizem potenciais barreiras para aumentar a adesão ao programa de exercícios. Atente-se às solteiras, viúvas ou com menor instrução e poder aquisitivo.

2. Atenção na escolha do tipo de exercício. Prefira atividades compatíveis com a preferência da mulher, independentemente da escolha. Aquelas que preferirem ioga, por exemplo, não terão benefícios aeróbios, mas terão benefícios de flexibilidade e força muscular. As que não gostam de suar podem optar por nadar. Negocie com sua paciente, sempre mostrando a importância da regularidade dos EF. Considere atividades de baixo custo como opção e de fácil acesso, que podem ser feitas em horários e locais diferentes, em viagens, nos dias de lazer, de clima desfavorável etc.

3. Monitore o progresso. Retome o assunto e anote as evoluções durante as consultas. Mostre as melhoras em relação à circunferência abdominal, ao peso e à evolução de parâmetros laboratoriais. Isso ajudará na adesão.

4. Reforce os benefícios. Quanto antes forem estimuladas, mais longevidade terão na prática saudável.

5. Barganhe! Qualquer atividade é melhor que nada.

Referências Bibliográficas

1. Grindler NM, Santoro NF. Menopause and exercise. Menopause. 2015 Dec;22(12):1351-1358. doi:10.1097/GME.0000000000000536. Review.

2. Pines A. Lifestyle and diet in postmenopausal women. Climateric. 2009;12 (suppl 1):62-65.

3. Ravnikar VA. Diet, exercise and lifestyle in preparation for menopause. Obstet Gynecol Clin North Am. 1993 Jun;20(2):365-378.

4. Mendoza N, De Tereza C, Cano A, et al. Benefits of physical exercise in postmenopausal women. Maturitas. 2016 Nov; 93:83-88. doi: 10.1016/j. maturitas. 2016.04.017. Epub 2016 Apr 26. Review.

5. World Health Organization. Prevalence of insufficient physical activity among adults data by country. Glob Heal Obs. 2016. Data repos.

6. McArdle WD, Katch FI, Katch VL. Fisiologia do exercício: energia, nutrição e desempenho humano. 5th ed. Rio de Janeiro: Guanabara Koogan; 2003. cap 31, p. 895.

7. Lesourd B. Nutrition: a major factor influencing immunity in the elderly. J Nutr Health Aging. 2004;8(1):28-37.

8. Seale JL, Klein G, Friedmann J, et al. Energy expenditure measured by doubly labeled water, activity recall, and diet records in the rural elderly. Nutrition. 2002;18(7-8):568-573.

9. Russell RM. The aging process as a modifier of metabolism. Am J Clin Nutr. 2000;72(2):S529-S532.

10. Tomoyasu NJ, Toth MJ, Poehlman ET. Misreporting of total energy intake in older men and women. J Am Geriatr Soc,.1999;47(6):711-715.

11. Food and Nutrition Board (FNB)/Institute of Medicine (IOM). Dietary Reference Intakes for energy, carbohydrate, fiber, fat, fatty acids, cholesterol, protein, and aminoacids (macronutrients). Disponível em: http://www.iom.edu.

12. Kurpad AV, Vaz M. Protein and amino acid requirements in the elderly. Eur J Clin Nutr. 2000;54(3):S131-S142.

13. Vannuchi H, Menezes EW, Campana AO, et al. Aplicações das recomendações nutricionais adaptadas à população brasileira. Cadernos de Nutrição. 1990; 2:155.

14. Moriguti JC, Ferrioli E. Nutrição no idoso. In: Ciências Nutricionais. São Paulo: Sarvier; 1998. cap. 14, p. 239-251.

15. Taunton JE, Martin AD, Rhodes EC, et al. Exercise for the older woman: choosing the right prescription. Br J Sports Med. 1997 Mar;31(1):5-10.

16. Stojanovska L, Apostolopoulos V, Polman R, et al. To exercise, or, not to exercise, during menopause and beyond. Maturitas. 2014 pr;77(4):318-323. doi: 10.1016/j.maturitas.2014.01.006. Epub 2014 Jan 24. Review.

17. Moore SC, Lee IM, Weiderpass E, et al. Association of leisure time physical activity with risk of 26 types of câncer. JAMA Int Med. 2016;176(6):816-825.

18. Turner JE, Brum PC. Does regular exercise courter T cell immunosenescence reducing the risk of developing cancer? Oxid Med Cell Longev. 2017;4234765. doi10.1155/2017. Epub 2017 Jul.

19. Posicionamento oficial da Sociedade Brasileira de Medicina do Esporte e da Sociedade Brasileira de Geriatria e Gerontologia: atividade física e saúde no idoso. Rev Bras Med Esporte, vol. 5 nº 6 Niterói Nov./Dec. 1999.

CAPÍTULO 16

TRANSTORNOS DO HUMOR NO CLIMATÉRIO

Joel Rennó Jr.

Renan Rocha

CAPÍTULO 16 Transtornos do Humor no Climatério **249**

O climatério é um período de particular vulnerabilidade às manifestações psiquiátricas depressivas e a depressão tem associações significativas com doenças ginecológicas e obstétricas, como endometriose, síndrome do ovário policístico, infertilidade, falência ovariana prematura e abortamento espontâneo recorrente. Em função da alta prevalência dos sintomas e sinais clínicos depressivos no sexo feminino, particularmente no climatério, a alta suspeição diagnóstica é pertinente.

Por isso, obstetras/ginecologistas estão em posição profissional estrategicamente importante para a realização do rastreamento nas pacientes. Nesse sentido, propõe-se maior aproximação de médicos obstetras/ginecologistas e psiquiatras, de modo que a disposição mútua possibilite maior compartilhamento dos conhecimentos e das questões dessa interface médica[1].

A depressão apresenta, no sexo feminino, prevalência ao longo da vida de aproximadamente 20% e o risco de sua manifestação na mulher é 1,5 a 3 vezes superior ao do homem. A maior vulnerabilidade da mulher para a depressão parece estar parcialmente associada às oscilações rápidas e intensas dos hormônios reprodutivos, que influenciam os sistemas serotoninérgico e noradrenérgico. De fato, a partir da puberdade torna-se notável aumento significativo de episódios depressivos, o que sugere a existência de influências endócrinas relevantes. O estrogênio modula a atividade de vias bioquímicas envolvidas na patogênese da depressão, como o eixo hipotálamo-hipófise--adrenal e os mecanismos de neuroplasticidade, incluindo a regulação do fator neurotrófico derivado do cérebro. Devido aos efeitos monoaminérgicos, os polimorfismos e as alterações em genes relacionados à síntese e ao metabolismo de estrogênio têm sido associados ao maior risco de sintomas e sinais depressivos[2,3].

Concomitantemente ao declínio da função ovariana, o climatério é a longa transição para a vida não reprodutiva da mulher. Durante o climatério ocorre a perimenopausa, caracterizada por irregularidade menstrual e oscilações hormonais erráticas. A perimenopausa estende-se até um ano após a última menstruação – a menopausa, aos cinquenta e um anos de idade, aproximadamente –, enquanto a transição menopausal é o período iniciado a partir da irregularidade menstrual até a menopausa. Embora sua concentração varie significativamente durante tais períodos reprodutivos, o nível sérico do hormônio folículo estimulante encontra-se, de modo característico, frequentemente elevado, sobretudo quando mensurado entre o segundo e o quinto dia da fase menstrual folicular[4].

Estudos transversais e prospectivos investigaram a relação entre climatério e manifestações depressivas e constataram aumento significativo (de até três vezes) no número de mulheres com sintomas e sinais depressivos durante esse período. Esse risco elevado foi identificado mesmo entre mulheres sem episódios depressivos anteriores. Os resultados de recente meta-análise apoiam a hipótese de uma associação entre as oscilações hormonais femininas e a depressão ao mostrar que o risco da doença após a menopausa está relacionado à idade da menopausa e à duração da menacme. Os autores da meta-análise concluíram que uma exposição mais longa aos hormônios endógenos – consequência de um período reprodutivo mais duradouro e uma menopausa mais tardia – estava associada ao menor risco de depressão após a menopausa[5,6].

Durante a perimenopausa, particularmente, constata-se maior frequência e também maior gravidade nas manifestações depressivas. O surgimento ou a exacerbação de sintomas e sinais depressivos no climatério, principalmente na perimenopausa, poderiam ser secundários aos distúrbios do ciclo sono-vigília, oriundos do impacto das manifestações vasomotoras (fogachos e sudorese noturna) na mulher, sendo essa hipótese descrita como "efeito dominó". Com efeito, a perimenopausa é considerada por alguns autores como um fator de risco independente para a depressão, em especial com a presença de fogachos e sudorese noturna. As manifestações vasomotoras foram identificadas como fatores preditivos independentes para a depressão na perimenopausa. Assim, sudorese noturna e, sobretudo, fogachos durante o climatério são sinais de alerta para a pertinência do rastreamento da depressão e para a alta suspeição da doença. Os seguintes fatores também estão significativamente associados ao maior risco de depressão no climatério: transtorno disfórico pré-menstrual prévio; expectativas e percepções negativas a respeito do climatério; doença crônica durante a menacme; obesidade mórbida; eventos estressores[5-7].

O médico deve estar atento à possível sobreposição de manifestações climatéricas e depressivas. Os principais sintomas e sinais compartilhados são a redução da atenção, a diminuição da energia, o desejo sexual hipoativo e as alterações do sono. Essa avaliação nosológica e seu diagnóstico diferencial podem ser auxiliados pelo Questionário da Saúde da Mulher e pela Escala Climatérica de Greene. Para o rastreamento de episódio de depressão, o *Patient Health Questionnaire-9* (PHQ-9) mostrou-se um instrumento válido em brasileiros[8].

O transtorno bipolar deve ser permanentemente considerado como um diagnóstico diferencial na mulher com depressão. Os poucos estudos a respeito do impacto do climatério no transtorno bipolar sugerem a exacerbação das suas manifestações psiquiátricas durante esse período da vida, com predomínio de sintomas e sinais depressivos. Estudo longitudinal com 47 sujeitos investigou a taxa de recorrência de episódios de transtorno bipolar durante a transição menopausal e constatou que 68% das pacientes apresentaram um novo episódio depressivo. Em outra pesquisa, 44 mulheres entre 40 e 60 anos, com diagnóstico de transtorno bipolar e que apresentavam manifestações climatéricas, participaram de um estudo observacional prospectivo. Os resultados indicaram que as manifestações psiquiátricas maníacas, hipomaníacas e depressivas foram significativamente mais intensas durante a perimenopausa[9].

No climatério, os principais tratamentos para a depressão são os inibidores seletivos da recaptação de serotonina, os inibidores seletivos da recaptação de norepinefrina, a terapia hormonal e a psicoterapia, utilizados de modo individual ou em conjunto. A psicoterapia pode ser especialmente benéfica para as mulheres que vivenciam, com maior intensidade, as questões vinculadas às modificações físicas, psicológicas e sociais peculiares a esse período da vida e aos conflitos íntimos relacionados aos sentimentos de perda e medo. Identificaram-se dois estudos específicos sobre a eficácia da psicoterapia em mulheres com depressão na perimenopausa, cujos resultados foram favoráveis à terapia cognitiva[10,11].

Embora possa ser benéfica a algumas pacientes de modo particular, a terapia hormonal estrogênica para a depressão no climatério apresenta evidências científicas divergentes e controversas. The North American Menopause Society considera que os resultados dos estudos são insuficientes para a indicação da terapia hormonal como tratamento adjunto de depressão, de acordo com parecer científico publicado em 2017. Segundo as Diretrizes do Canadian Network for Mood and Anxiety Treatments (CANMAT) de 2016, a terapia hormonal poderia ser recomendada como tratamento de segunda escolha para mulheres sem contraindicações e que compreendessem bem os riscos adversos envolvidos. Nesses casos, quando a terapia com estrogênio é utilizada na perimenopausa, deve ser combinada com progestágeno em dose suficiente para suprimir a ovulação[10-12].

A respeito do tratamento medicamentoso da depressão, algumas questões de eficácia e tolerabilidade persistem. Setenta por cento dos pacientes permanecem apresentando manifestação clínica relevante após tratamento com antidepressivo de primeira escolha. Cinquenta por cento deles abandona o tratamento em função de efeitos adversos ou intoleráveis, como aumento de peso ou disfunção sexual. Uma das possíveis respostas para tais questões é a identificação de fatores preditores de maior eficácia e tolerabilidade, como sexo, idade ou manifestações clínicas específicas. Pode-se aplicar essa abordagem para o aperfeiçoamento do tratamento no climatério. Questiona-se, portanto, a existência de antidepressivo que possa ser candidato à terapia de primeira escolha – eficaz e tolerável – para a depressão no climatério com manifestações vasomotoras, pois até 80% das mulheres relatam fogachos nesse período. Os fogachos geralmente começam dois anos antes da menopausa, atingem pico um ano após e gradualmente diminuem ao longo de cerca de 10 anos. Estão associados aos sintomas e sinais depressivos, aos distúrbios do sono e à pior qualidade de vida e, por isso, o tratamento concomitante é pertinente[12,13].

Portanto, selecionar, de modo mais criterioso e específico, a terapia antidepressiva é uma abordagem que pode resultar em benefícios relevantes às pacientes no climatério, pois características individuais podem ser referências estratégicas para escolhas terapêuticas mais eficazes, seguras e toleráveis. Considerando-se as peculiaridades da depressão da mulher no climatério e em função da qualidade dos estudos, destacam-se paroxetina, escitalopram e desvenlafaxina dentre as opções das terapias medicamentosas. Em 2013, a Food and Drug Administration (FDA) aprovou paroxetina para o tratamento

CAPÍTULO 16 Transtornos do Humor no Climatério **253**

de fogachos. Nesse contexto clínico específico, apresenta-se, com menor ênfase, citalopram, duloxetina, mirtazapina, quetiapina e venlafaxina. Dos medicamentos mencionados, escitalopram e desvenlafaxina têm recebido maior atenção de pesquisadores e periódicos científicos. Um ensaio clínico randomizado comparou-os e concluiu que escitalopram e desvenlafaxina apresentam eficácia, segurança e tolerabilidade semelhantes para mulheres com depressão na pós-menopausa, com idade entre 40 e 70 anos[10,14,15].

Dois ensaios clínicos randomizados, controlados por placebo, indicaram a eficácia de desvenlafaxina no tratamento da depressão no climatério. Nessa população, uma análise conjunta de nove ensaios clínicos demonstrou que o medicamento apresenta índices de remissão significativos. Ensaio clínico aberto durante a pós-menopausa concluiu que desvenlafaxina promove resposta terapêutica moderada e sustentada. A respeito das manifestações vasomotoras, cinco ensaios clínicos randomizados controlados por placebo indicaram a eficácia da substância. Os resultados demonstraram que a dose diária mais eficaz para fogachos e sudorese noturna é 100 mg. Resposta clínica semelhante ao placebo foi constatada em um estudo randomizado. Em relação à função sexual, análise integrada de nove ensaios clínicos randomizados controlados por placebo mostrou que 1% das mulheres em uso de desvenlafaxina declarou redução da libido e anorgasmia. Dois ensaios clínicos randomizados, controlados por placebo, apresentaram índices semelhantes entre placebo e o medicamento na função sexual em mulheres. Quanto à variação da massa corporal, meta-análise de 10 ensaios clínicos controlados com placebo investigou a alteração de peso e constatou ausência de diferença estatística significativa entre o placebo e a desvenlafaxina: menos de 1% das pacientes tratadas com a substância apresentou alteração clínica significativa da massa corporal[10,16].

Quanto ao escitalopram, em ensaio clínico aberto envolvendo mulheres de 45 a 65 anos, o medicamento demonstrou efetividade no tratamento da depressão. Especificamente na perimenopausa, mostrou-se efetivo em ensaio clínico aberto no tratamento da depressão associada a fogachos. Em comparação ao etinilestradiol e ao acetato de noretindrona, escitalopram esteve associado à maior remissão de manifestações depressivas em estudo clínico randomizado do qual participaram mulheres com transtornos depressivos no climatério. Quanto a sua eficácia para fogachos, um ensaio clínico randomizado, controlado por placebo, concluiu que a substância é uma terapia eficaz e segura para esse sintoma vasomotor. No entanto, outro estudo que utilizou os mesmos métodos não identificou diferença significativa entre escitalopram e placebo no tratamento de fogachos no climatério. Dois ensaios clínicos randomizados, controlados por placebo, indicaram que o medicamento reduziu o impacto negativo dos fogachos na qualidade de vida de mulheres no climatério. Um ensaio clínico aberto, envolvendo mulheres no climatério, mostrou redução significativa na frequência e na intensidade de fogachos. Em relação à disfunção sexual, meta-análise concluiu que escitalopram apresenta um dos menores índices dentre os inibidores seletivos da recaptação de serotonina. Os índices clínicos da função sexual, relativos ao escitalopram e ao placebo, foram semelhantes em ensaio clínico randomizado, controlado por placebo, no qual participaram mulheres com fogachos durante o climatério. Em ensaio clínico randomizado, controlado por placebo, envolvendo mulheres de 40 a 62 anos de idade, não foi identificada piora na função sexual durante o uso de escitalopram. Quanto às alterações de massa corporal, o medicamento foi associado às pequenas alterações de peso após 12 semanas de tratamento, com aumento médio de 0,14 kg, em ensaio clínico aberto randomizado. Houve pequena elevação de peso após 32 semanas de uso de escitalopram em pacientes com depressão, independentemente da dose utilizada, de acordo com ensaio clínico aberto[16,17].

Em 1993, a National Institutes of Health, agência nacional de pesquisas médicas dos Estados Unidos, divulgou o estabelecimento de novos padrões de pesquisa por meio do documento *Revitalization Act*, no qual solicita aos investigadores científicos que considerem a inclusão do sexo feminino nos estudos e analisem seus desfechos. De fato, a literatura médica aponta diferenças entre os sexos em relação à farmacocinética e à farmacodinâmica, bem como sugere a influência do climatério na resposta terapêutica aos antidepressivos. No entanto, em 2007, ainda cerca de metade dos ensaios clínicos randomizados para tratamento de depressão, identificados no banco de dados MEDLINE, apresentava ausência de resultados para o sexo feminino. No mesmo ano, cerca de 99% dos ensaios clínicos randomizados para tratamento de depressão, observados na base de dados *ClinicalTrials.gov*, mostrava ausência de desfechos para as mulheres participantes. É lamentável que muitos estudos que incluem mulheres permaneçam sem investigar os resultados por sexo. Portanto, enfatiza-se que pesquisar as respostas terapêuticas específicas da mulher aos tratamentos antidepressivos é uma atitude científica fundamental para o contínuo aperfeiçoamento farmacológico, principalmente em períodos da vida associados à maior vulnerabilidade à depressão, durante os quais são imperativos os esforços médicos para a alta suspeição, o rastreamento, o diagnóstico e os tratamentos competentes[16,18].

Referências Bibliográficas

1. Bhat A, Reed SD, Unützer J. The obstetrician-gynecologist's role in detecting, preventing, and treating depression. Obstet Gynecol. 2017;129(1):157-163.

2. Sassarini DJ. Depression in midlife women. Maturitas. 2016;94:149-154.

3. Gordon JL, Girdler SS, Meltzer-Brody SE, Stika CS, Thurston RC, Clark CT, et al. Ovarian hormone fluctuation, neurosteroids, and HPA axis dysregulation in perimenopausal depression: a novel heuristic model. Am J Psychiatry. 2015;172(3):227-236.

4. Harlow SD, Gass M, Hall JE, et al. Executive summary of the stages of reproductive aging workshop: addressing the unfinished agenda of staging reproductive aging. Climacteric. 2012;15:105-114.

5. Georgakis MK, Thomopoulos TP, Diamantaras AA, Kalogirou EI, Skalkidou A, Daskalopoulou SS, et al. Association of age at menopause and duration of reproductive period with depression after menopause: a systematic review and meta-analysis. JAMA Psychiatry. 2016;73(2):139-149.

6. de Kruif M, Spijker AT, Molendijk ML. Depression during the perimenopause: a meta-analysis. J Affect Disord. 2016;206:174-180.

7. Worsley R, Bell RJ, Gartoulla P, Robinson PJ, Davis SR. Moderate-severe vasomotor symptoms are associated with moderate-severe depressive symptoms. J Womens Health (Larchmt). 2017;26(7):712-718.

8. Llaneza P, García-Portilla MP, Llaneza-Suárez D, Armott B, Pérez-López FR. Depressive disorders and the menopause transition. Maturitas. 2012;71(2):120-130.

9. Perich T, Ussher J, Meade T. Menopause and illness course in bipolar disorder: a systematic review. Bipolar Disord. 2017;00:1-10.

10. Soares CN. Depression and menopause: current knowledge and clinical recommendations for a critical window. Psychiatr Clin North Am. 2017;40(2):239-254.

11. Whedon JM, KizhakkeVeettil A, Rugo NA, Kieffer KA. Bioidentical estrogen for menopausal depressive symptoms: a systematic review and meta-analysis. J Womens Health (Larchmt). 2017;26(1):18-28.

12. Simon GE, Perlis RH. Personalized medicine for depression: can we match patients with treatments? Am J Psychiatry. 2010;167:1445-1455.

13. Parry B. Optimal management of perimenopausal depression. Int J Womens Health. 2010;2:143-151.

14. Minuzzi L, Frey B, Soares C. Depression during the menopausal transition: an update on epidemiology and biological treatments. Focus. 2012;10: 22-27.

15. MacQueen GM, Frey BN, Ismail Z, Jaworska N, Steiner M, Lieshout RJ, et al. Canadian Network for Mood and Anxiety Treatments (CANMAT) 2016 clinical guidelines for the management of adults with major depressive disorder: section 6. Special populations: youth, women, and the elderly. Can J Psychiatry. 2016;61(9):588-603.

16. Rocha R, Rennó Jr J, Ribeiro HL, et al. Tratamento da depressão no climatério. Revista Debates em Psiquiatria. 2013;(1):16-25.

17. Soares CN. Tailoring strategies for the management of depression in midlife years. Menopause. 2017;24(6):699-701.

18. Sramek JJ, Murphy MF, Cutler NR. Sex differences in the psychopharmacological treatment of depression. Dialogues Clin Neurosci. 2016;18(4):447-457.

CAPÍTULO

17

PROPEDÊUTICA DA MULHER CLIMATÉRICA

Luiz Francisco Cintra Baccaro

Lúcia Costa Paiva

A propedêutica da mulher climatérica envolve a avaliação clínica e complementar voltada para sua condição de saúde, bem como a prevenção e o controle de doenças mais prevalentes nessa faixa etária. Por definição, a menopausa é o último episódio de sangramento menstrual apresentado pela mulher. É um evento inevitável que advém do término da função ovariana, ocorrendo naturalmente, em média, aos 51 anos de idade[1]. O período da vida que compreende a transição entre o estágio reprodutivo e o não reprodutivo é denominado climatério e pode ou não estar associado a algum sintoma[2]. O conjunto de sintomas decorrentes da interação entre fatores socioculturais, psicológicos e endócrinos que ocorrem na mulher que envelhece é chamado síndrome do climatério[2].

Diagnóstico de Menopausa e Síndrome do Climatério

História Clínica e Exame Físico/Ginecológico

Alterações no padrão menstrual, sintomas vasomotores e alterações emocionais são frequentes durante esse período de transição[3]. O diagnóstico de menopausa é clínico e feito de maneira retrospectiva, pois o último período menstrual só pode ser definido após 12 meses de amenorreia[1]. Para fazer o diagnóstico de síndrome do climatério é essencial a realização de uma história clínica adequada para avaliação dos sintomas[3]. Os sintomas mais frequentemente associados ao climatério são os vasomotores. Também conhecidos como ondas de calor ou fogachos, consistem em uma sensação súbita de calor na região de face, pescoço e tórax, que dura alguns minutos. Geralmente, cursam com aumento da frequência cardíaca (7 a 15 batimentos por minuto) e vasodilatação periférica, acarretando aumento na temperatura cutânea e na sudorese. Quando ocorrem durante a madrugada podem levar à insônia[4]. As alterações no ciclo menstrual também são muito comuns e causa frequente de procura pelos serviços de saúde durante o climatério. A queda na quantidade e na qualidade dos folículos ovarianos resulta em ocorrência de anovulação e baixos níveis séricos de progesterona na segunda fase do ciclo. Os intervalos entre os sangramentos menstruais começam a ficar mais longos e o volume de sangramento pode ser variável[3]. Alterações do humor e da sexualidade também são comuns na transição menopausal. Fatores, como envelhecimento, mudanças no corpo e síndrome do ninho vazio, podem contribuir para aumento na frequência de sentimentos negativos e mesmo de episódios depressivos.

A anamnese da mulher climatérica deve ser completa, abordando, em detalhes, os aspectos mais frequentemente relacionados à diminuição da função ovariana. As características das ondas de calor, como frequência, duração e intensidade, devem ser sempre pormenorizadas. Os aspectos relacionados ao ciclo menstrual devem ser questionados, conhecendo-se a data da menarca, da última menstruação ou mudanças no padrão menstrual. O questionamento sobre utilização de métodos anticoncepcionais não deve ser esquecido. Mulheres na pós-menopausa podem apresentar atrofia genital importante decorrente do hipoestrogenismo, porém quase sempre não se queixam espontaneamente ao profissional de saúde. Um questionamento dirigido para sintomas, como secura vaginal, irritação, leucorreia, ardor e dispareunia, deve sempre fazer parte da anamnese da mulher climatérica. Os hábitos de saúde, como ingestão alimentar, prática de exercícios físicos, uso de álcool e

CAPÍTULO 17 Propedêutica da Mulher Climatérica **261**

tabagismo, devem ser investigados para a orientação de estilo de vida saudável. Antecedentes pessoais de doenças crônicas, como hipertensão e diabetes, além de antecedentes familiares, são importantes para a caracterização do risco futuro de diversas doenças crônicas e neoplasias[5].

O exame físico da mulher climatérica deve incluir medidas antropométricas, como aferição de peso, altura e cálculo do índice de massa corporal. Aferição da pressão arterial, medida da circunferência abdominal e avaliação de *acantose nigricans* ajudam na avaliação do risco cardiovascular. Durante o exame ginecológico, a avaliação mamária é essencial, especialmente em mulheres com queixas associadas, como nodulações, descarga mamilar ou dor. Na inspeção vulvar deve-se atentar para possíveis lesões de pele, como áreas de liquenificação, diâmetro do introito, além da realização de manobras de Valsalva para avaliação de possível distopia genital. Ao exame especular, além da avaliação do colo uterino, pode-se avaliar a rugosidade e a lubrificação da mucosa vaginal, que podem estar muito diminuídas devido à atrofia decorrente do hipoestrogenismo. O toque vaginal bimanual pode estimar o tamanho e a mobilidade uterinos, além de excluir tumorações pélvicas volumosas[5].

A confirmação da síndrome do climatério é eminentemente clínica. Para mulheres na faixa etária esperada, que apresentam sintomas sugestivos de hipoestrogenismo e/ou ausência de menstruação por 12 meses consecutivos, não são necessárias dosagens hormonais[3]. A dosagem do hormônio folículo estimulante (FSH) só é necessária em casos de dúvida diagnóstica (como durante o uso de sistema intrauterino de levonorgestrel), ou em casos de suspeita de falência ovariana precoce (antes dos 40 anos de idade), quando são necessárias ao menos duas dosagens de FSH elevado (maior que 40 UI/L) com intervalo de quatro a seis semanas entre as coletas para confirmação do diagnóstico[1,3].

Rastreamento Oportunístico de Doenças Crônicas e Neoplasias

O climatério é uma fase normal da vida, não havendo um conjunto de procedimentos e exames preestabelecidos obrigatórios direcionados ao seu manejo[3]. Mulheres na transição menopausal apresentam inúmeras necessidades de prevenção de doenças e de promoção de saúde que podem ser supridas[6]. O rastreamento oportunístico é aquele que "ocorre quando a pessoa procura o serviço de saúde por algum outro motivo e o profissional de saúde aproveita o momento para rastrear alguma doença ou fator de risco"[7]. Neste capítulo revisaremos algumas medidas propedêuticas para mulheres climatéricas. A propedêutica básica para avaliação inicial e acompanhamento de mulheres climatéricas pode incluir exames laboratoriais e de imagem, cuja indicação e periodicidade de repetição dependem da situação clínica e da presença de alterações. O Quadro 17.1 mostra os principais exames para propedêutica do climatério.

Quadro 17.1
Exames para propedêutica da mulher climatérica
Hemograma
Glicemia/teste de tolerância à glicose
Colesterol total, HDL, LDL, triglicérides
Hormônio tireotrófico (TSH)
Urina I (urocultura)
Pesquisa de sangue oculto nas fezes
Exame preventivo do câncer de colo uterino
Mamografia e ultrassonografia mamária (a critério clínico)
Densitometria óssea (a critério clínico)

Serão revisados e detalhados, a seguir, o rastreamento de fatores de risco para doenças cardiovasculares, o rastreamento dos cânceres ginecológicos, do câncer colorretal, da osteoporose e de doenças sexualmente transmissíveis.

Rastreamento de Fatores de Risco para Doenças Cardiovasculares

Em mulheres jovens, os altos níveis de estradiol sérico mediam uma série de efeitos benéficos ao aparelho cardiovascular, levando à vasodilatação, à menor reação inflamatória e à menor progressão de aterosclerose[8]. Entretanto, em mulheres que envelhecem, concomitantemente à queda dos níveis séricos de estradiol, ocorre aumento progressivo na incidência de doenças cardiovasculares (DCV). A partir dos 50 anos, as DCV constituem a principal causa de morte entre mulheres, superando as mortes por neoplasias malignas. Avaliação periódica do risco cardiovascular em mulheres pós-menopáusicas, por meio do uso de instrumentos para classificar esse risco e para calcular o risco de DCV em 10 anos, pode ser utilizada. Diferentes instrumentos *on-line* estão disponíveis para calcular esse risco. A Diretriz Brasileira para Prevenção Cardiovascular da Sociedade Brasileira de Cardiologia recomenda o uso do Escore Global de Risco para essa avaliação inicial (http://www.zunis.org/FHS_CVD_Risk_Calc_2008.htm). Entretanto, todos os demais escores, inclusive o tradicional Framinghan score, podem ser utilizados como ferramentas de estratificação de risco[9]. A identificação de fatores de risco para DCV, como hipertensão arterial, *diabetes mellitus*, dislipidemia, obesidade e tabagismo, é importante para a elaboração de estratégias individualizadas para redução do risco. Diversas sociedades médicas já publicaram sugestões de como rastrear esses diversos fatores de risco. A Tabela 17.1 mostra detalhes sobre possíveis esquemas de rastreamento de doenças cardiovasculares.

Tabela 17.1

Rastreamento de fatores de risco cardiovasculares em mulheres climatéricas

Fator de risco	Organização	Recomendação	Comentários
Hipertensão arterial	Ministério da Saúde do Brasil[8]	Rastreamento em adultos (> 18 anos). Periodicidade não estabelecida	> 2 aferições em duas ou mais visitas ao longo de um período de uma ou mais semanas
	Joint National Committee (EUA)[7]	Rastreamento a cada dois anos se pressão arterial < 120/80 mmHg ou anualmente se entre 120/80 e 139/89 mmHg	Obter medidas fora do ambiente hospitalar ou clínico para confirmar o diagnóstico
	USPSTF (EUA)[7]	Rastreamento anual	
Diabetes mellitus	Ministério da Saúde do Brasil[10]	Se não tiver fatores de risco, rastrear a partir dos 45 anos sem periodicidade definida (possivelmente a cada 3 a 5 anos)	Glicemia de jejum (mg/dL): ■ Normal: < 100 ■ Intolerância à glicose: 100 a 125 ■ Diabetes ≥ 126
	USPSTF (EUA)[7]	Rastrear todos adultos com sobrepeso entre 40 e 70 anos	Hemoglobina glicosilada (%): ■ Normal: < 5,7 ■ Intolerância à glicose: 5,7 a 6,4 ■ Diabetes: ≥ 6,5
	ADA (EUA)[7]	Se não tiver fatores de risco, rastrear a cada 3 anos a partir dos 45 anos	

(continua)

Tabela 17.1 (*Continuação*)

Rastreamento de fatores de risco cardiovasculares em mulheres climatéricas

Fator de risco	Organização	Recomendação	Comentários
Dislipidemia	Ministério da Saúde do Brasil[8]	Rastreamento a partir dos 45 anos em mulheres de alto risco para DCV	Colesterol total, HDL, LDL, triglicérides. Intervalos de rastreamento a cada 4 a 6 anos
	USPSTF (EUA)[7]	Rastreamento de adultos entre 40 e 75 anos	Idade para interromper o rastreamento não é bem definida
	ACC/AHA (EUA)[7]	Rastreamento de adultos entre 20 e 79 anos	
Obesidade	Ministério da Saúde do Brasil[8]	Cálculo do IMC durante visitas aos serviços de saúde	Se IMC alterado planejar intervenção comportamental individual ou em grupo com aconselhamento sobre dieta e exercício físico
	AHA/ACC/Obesity Society (EUA)[7]	Cálculo do IMC no mínimo anualmente. Em mulheres com IMC ≥ 25 medir circunferência da cintura anualmente	Circunferência da cintura ≥ 89 cm é considerada elevada e indicativa de maior risco cardiovascular
Tabagismo	Brasil[8]	Questionamento quanto ao uso de tabaco a todos os adultos	Abordagem breve com cinco passos (os cinco As): 1. Aborde quanto ao uso de tabaco 2. Aconselhe a abandonar o tabagismo por meio de uma mensagem clara e personalizada 3. Avalie a disposição em parar de fumar 4. Assista-a a parar 5. Arranje condições para o seguimento e suporte da paciente
	USPSTF (EUA)[7]	Questionamento quanto ao uso de tabaco a todos os adultos	

Rastreamento do Câncer de Mama

O câncer de mama é a segunda neoplasia mais frequente entre mulheres brasileiras, com estimativa de 57.960 casos novos em 2016 e taxa bruta de incidência de 56,20 casos para cada 100 mil habitantes[10]. Mamografia, exame clínico por profissionais de saúde e autoexame das mamas têm sido utilizados como formas de rastreamento, com o objetivo de detectar lesões pré-clínicas em mulheres assintomáticas e, assim, aumentar a sobrevida e diminuir a necessidade de procedimentos invasivos e mutilantes. Entretanto, além dos benefícios, o rastreamento também pode ter consequências adversas, como resultados falsos-positivos, sobrediagnóstico, sobretratamento, custo e ansiedade[11]. Encontrar a combinação adequada entre o método, a idade de início, a periodicidade e até quando fazer o rastreamento não é uma tarefa simples. Ela depende do valor individual que tanto médicos quanto pacientes dão aos possíveis riscos e aos possíveis benefícios do rastreamento.

Benefícios do Rastreamento

Duas revisões sistemáticas da literatura realizadas recentemente concluíram que o rastreamento mamográfico reduz o risco de câncer de mama em estágios avançados (> IIB) em mulheres com mais de 50 anos, e diminui a mortalidade por câncer de mama em aproximadamente 20%[12,13]. Entretanto, o número de mortes evitadas por câncer de mama aumenta com a idade da mulher rastreada. Durante um período de 10 anos, o rastreamento de 10.000 mulheres com idade entre 60 e 69 anos resultará em cerca de 21 mortes a menos por câncer de mama. Durante o mesmo período de 10 anos, rastrear 10.000 mulheres com idade entre 50 e 59 anos resultará em aproximadamente oito mortes a menos e rastrear 10.000 mulheres com idade entre 40 e 49 anos resultará em torno de três mortes a menos por câncer de mama[13].

Riscos do Rastreamento

A realização de uma combinação de procedimentos em uma mulher assintomática não está isenta de riscos. Com certa frequência, os exames podem ter resultados falsos-positivos, com necessidade de realização de um novo procedimento de imagem para esclarecimento diagnóstico, ou mesmo de biopsias que terão resultados negativos, com aumento na ansiedade para a mulher e dos custos para todo o sistema de saúde. Estudos recentes estimaram que quando o rastreamento começa aos 40 anos de idade, a probabilidade cumulativa de uma mulher ter de fazer ao menos um exame de imagem a mais para esclarecimento diagnóstico, em um período de 10 anos, é de 61,3%, se o rastreamento for anual, e de 41,6%, se for bienal. A probabilidade cumulativa da realização de uma biopsia com resultado negativo é de 7%, se o rastreamento for anual, e de 4,8%, se for bienal. Essas estimativas são similares quando o rastreamento começa aos 50 anos[14]. Alguns fatores se associam à maior probabilidade de resultados falsos-positivos, como mamas densas e uso de terapia hormonal combinada de estrogênios e progesterona[12].

Sobrediagnóstico ocorre quando o rastreamento detecta um câncer que não teria progredido para doença sintomática se não tivesse sido detectado, ou seja, teria permanecido indolente. O sobretratamento é aquele realizado para tratar um câncer sobrediagnosticado[12]. Não é eticamente permitido conduzir estudos sobre a história natural da doença, mantendo o câncer sem tratamento. Portanto, toda lesão maligna diagnosticada acaba sendo tratada. Estimativas apontam que uma em cada oito mulheres diagnosticadas com câncer de mama, em um esquema de rastreamento bienal dos 50 aos 75 anos, terá sido sobrediagnosticada. Aparentemente, o risco de sobrediagnóstico é menor em mulheres com maior idade e com esquemas de rastreamento com maior intervalo entre os exames[11]. O desenvolvimento de novos marcadores prognósticos em lesões malignas da mama permitiria um tratamento mais personalizado, reduzindo, assim, o sobretratamento[11].

Métodos baseados no exame clínico das mamas, seja ele realizado por um profissional da saúde, seja o autoexame realizado pela própria paciente frequentemente, são motivos de discussão. O autoexame das mamas consiste na observação e na palpação das próprias mamas e das estruturas anatômicas acessórias para detectar anormalidades indicativas de doença maligna. Quando utilizado como método diagnóstico, ou seja, na investigação de mulheres com sinais ou sintomas relacionados às mamas, o exame clínico é fundamental e um dos primeiros passos na propedêutica. Contudo, quando utilizado como meio de rastreamento, ou seja, em mulheres sem sinais ou sintomas suspeitos de câncer de mama, sua efetividade é muito controversa, pois pode levar tanto a falsos-negativos, gerando falsa segurança e retardo no diagnóstico, quanto a falsos-positivos[15]. Apesar de ter sido muito difundido, principalmente, na segunda metade do século XX, os estudos sobre o tema não foram capazes de comprovar a eficácia do autoexame para rastreamento devido à baixa sensibilidade e à baixa especificidade do método[15]. Deve-se ressaltar, porém, que o autoexame sistemático não pode ser confundido com a consciência que a mulher tem do próprio corpo. Aproximadamente 50% dos casos de câncer de mama em mulheres com mais de 50 anos e 71% dos casos em mulheres com menos de 50 anos são detectados pelas próprias mulheres[11]. Por conseguinte, todas as mulheres devem ser estimuladas a ficarem atentas às mudanças nas características de suas mamas e relatá-las ao seu médico[11,13].

A realização de uma história clínica detalhada é importante para determinar o risco individual de câncer de mama. Diversos fatores influenciam o risco de câncer de mama, como menarca precoce, menopausa tardia, nuliparidade, realização de biopsias prévias, radiação ionizante e histórico familiar de câncer de mama, ovário, ou outra síndrome familiar de câncer, como próstata e pâncreas. Quando há suspeita de risco aumentado para câncer de mama, ele pode ser avaliado por meio de diversas ferramentas de cálculo de risco disponíveis *on-line*, como os modelos de Gail, BRCAPRO, de Claus, entre outros[11]. O rastreamento do câncer de mama para pacientes de alto risco está fora do escopo deste capítulo.

O processo de decisão compartilhada é essencial para a definição do esquema de rastreamento do câncer de mama a ser seguido. Ele combina a experiência e o conhecimento do médico, que deve informar à paciente sobre os benefícios e os riscos do rastreamento da maneira mais simples possível, com os valores da paciente, que informa o médico sobre suas preocupações e prioridades[11]. Os detalhes dos esquemas de rastreamento mamográfico para pacientes de risco habitual sugeridos pelo Ministério da Saúde do Brasil[15] e por diversas sociedades médicas nacionais e internacionais são mostrados na Tabela 17.2.

Rastreamento do Câncer de Colo Uterino

O câncer do colo uterino é a quarta neoplasia mais frequente entre mulheres brasileiras, com estimativa de 16.340 casos novos em 2016 e taxa bruta de incidência de 15,85 casos para cada 100 mil habitantes[16]. Os benefícios do rastreamento do câncer de colo uterino são claros; a maioria dos cânceres cervicais se desenvolve em mulheres que nunca foram rastreadas ou que realizaram o rastreamento de forma inadequada[6]. Segundo o Ministério da Saúde do Brasil, o exame citopatológico é o de escolha para rastreamento do câncer do colo e das lesões precursoras[16]. As coletas devem se iniciar aos 25 anos de idade para mulheres que já iniciaram atividade sexual; os dois primeiros exames devem ser realizados com intervalo anual. Se os dois primeiros exames forem normais, os próximos devem ser realizados de três em três anos. Para mulheres com 64 anos de idade ou mais, quando não há histórico de doença neoplásica pré-invasiva, os exames podem ser interrompidos quando houver

Tabela 17.2

Recomendações para o rastreamento do câncer de mama em mulheres com risco habitual

	Ministério da Saúde do Brasil[16]	FEBRASGO/SBM/CBR[17]	American Cancer Society (EUA)[13]	ACOG (EUA)[12]	USPSTF (EUA) [14]
Exame clínico por profissional de saúde	Evidência insuficiente	Recomendado	Não recomendado	A cada 1 a 3 anos entre 25 e 39 anos/ Anualmente após 40 anos	Evidência insuficiente
Autoexame	Não recomendado	Recomendado	Evidência insuficiente	Evidência insuficiente	Não recomendado
Idade recomendada para início da mamografia	50 anos	40 anos	45 anos	40 anos	50 anos
Periodicidade da mamografia	2 anos	Anual	Anual dos 40 a 54 anos Bienal após 55 anos	Anual ou bienal (decisão compartilhada com paciente após aconselhamento sobre riscos e benefícios)	Bienal
Idade recomendada para término do rastreamento com mamografia	69 anos	Interromper quando expectativa de vida < 7 anos ou não houver condições clínicas para diagnóstico/tratamento de exame alterado	Interromper quando expectativa de vida for < 10 anos	Até 75 anos Após 75 anos, considerar expectativa de vida	Até 75 anos

ao menos dois exames negativos consecutivos nos últimos cinco anos, mesmo naquelas com novos parceiros sexuais. Ressalta-se o fato de que a avaliação clínica ginecológica periódica deve ser mantida de maneira independente da coleta de citologia oncótica para rastreamento. Para mulheres que aos 64 anos nunca foram submetidas ao exame citopatológico, deve-se realizar dois exames com intervalo de um a três anos. Se ambos os resultados forem normais, essas mulheres também podem ser dispensadas do rastreamento[16]. A atrofia urogenital pode levar a falsos-positivos em mulheres na pós-menopausa. Quando necessário, em casos selecionados, pode-se utilizar estrogênio tópico antes da coleta do exame citopatológico[16]. A pesquisa de HPV de alto potencial oncogênico, associada ao exame citopatológico a cada cinco anos, é outro método de rastreamento frequentemente utilizado em países como os Estados Unidos[6]. Mulheres submetidas à histerectomia total por doença benigna, sem histórico prévio de diagnóstico ou tratamento de lesões cervicais de alto grau, não precisam continuar o rastreamento se apresentavam exames prévios normais. Mulheres que nunca tiveram atividade sexual não devem ser submetidas aos exames de rastreamento do câncer do colo uterino[16].

Rastreamento de Outros Cânceres Ginecológicos

Até o momento não há evidências concretas de que o rastreamento para o câncer de ovário seja efetivo. O uso de ultrassonografia transvaginal e marcadores tumorais, como o CA-125 em mulheres com risco habitual para câncer de ovário, aparentemente não reduz a mortalidade devido à doença, além de oferecer riscos relacionados aos diagnósticos falsos-positivos, como o aumento do número de cirurgias e de complicações associadas[17].

Não há indicação de investigação endometrial de rotina para rastreamento de alterações endometriais em mulheres pós-menopausa assintomáticas. Para mulheres com queixa de sangramento pós-menopausa, definido como qualquer episódio de sangramento após 12 meses ou mais do último período menstrual, é necessária uma investigação complementar para identificar a causa do problema e excluir neoplasia. Apesar de a maioria dos sangramentos ser de causa benigna, o câncer de endométrio pode ocorrer em cerca de 10% dos casos. As causas do sangramento pós-menopausa incluem: carcinoma endometrial, hiperplasia endometrial, carcinoma cervical, atrofia vaginal, pólipos endometriais, tumores de ovários produtores de hormônios, hematúria e hemorragia retal. A investigação deve começar por historia clínica completa, identificando fatores de risco para câncer de endométrio ou uso de medicamentos, como tamoxifeno, terapia hormonal ou anticoagulantes. Exames clínico e ginecológico completos devem ser realizados.

Avaliação endometrial complementar: a biopsia endometrial ou a ultrassonografia transvaginal pode ser utilizada como teste inicial para avaliar o endométrio em mulheres com sangramento pós-menopausa não usuárias de TH. Recomendações atuais sobre avaliação endometrial de pré-malignidade e malignidade sugerem a biopsia endometrial como teste diagnóstico inicial para mulheres com sangramento pós-menopausa devido à sua alta sensibilidade, à baixa taxa de complicações e ao baixo custo. No entanto, a biopsia endometrial não é uma técnica sensível para o diagnóstico de lesões localizadas, como pólipos[18].

A ultrassonografia transvaginal fornece a avaliação dos órgãos genitais internos e da cavidade endometrial. O exame ultrassonográfico transvaginal é um teste inicial aceitável como alternativa à amostragem endometrial em mulheres pós-menopáusicas que não toleram a biopsia ambulatorial e, quando esta é indicada, uma avaliação de patologia uterina ou anexial[18]. Em mulheres com sangramento pós-menopausa e não usuárias de TH, a espessura endometrial menor ou igual a 4 ou 5 mm está associada ao baixo risco de doença endometrial[19]. Assim, para mulheres avaliadas inicialmente com ultrassonografia pélvica, é necessária a biopsia endometrial para diagnóstico histológico se o endométrio não for adequadamente visualizado, se a espessura endometrial for maior que 4 mm para não usuárias de TH (focal ou global) e em mulheres com sangramento persistente. A biopsia endometrial às cegas é mais precisa em mulheres com um endométrio globalmente espessado. A biopsia sob visão, dirigida por meio da histeroscopia, é preferível para mulheres com anormalidades focais[19].

Rastreamento do Câncer Colorretal

O câncer colorretal é a terceira neoplasia mais frequente entre mulheres brasileiras, com estimativa de 17.620 casos novos em 2016 e taxa bruta de incidência de 17,10 casos para cada 100 mil habitantes[10]. O rastreamento pode identificar lesões pré-malignas, além de neoplasias malignas assintomáticas em estágio inicial, reduzindo, assim, a mortalidade associada à doença[20]. O método utilizado depende dos recursos disponíveis e da preferência tanto do médico quanto da paciente. Tipicamente, são divididos em testes estruturais, como a colonoscopia, e testes não estruturais, como o sangue oculto nas fezes. Segundo a OMS, antes de se disponibilizar o rastreamento populacional deve-se levar em consideração os impactos da sua implementação. O sangue oculto nas fezes é um exame que pode apresentar alta taxa de falsos-positivos dependendo do método utilizado, gerando alta demanda por colonoscopias diagnósticas. Por esse motivo, atualmente não se considera viável e custo-efetiva a implementação de programas populacionais de rastreamento para o câncer colorretal no Brasil[7]. Ao nível individual, considera-se que pessoas acima dos 50 anos de idade, com risco habitual de câncer colorretal, teriam benefício com o rastreamento. Os métodos sugeridos para rastreamento e a periodicidade de realização para mulheres com risco habitual são demonstrados, em detalhes, na Tabela 17.3.

Tabela 17.3

Rastreamento do câncer colorretal em mulheres climatéricas

Organização	População a ser rastreada	Métodos de rastreamento
Ministério da Saúde do Brasil[8]	Mulheres com risco habitual entre 50 e 75 anos	Sangue oculto nas fezes anual ou bienal
		Colonoscopia ou retossigmoidoscopia flexível (periodicidade não estabelecida)
Sociedade Brasileira de Endoscopia Digestiva[19]	A partir dos 50 anos até quando a expectativa de vida for inferior aos benefícios do método (< 10 anos)	Colonoscopia a cada 10 anos
		Retossigmoidoscopia flexível a cada 5 anos
		Sangue oculto nas fezes/ teste fecal imunoquímico anualmente
American College of Gastroenterology (EUA)[7]	Mulheres negras a partir dos 45 anos/todas as outras a partir dos 50 anos	Colonoscopia a cada 10 anos (preferencialmente)
		Retossigmoidoscopia flexível a cada 5 a 10 anos (alternativa)
		TC por colonografia a cada 5 anos (alternativa)
		Sangue oculto nas fezes/ teste fecal imunoquímico/DNA fecal a cada 3 anos (alternativa)
USPSTF (EUA)[7]	Mulheres com risco habitual entre 50 e 75 anos	Colonoscopia a cada 10 anos
		Retossigmoidoscopia flexível a cada 5 anos ou a cada 10 anos se teste imunoquímico anual
		TC por colonografia a cada 5 anos
		Sangue oculto nas fezes ou teste imunoquímico anualmente
		DNA fecal a cada 1 a 3 anos

Rastreamento de Doenças Sexualmente Transmissíveis

A possibilidade de aquisição de doenças sexualmente transmissíveis (DST) no climatério não deve ser subestimada. Diversos fatores contribuem para maior suscetibilidade em adquirir DSTs, como a subutilização de preservativos, o aumento na disponibilidade de medicações para tratamento de disfunção erétil e o advento do uso de terapêutica androgênica para o tratamento da disfunção sexual feminina. Além disso, a síndrome geniturinária da menopausa (atrofia genital por hipoestrogenismo) facilita a infecção por patógenos devido à ocorrência de contração do introito, estreitamento do canal vaginal, friabilidade da mucosa e maior tendência ao sangramento. Algumas sociedades americanas recomendam que mulheres sexualmente ativas, em grupos de risco, recebam aconselhamento comportamental e rastreamento anual para clamídia, gonorreia, sífilis e HIV. Independentemente do comportamento sexual, aconselha-se que todas as mulheres sejam submetidas ao rastreamento para HIV ao menos uma vez antes dos 65 anos de idade[6].

Rastreamento da Osteoporose

Osteoporose é uma condição esquelética sistêmica caracterizada pela baixa massa óssea e deterioração microarquitetural de tecido ósseo, que aumenta a fragilidade óssea e o risco de fraturas. Afeta cerca de 15 a 20% das mulheres na pós-menopausa, aumentando o risco de fraturas vertebrais e de quadril.

Fatores de Risco Clínicos

A identificação de fatores de risco para osteoporose e fraturas deve ser pesquisada na história clínica para identificar as mulheres de maior risco e aquelas que necessitam de investigação adicional. Alguns fatores, como idade avançada, baixa densidade óssea prévia, menopausa precoce, baixo índice de massa corporal (IMC 19 kg/m^2), tabagismo, consumo diário de álcool, história pessoal ou familiar de fratura por osteoporose e uso de corticoides, aumentam o risco de osteoporose e de fraturas. Em geral, quanto mais fatores de risco estiverem presentes, maior o risco de fratura[21,22].

A Ferramenta de Avaliação do Risco de Fraturas – FRAX é um instrumento desenvolvido pela Organização Mundial da Saúde (OMS) para identificar o risco para fratura. Baseada em um conjunto de fatores de risco, calcula a probabilidade de ocorrer uma fratura nos próximos 10 anos. A FRAX® pode ser acessada no endereço eletrônico http://www.shef.ac.uk/FRAX. Apesar de apresentar algumas limitações, como não incluir todos os fatores de risco, não poder ser utilizada para indivíduos em tratamento para osteoporose e de ainda não poder ser usada para indicar tratamento em nossa população, é uma ferramenta útil para auxiliar na identificação de alguns fatores e no risco para fratura.

Quedas

Representam um fator de risco importante para fraturas em idosos. A identificação na história clínica e a correção de fatores de risco para quedas, como correção da acuidade visual, monitorar o uso de certos medicamentos que podem alterar a estabilidade, medidas de segurança no ambiente domiciliar e aconselhamento sobre prevenção de quedas, são medidas úteis para reduzir o risco de fraturas[6,22].

Diagnóstico

Densitometria Óssea

O diagnóstico de osteoporose é feito por meio da medida da densidade mineral óssea (DMO) do fêmur, coluna lombar ou região ultradistal do antebraço (rádio a 33%) utilizando-se a densitometria óssea (DXA). Os critérios para o diagnóstico foram desenvolvidos pela OMS[23]. O diagnóstico é baseado no T-score, que descreve o número de desvios-padrão (DP) que a densidade mineral óssea do paciente difere do valor médio esperado para adultos jovens e saudáveis[23] (Tabela 17.4).

Tabela 17.4

Classificação DMO de acordo com critérios da WHO

Classificação	T-score (desvio-padrão)
Normal	Maior ou igual a -1,0
Osteopenia ou baixa massa óssea	Entre -1,1 e -2,5
Osteoporose	Menor ou igual a -2,5
Osteoporose estabelecida	Menor ou igual a -2,5, associado à fratura(s) por fragilidade

Em algumas situações clínicas especiais, se houver indicação de realizar densitometria em mulheres jovens na pré-menopausa, o diagnóstico deve ser baseado no Z-escore, que expressa a diferença entre a DMO do indivíduo e a média da densidade da população de referência do mesmo sexo, idade e etnia. Valores de Z-escores de -2,0 DP ou abaixo são considerados baixa massa óssea e podem sugerir causas secundárias de osteoporose[23].

A densitometria é recomendada para mulheres de 65 anos ou mais, e para mulheres na pós-menopausa com menos de 65 anos, mas que apresentam fatores de risco. O intervalo ideal para repetir a densitometria é incerto e depende da gravidade da perda óssea[24,25]. Se o resultado de densitometria inicial for normal, o intervalo para repetir o exame pode ser mais longo. Para mulheres com osteoporose, podem ser realizadas novas medidas, em geral, a intervalos de dois anos[25]. Entretanto, exames mais frequentes podem ser justificados em situações clínicas de maior gravidade ou mais longos para melhor predição do risco de fraturas[24]. O Quadro 17.2 mostra as recomendações para rastreamento da osteoporose.

Quadro 17.2
Recomendações para rastreamento de osteoporose[22,24]
1. Mulheres com idade ≥ 65 anos
2. Mulheres na pós-menopausa entre 50 e 69 anos, com base no perfil de fatores de risco
3. Presença de fratura após 50 anos
4. Mulheres com uma condição clínica ou uso de medicamentos associados à baixa massa óssea ou à perda óssea
5. Mulheres em tratamento para osteoporose, para monitorar o efeito do tratamento

Referências Bibliográficas

1. Baber RJ, Panay N, Fenton A. IMS Writing Group. 2016 IMS recommendations on women's midlife health and menopause hormone therapy. Climacteric. 2016;19(2):109-150.

2. Utian WH. Ovarian function, therapy-oriented definition of menopause and climacteric. Exp Gerontol. 1994;29(3-4):245-251.

3. Brasil. Ministério da Saúde. Protocolos da Atenção Básica: Saúde das Mulheres/Ministério da Saúde, Instituto Sírio-Libanês de Ensino e Pesquisa. Brasília: Ministério da Saúde, 2016. 230 p.: il.

4. Kaunitz AM, Manson JE. Management of menopausal symptoms. Obstet Gynecol. 2015;126(4):859-876.

5. Brasil. Ministério da Saúde. Secretaria de Atenção à Saúde. Departamento de Ações Programáticas Estratégicas. Manual de Atenção à Mulher no Climatério/Menopausa/Ministério da Saúde, Secretaria de Atenção à Saúde, Departamento de Ações Programáticas Estratégicas. Brasília: Ministério da Saúde, 2008. Disponível em: http://bvsms.saude.gov.br/bvs/publicacoes/manual_atencao_mulher_climaterio.pdf. Acesso em: 26 out 2017.

6. Baill IC, Castiglioni A. Health maintenance in postmenopausal women. Am Fam Physician. 2017;95(9):561-570.

7. Brasil. Ministério da Saúde. Rastreamento. Brasília, 2010. (Caderno de Atenção Básica, n. 29). Disponível em: http://189.28.128.100/dab/docs/publicacoes/cadernos_ab/abcad29.pdf. Acesso em: 23 out 2015.

8. Lobo RA. Hormone-replacement therapy: current thinking. Nat Rev Endocrinol. 2017;13(4):220-231.

9. Simão AF, Précoma DB, Andrade JP, Correa Filho H, Saraiva JFK, Oliveira GMM, et al. Sociedade Brasileira de Cardiologia. I Diretriz Brasileira de Prevenção Cardiovascular. Arq Bras Cardiol. 2013;101 (6 Supl.2):1-63.

10. Brasil. Ministério da Saúde. Instituto Nacional de Câncer José Alencar Gomes da Silva (INCA). Estimativa | 2016. Incidência de Câncer no Brasil. Disponível em: http://www.inca.gov.br/estimativa/2016/estimativa-2016-v11.pdf. Acesso em: 23 out 2017.

11. Committee on Practice Bulletins – Gynecology. Practice Bulletin Number 179: Breast Cancer Risk Assessment and Screening in Average-Risk Women. Obstet Gynecol. 2017;130(1):e1-e16.

12. Oeffinger KC, Fontham ET, Etzioni R, et al. Breast Cancer Screening for Women at Average Risk: 2015 Guideline Update from the American Cancer Society. JAMA. 2015;314(15):1599-1614.

13. Siu AL. U.S. Preventive Services Task Force. Screening for Breast Cancer: U.S. Preventive Services Task Force Recommendation Statement. Ann Intern Med. 2016;164(4):279-296.

14. Hubbard RA, Kerlikowske K, Flowers CI, Yankaskas BC, Zhu W, Miglioretti DL. Cumulative probability of false-positive recall or biopsy recommendation after 10 years of screening mammography: a cohort study. Ann Intern Med. 2011;155(8):481-492.

15. Brasil. Ministério da Saúde. Instituto Nacional de Câncer José Alencar Gomes da Silva (INCA). Diretrizes para a Detecção Precoce do Câncer de

Mama no Brasil. Rio de Janeiro, 2015. Disponível em: http://www2.inca.gov.br/wps/wcm/connect/4da965804a4414659304d3504e7bf539/Diretrizes+Detec%C3%A7%C3%A3o+Precoce+Ca+Mama+2015.pdf?MOD=AJPERES&CACHEID=4da965804a4414659304d3504e7bf539. Acesso em: 23 out 2017.

16. Brasil. Ministério da Saúde. Instituto Nacional de Câncer José Alencar Gomes da Silva (INCA). Diretrizes Brasileiras para o Rastreamento do Câncer do Colo do Útero. Rio de Janeiro, 2016. Disponível em: http://www1.inca.gov.br/inca/Arquivos/DDiretrizes_para_o_Rastreamento_do_cancer_do_colo_do_utero_2016_corrigido.pdf. Acesso em: 23 out 2017.

17. Committee on Gynecologic Practice, Society of Gynecologic Oncology. Committee Opinion Nº 716: The Role of the Obstetrician-Gynecologist in the Early Detection of Epithelial Ovarian Cancer in Women at Average Risk. Obstet Gynecol. 2017;130(3):e146-e149.

18. Goodman A, Barbieri RL, Falk SJ. Up to date Postmenopausal uterine bleeding. Disponível em: https://www.uptodate.com/contents/postmenopausal-uterine-bleeding. Last updated May 2016. Acesso em: 26 out 2017.

19. Feldman S, Levine D, Goff B. Evaluation of the endometrium for malignant or premalignant disease. Disponível em: https://www.uptodate.com/contents/evaluation-of-the-endometrium-for-malignant-or-premalignant-disease. Last updated Feb 09, 2017. Acesso em: 26 out 2017.

20. Projeto de Diretrizes da Sociedade Brasileira de Endoscopia Digestiva: Rastreamento e Vigilância do Câncer Colo-retal. Prevenção secundária e detecção precoce. Forma de Revisão clínica e grau de evidências. Disponível em: http://sobed.pre-ec0643dde3.undercloud.net/wp-content/uploads/2013/10/Screening.pdf. Acesso em: 26 out 2017.

21. Kanis JA, McCloskey EV, Johansson H, Cooper C, Rizzoli R, Reginster JY. European guidance for the diagnosis and management of osteoporosis in postmenopausal women. Scientific Advisory Board of the European Society for Clinical and Economic Aspects of Osteoporosis and Osteoarthritis (ESCEO) and the Committee of Scientific Advisors of the International Osteoporosis Foundation (IOF). Osteoporos Int. 2013 Jan;24(1):23-57.

22. Cosman F, de Beur SJ, LeBoff MS, et al. National Osteoporosis Foundation. Clinician's guide to prevention and treatment of osteoporosis [published correction appears in Osteoporos Int. 2015;26(7):2045-2047]. Osteoporos Int. 2014;25(10): 2359-2381.

23. World Health Organization. Assessment of fracture risk and its application to screening for postmenopausal osteoporosis. Report of a WHO Study Group. World Health Organ Tech Rep Ser. 1994;843:1-129.

24. U.S. Preventive Services Task Force. Screening for Osteoporosis: U.S. Preventive Services Task Force Recommendation Statement. Ann Intern Med. 2011;154:356-364.

25. Camacho PM, Petak SM, Binkley N, Clarke BL, Harris ST, Hurley DL, et al. American Association of Clinical Endocrinologists and American College of Endocrinology Clinical Practice Guidelines for the diagnosis and treatment of postmenopausal osteoporosis – 2016 – Executive Summary. Endocr Pract. 2016 Sep 2;22(Suppl 4):1-42.

CAPÍTULO

18

TERAPIA HORMONAL: INDICAÇÕES

Miriam da Silva Wanderley

O uso de hormônios no período da peri e da pós-menopausa sempre mereceu consideração especial, cujo enfoque, nem sempre baseado em evidências, tem variado de forma pendular ao longo do tempo, indo desde o francamente contrário até o completamente favorável. É inegável que a publicação e a divulgação dos resultados do estudo WHI (Women's Health Initiative)[1,2] teve grande impacto na decisão, tanto de médicos quanto de pacientes, de fazer ou não uso de terapia hormonal (TH) no climatério. Diretrizes foram publicadas, análises refeitas e novos estudos tiveram início, mas ainda há desconfiança de ambos os lados à prescrição e à utilização desse tratamento.

Recentemente, novas diretrizes foram publicadas e parecem seguir uma mesma orientação no sentido de se considerar iniciar a TH como possível opção segura para mulheres saudáveis e sintomáticas com menos de 60 anos de idade ou menos de 10 anos de menopausa, e que não tenham contraindicações ao seu uso[3-6].

Os consensos atuais têm mostrado que não há uma dose ou formulação padronizada que seja adequada igualmente a todas as mulheres. O que se tem observado é que as menores doses parecem ser mais seguras e com menos efeitos adversos[3,4].

Dessa forma, a TH deve ser devidamente individualizada, com avaliação criteriosa da relação risco-benefício e indicação precisa para o seu uso baseada em sintomas ou efeitos físicos do hipoestrogenismo, levando-se em consideração a história clínica e os antecedentes pessoais e familiares, além dos resultados de exames laboratoriais e de imagem previamente realizados, bem como as preferências e expectativas da mulher em relação ao tratamento.

O fato é que com o envelhecimento da população em geral, e da feminina em particular, é essencial discutir como esses anos serão vividos, acrescentando mais vida com saúde e qualidade. Assim, além dos objetivos claros que se pretendem alcançar com a TH, em comum acordo com a paciente, não se pode perder a oportunidade de orientar quanto a prevenção de doenças crônicas, avaliação odontológica, imunizações, às mudanças no estilo de vida, alimentação adequada, estimular a prática de atividades físicas e intelectuais, cessar o tabagismo, reduzir a ingestão de álcool e tratamento adequado de comorbidades, entre outras.

Atuais Indicações da Terapia Hormonal

Sintomas Vasomotores

O estrogênio é padrão-ouro no tratamento de sintomas vasomotores (SVM). Apesar de serem referidos como mais intensos durante a perimenopausa e nos primeiros anos após a última menstruação, podem persistir por, em média, 7,4 anos, conforme o estudo observacional SWAN (Study of Women's Health Across the Nation)[7].

Uma meta-análise com 24 ensaios clínicos (3.329 mulheres) comparando o placebo à TH com estrogênio isolado ou combinado com progesterona, observou redução de 75% na frequência dos SVM, além de significativa diminuição na sua severidade (risco relativo (RR): 0,13; intervalo de confiança (IC) de 95%: 0,06 a 0,27)[8]. Em outro artigo de revisão foi observado que todos os estrogênios estudados (estrogênio equino conjugado (EEC) e 17β-estradiol oral e transdérmico) reduziram, de forma significativa, o número de fogachos que as pacientes apresentavam semanalmente; a adição de progestagênio não alterou os resultados[9]. Além disso, doses menores de TH também têm se provado efetivas para reduzir os SVM de forma adequada, além de diminuírem a probabilidade de sangramento uterino anormal e mastalgia[10].

Deve ser lembrado que os SVM podem retornar quando a TH é interrompida. Tendo em vista que a presença deles, conforme sua frequência e intensidade, pode ter efeito deletério sobre a qualidade de vida das pacientes, podendo interferir na qualidade do sono, presença de irritabilidade e dificuldade de concentração[3], a decisão de manter a TH além dos 60 anos de idade, ou de retornar ao seu uso após a interrupção, novamente terá de ser individualizada, pesando os riscos e os benefícios dessa opção.

Formulações contendo exclusivamente progesterona também parecem ser efetivas para tratar SVM[11], mas não há estudos avaliando a segurança de progestagênios prescritos apenas com essa finalidade.

A tibolona, esteroide sintético cujos metabólitos têm ação estrogênica, progestagênica e androgênica, pode ser considerada uma alternativa para o tratamento dos SVM. A revisão da Cochrane, na qual foram avaliados 46 ensaios clínicos, concluiu que a tibolona foi mais eficaz que placebo e menos efetiva que a TH convencional com estrogênio e progesterona para tratar SVM, mas apresentou menos sangramentos inesperados que esta, com o mesmo perfil de segurança a longo prazo. No entanto, os autores ressalvam que muitas evidências foram de baixa ou muito baixa qualidade e grande parte dos estudos foi financiada pela indústria farmacêutica ou não indicou a fonte de financiamento[12].

Na revisão anterior, à análise específica dos SVM, em nove estudos com evidência de moderada qualidade, os resultados sugeriram que se 7% das mulheres utilizando TH combinada apresentassem esses sintomas, 8 a 14% das pacientes utilizando tibolona também o teriam. Na comparação ao placebo, em sete ensaios clínicos (evidência de moderada qualidade), se 35 a 45% das pacientes em uso de tibolona referissem SVM, 67% daquelas utilizando placebo também o fariam[12].

Qualidade de Vida – Revisão da literatura ao analisar questionários validados observou que pacientes que apresentavam SVM severos referiram significativa melhora na qualidade de vida com o uso de TH; melhora essa que não foi observada na ausência de sintomas graves[13].

Outras queixas relacionadas à menopausa, como dores articulares e musculares, mudanças de humor e disfunção sexual, também poderiam ser otimizadas com o uso da TH[4], assim como o tratamento de algumas alterações do trato urinário[14,15] e da atrofia vulvovaginal[16,17], o que poderia implicar em melhoria na qualidade de vida dessas mulheres.

Além disso, fatores pessoais, sociais, psicológicos, familiares, condições gerais de saúde são parte importante do envelhecer saudável, devendo, portanto, sempre serem considerados. Dito de outra forma, a qualidade de vida compreendida no seu nível mais amplo é muito mais do que os níveis hormonais de uma mulher e não se restringe à utilização de tratamento à base desses produtos.

Síndrome Geniturinária da Menopausa

Com a diminuição dos níveis de estrogênios circulantes, mulheres na peri e principalmente na pós-menopausa podem apresentar queixas relacionadas à atrofia vulvovaginal e/ou alterações do trato urinário, denominadas atualmente como síndrome geniturinária da menopausa (SGUM)[3,4,6]. Os sintomas podem incluir a sensação de secura vaginal, de queimação e irritação, desconforto ao sentar ou com o uso de roupas apertadas, dispareunia, diminuição da lubrificação vaginal e sintomas urinários de disúria, urgência miccional, infecção do trato urinário (ITU) recorrente, entre outros[3].

A revisão da Cochrane, com 34 ensaios clínicos e 19.676 mulheres, na qual 9.599 delas receberam terapia estrogênica (1.464 em estudos envolvendo a utilização de estrogênio vaginal), observou piora da incontinência urinária tanto com EEC oral usado isoladamente (RR: 1,32; IC95% 1,17 a 1,48) quanto com o uso de estrogênio e progesterona (RR: 1,11; IC95%: 1,04 a 1,18) quando comparados ao placebo[18], o que poderia se refletir em piora da qualidade de vida dessas mulheres. O mesmo estudo encontrou discreta evidência de que o uso de estrogênio vaginal poderia melhorar a incontinência urinária (RR: 0,74; IC95%: 0,64 a 0,86)[18].

Outra revisão da Cochrane, com nove estudos randomizados e 3.345 mulheres, concluiu que o estrogênio oral não foi efetivo na redução de ITU, e o vaginal, utilizado na forma de creme e pessário em dois estudos pequenos, diminuiu o número de mulheres com infecção, com RR de 0,25 (IC95%: 0,13 a 0,50) e 0,64 (IC95%: 0,47 a 0,86)[14]. E em revisão sistemática recentemente publicada, baseada em nove artigos, em que cinco envolveram o uso de estrogênio sistêmico ou vaginal, os autores observaram diminuição do risco de ITU recorrente apenas com o uso tópico desse hormônio[15].

Apesar de não haver qualquer evidência da efetividade da terapia com estrogênio intravaginal em pacientes que apresentam prolapso de órgãos pélvicos[19], ele pode ser considerado um dos tratamentos de primeira linha, com drogas antimuscarínicas, em mulheres com sintomas sugestivos de bexiga hiperativa[4], podendo também fornecer benefícios para pacientes com urgeincontinência[3].

No tocante à atrofia urogenital, a utilização de estrogênio via vaginal em diversas formulações tem se mostrado eficaz para o alívio dos sintomas, conforme revisão de 19 ensaios clínicos (4.162 mulheres) de boa qualidade de forma geral[16]. Em mais recente revisão da Cochrane, a análise de 30 estudos randomizados e 6.235 mulheres, semelhante ao estudo anterior, também não encontrou diferença na eficácia entre as formulações, mas observou evidência de baixa qualidade de que a terapia estrogênica intravaginal melhore os sintomas de atrofia na pós-menopausa quando comparada ao placebo. Essa conclusão baseou-se em limitações na descrição dos métodos e das imprecisões estatísticas[17]. No entanto, apesar dessas questões, a TH ainda permanece a mais efetiva terapia para os sintomas de atrofia urogenital na pós-menopausa[3,4].

As formulações para uso de estrogênio tópico podem conter estradiol, estriol, promestriene e estrogênio conjugado, podendo ser utilizados isoladamente ou em associação à TH sistêmica[6] sob a forma de creme, gel, óvulo, comprimido ou anel vaginal[6,17].

Nos casos em que são utilizadas doses mais baixas de TH sistêmica, mesmo com a melhora de outros sintomas, particularmente dos SVM, as queixas vaginais podem persistir, demandando a utilização de estrogênio local concomitante[5]. Além disso, os sintomas de atrofia vulvovaginal podem aparecer tardiamente, quando os SVM não estão mais presentes e não haveria mais necessidade da TH convencional[5].

Uma vez que as baixas doses recomendadas de estrogênio vaginal são efetivas e geralmente seguras para o tratamento da atrofia vulvovaginal, o uso concomitante de progesterona geralmente não é indicado, apesar de que não há estudos clínicos além de um ano de duração que confirmem a segurança do endométrio[3,16]. Todavia, deve ser lembrado que sinais e sintomas de atrofia geralmente retornam com a interrupção do tratamento.

Cuidado deve ser observado em pacientes com câncer de mama. Embora não tenha sido encontrado aumento de risco de recorrência nessas mulheres em uso de tamoxifeno ou inibidores da aromatase e estrogênio vaginal quando comparado às não usuárias deste em um estudo observacional com seguimento de 3,5 anos (RR: 0,78; IC95%: 0,48 a 1,25)[20], recomenda-se que a decisão de utilização de terapia vaginal nesse tipo de pacientes, que não responderam previamente aos hidratantes e aos lubrificantes locais, seja tomada com o oncologista[21].

Função Sexual – Apesar de a sexualidade ser multifatorial na mulher, a TH sistêmica e a baixa dose de terapia estrogênica vaginal melhoram, efetivamente, a atrofia vulvovaginal, e podem diminuir as queixas sexuais relacionadas a esse aspecto, aumentando a lubrificação e o fluxo sanguíneo local[4]. Contudo, não se tem encontrado qualquer efeito significante do tratamento com estrogênio sobre interesse sexual, resposta orgásmica e excitação, independentemente da sua ação no tratamento dos sintomas da menopausa[3,22].

A tibolona também pode melhorar os sintomas de atrofia urogenital e de libido, sendo uma alternativa no tratamento de mulheres com essas queixas[5,12].

Interessante estudo (o Vaginal Health: Insights, Views & Attitudes – VIVA) com o objetivo de avaliar o conhecimento e as atitudes em relação à atrofia vaginal, foi realizado com 3.520 mulheres de diversos países (85% com mais de cinco anos de menopausa), com idades variando de 55 a 65 anos, e que responderam a um questionário estruturado pela internet. Os resultados apresentados, de 500 mulheres norte-americanas, mostraram que 85% delas referiram secura vaginal e 52%, dispareunia; para 75 e 33% houve prejuízo à intimidade sexual e à habilidade de manter um relacionamento amoroso, respectivamente; 36% sentiram-se velhas; e 26 e 25% referiram piora na autoestima e na qualidade de vida, respectivamente[23].

É importante valorizar e tratar adequadamente os sinais e sintomas relacionados à atrofia vulvovaginal, a fim de prevenir a instalação de um círculo vicioso entre a presença deles e as queixas relacionadas à disfunção sexual[4].

Recentemente tem sido demonstrado que a desidroepiandrosterona (DHEA) intravaginal[24], a combinação de EEC e bazedoxifeno (Modulador seletivo do receptor de estrogênio – SERM)[22], além do ospemifeno (SERM)[22], também poderiam melhorar a atrofia vulvovaginal e, consequentemente, a queixa de dispareunia, além de outros aspectos relacionados à função sexual[22].

Osteoporose

A osteoporose é uma alteração sistêmica, associada geralmente à diminuição da densidade mineral óssea (DMO) e alterações na integridade microarquitetural do tecido ósseo. Em decorrência da diminuição dos níveis de estrogênio na pós-menopausa há aceleração da perda óssea. Fraturas de vértebra e de quadril, que estão entre as mais comuns na pós-menopausa, se refletem em elevada mortalidade e morbidade, e altos custos ao sistema de saúde.

Em mulheres com menos de 60 anos e com menos de 10 anos de menopausa, os benefícios da TH provavelmente superam os riscos no tocante à prevenção de fraturas e é possivelmente uma das mais apropriadas terapias ósseas na ausência de contraindicações[3,4]. No entanto, não há, até o momento, estudos prospectivos, randomizados a longo prazo comparando a eficácia da TH com outros medicamentos aprovados para tratamento da osteoporose e prevenção de fraturas.

Uma meta-análise com 57 ensaios clínicos observou diferença significativa entre a porcentagem de ganho na DMO da coluna lombar e fêmur – de 6,76 e 4,12%, respectivamente – em pacientes que usavam TH quando comparado ao placebo em dois anos de seguimento. Também foi observada diferença quando os estudos foram agrupados de acordo com a dose do estrogênio (baixa, moderada e alta), havendo clara relação dose-resposta. Porém, não foi encontrada diferença entre o uso isolado de estrogênio ou combinado à progesterona, nem entre os ganhos na DMO quando a TH foi utilizada para prevenção ou tratamento, apesar de terem sido mais elevados neste último caso[25].

Tem-se observado que o efeito protetor da TH contra a perda de DMO ocorre tanto com doses padrão quanto com dosagens menores de EEC e 17β-estradiol oral e transdérmico[25], assim como com a combinação de EEC e bazedoxifeno[4]. O raloxifeno (SERM) e o bazedoxifeno reduzem o risco de fratura vertebral em mulheres na pós-menopausa, mas não proporcionam alívio aos SVM[6].

É importante lembrar que esse efeito protetor conferido pelo estrogênio à manutenção da massa óssea diminui, consideravelmente, após a interrupção da TH, embora já se tenha observado algum grau de proteção mais duradouro contra perda óssea na pós-menopausa e fraturas osteoporóticas[26]. Na fase de intervenção do estudo WHI, em ambos os grupos, houve significativa redução na incidência de fraturas[1,2]. Na análise pós-intervenção e cumulativa de 13 anos de seguimento observou-se atenuação da proteção contra o risco de fraturas, mas ainda persistiu significativa para fratura de quadril no grupo que usou estrogênio e progesterona (RR: 0,81, IC95% 0,68 a 0,97)[27].

No entanto, o início do tratamento com a TH, ou a sua continuação além dos 60 anos com o único propósito de prevenir fraturas, deve levar em conta outros possíveis riscos e benefícios desse tratamento a longo prazo, o risco individual de fraturar, além de outras medicações específicas disponíveis[3,4].

Quanto à tibolona, no ensaio clínico LIFT (Long-Term Intervention on Fractures with Tibolone), com 4.538 mulheres de 60 a 85 anos, observou-se que evitou fraturas vertebrais e não vertebrais, preveniu também perda óssea na pós-menopausa e fraturas osteoporóticas, além de aumento significativo de 4,8% na DMO da coluna lombar e 3,1% do colo do fêmur com a dose de 1,25 mg/dia comparado ao placebo. Entretanto, o estudo foi precocemente interrompido devido ao aumento de risco de acidente vascular cerebral[28].

Em recente revisão da Cochrane, envolvendo 43.637 mulheres, onde apenas 30% delas tinham entre 50 e 59 anos, houve forte evidência de que a TH mostrou benefícios sobre o risco de fraturas: depois de 5,6 anos de uso de TH combinada houve redução de 111 por 1.000 para 79 a 96 por 1.000; e depois de 7,1 anos de terapia somente com estrogênio reduziu-se de 141 por 1.000 para 92 a 113 por 1.000[29].

Não deve ser esquecido que a prevenção de fraturas e manutenção da massa óssea implica em estratégias amplas de atenção à saúde, que passam por mudanças no estilo de vida, adesão à prática de atividade física e alimentação saudável, conservação/ganho da massa muscular, prevenção de quedas, manutenção dos níveis sanguíneos de cálcio e vitamina D etc.

Hipoestrogenismo Prematuro

A falência ovariana prematura, que ocorre antes dos 40 anos de idade, secundária às intervenções médicas (quimio ou radioterapia, ooforectomia bilateral), a outras afecções (genéticas, imunológicas etc.), ou à menopausa, que ocorre naturalmente antes dos 45 anos de idade, tem sido associada ao risco aumentado de mortalidade e à série de comorbidades relacionadas ao hipoestrogenismo e deveria, portanto, receber terapia hormonal após exclusão das contraindicações até a idade média da menopausa[3,4,6], quando a possibilidade de continuar a TH deveria ser novamente reavaliada[5].

Estudos têm sugerido que os benefícios superam os riscos nessas mulheres jovens para efeitos de prevenção de osteoporose, declínio cognitivo, doença cardiovascular e doença de Parkinson, além dos efeitos sobre SVM, SGUM e sexualidade, que também poderiam comprometer a qualidade de vida[3,4,6,30].

Não há, até o momento, uma posição definida se as diferentes causas de insuficiência ovariana prematura resultariam em consequências distintas à saúde a longo prazo. Mas há certa convergência no sentido de que as preocupações que emergiram após o WHI poderiam ser inapropriadas para essas mulheres jovens, que necessitarão da TH por mais tempo para reduzir as consequências de uma deficiência estrogênica prolongada[30].

Também não há uma dose padrão ideal para todas as pacientes e o controle dos SVM poderia ser utilizado para determinar a mínima dose necessária a cada mulher. Apesar da suposição de que as pacientes com hipoestrogenismo prematuro, particularmente secundário à ooforectomia bilateral, teriam necessidade de doses maiores de estrogênio para controle dos sintomas, isso não é um consenso[6].

Tendo em vista a idade das pacientes, supõe-se que pílulas combinadas poderiam ser utilizadas de forma contínua até a idade esperada da menopausa, mas faltam resultados conclusivos sobre o impacto nas possíveis doenças cardiovasculares e no tecido ósseo[4]. Deve ser lembrado que, conforme a etiologia da falência na função ovariana, a ovulação ainda pode ocorrer de forma intermitente por algum tempo, podendo resultar em gravidez inesperada. Dessa forma, a contracepção precisa ser discutida e as mulheres alertadas de que a TH convencional não é contraceptiva.

Indicação de Progesterona

Em pacientes não histerectomizadas, a progesterona deve ser adicionada à terapia estrogênica sistêmica em dose, formulação e via de administração necessárias, a fim de prevenir a proliferação/hiperplasia endometrial e aumento do risco de câncer de endométrio.

No estudo WHI, nas mulheres em uso de EEC e acetato de medroxiprogesterona (AMP) contínuo, o risco de câncer de endométrio foi similar ao placebo na fase de intervenção. Já na fase pós-intervenção (RR: 0,58; IC95%: 0,40 a 0,86) e na avaliação cumulativa de 13 anos (RR: 0,67; IC95%: 0,49 a 0,91) foi observada significativa redução do risco quando comparado ao placebo[27]. Contudo, não se pode esquecer que esse achado está relacionado ao tipo, à dose e ao regime da progesterona utilizado, não podendo ser extrapolado para outros compostos e formulações[5].

No entanto, revisão da Cochrane com 46 estudos observou que o estrogênio utilizado isoladamente aumentou o risco de hiperplasia endometrial em todas as doses e o tempo de uso (entre um a três anos), e que esse risco foi reduzido de forma significativa com associação de AMP ou acetato de noretisterona[31].

Quanto à tibolona, revisão da Cochrane de nove estudos randomizados, comparando ao placebo (8.504 mulheres), não encontrou evidências de diferença entre os grupos (RR: 2,04; IC95%: 0,79 a 5,24) para câncer de endométrio. Também não foram encontradas evidências de diferença na comparação entre uso de tibolona e TH convencional em cinco estudos (3.689 mulheres) (RR: 1,47; IC95%: 0,23 a 9,33) com acompanhamento médio de dois a três anos[12]. Vale a pena ressaltar que as evidências, em ambas as comparações, foram de muito baixa qualidade, o que demanda cautela na sua interpretação.

Não há necessidade de associar a progesterona se a prescrição for de EEC e bazedoxifeno ou de raloxifeno.

Outras Considerações

Em uma meta-análise foram observadas menor mortalidade e doença coronariana em mulheres que iniciaram a TH dentro do período atualmente recomendado, isto é, com menos de 60 anos e menos de 10 anos da menopausa[32]. No entanto, a TH não é indicada para prevenção primária ou secundária de doença cardiovascular[29,32]. Também não há indicação visando à prevenção ou ao tratamento de demência ou prejuízo da função cognitiva[3,29].

Além disso, houve aumento de episódios tromboembólicos venosos e de risco de derrame no estudo WHI[1,2], na reanálise dos seus dados[27] e em recentes revisões[29,32]. E apesar de terem sido observadas melhora na sensibilidade à insulina[5] e redução significativa de diagnósticos de *diabetes mellitus* quando do uso de TH[27], também não há qualquer indicação para esse fim.

No tocante aos chamados hormônios bioidênticos, termo geralmente utilizado para descrever preparações hormonais que podem conter uma quantidade variável de hormônios na formulação e são obtidos em farmácias de manipulação, não há qualquer indicação para o seu uso. Não há estudos controlados que atestem a eficácia e a segurança a longo prazo, há a possibilidade de supra ou infradosagem e a qualidade das evidências, até o momento, são muito baixas[3,4].

Considerações Finais

A TH permanece a terapia mais efetiva para os sintomas vasomotores e a síndrome geniturinária da menopausa, podendo também haver claros benefícios na prevenção de perda óssea e de fraturas osteoporóticas em mulheres com menos de 60 anos ou menos de 10 anos de menopausa, além dos efeitos de prevenção e tratamento em mulheres com insuficiência ovariana prematura.

A formulação, a dose e a via de administração da TH devem ser prescritas em bases individuais e reavaliadas periodicamente, levando-se em consideração as expectativas e as preferências da paciente e os objetivos do tratamento.

Referências Bibliográficas

1. Rossouw JE, Anderson GL, Prentice RL, LaCroix AZ, Kooperberg C, Stefanick ML, et al. Risks and benefits of estrogen plus progestin in healthy postmenopausal women: principal results from the Women's Health Initiative randomized controlled trial. JAMA. 2002;288(3):321-333.

2. Anderson GL, Limacher M, Assaf AR, Bassford T, Beresford SA, Black H, et al. Effects of conjugated equine estrogen in postmenopausal women with hysterectomy: the Women's Health Initiative randomized controlled trial. JAMA. 2004;291(14):1701-1712.

3. The NAMS 2017 Hormone Therapy Position Statement Advisory Panel. The 2017 Hormone Therapy Position Statement of the North American Menopause Society. Menopause. 2017;24(7):728-753.

4. Baber RJ, Panay N. Fenton A, IMS Writing Group. 2016 IMS Recommendations on women's midlife health and menopause hormone therapy. Climacteric. 2016; 19(2):109-150.

5. Stuenkel CA, Davis SR, Gompel A, Lumsden MA, Murad MH, Pinkerton JV, et al. Treatment of symptoms of the menopause: An Endocrine Society Clinical Practice Guideline. J Clin Endocrinol Metab. 2015;100(11):3975-4011.

6. Neves-E-Castro M, Birkhauser M, Samsioe G, Lambrinoudaki I, Palacios S, Borrego RS, et al. EMAS position statement: the ten point guide to the integral management of menopausal health. Maturitas. 2015;81(1):88-92.

7. Avis NE, Crawford SL, Greendale G, Bromberger JT, Everson-Rose SA, Gold EB, et al. Study of Women's Health Across the Nation. Duration of menopausal vasomotor symptoms over the menopause transition. JAMA Intern Med. 2015;175(4):531-539.

8. Maclennan AH, Broadbent JL, Lester S, Moore V. Oral oestrogen and combined oestrogen/progestogen therapy versus placebo for hot flushes. Cochrane Database Syst Rev. 2004;4:CD002978.

9. Nelson HD. Commonly used types of postmenopausal estrogen for treatment of hot flashes: scientific review. JAMA. 2004;291(13):1610-1620.

10. Ettinger B. Rationale for use of lower estrogen doses for postmenopausal hormone therapy. Maturitas. 2007;57(1):81-84.

11. Hitchcock CL, Prior JC. Oral micronized progesterone for vasomotor symptoms – a placebo-controlled randomized trial in healthy postmenopausal women. Menopause. 2012;19(8):886-893.

12. Formoso G, Perrone E, Maltoni S, Balduzzi S, Wilkinson J, Basevi V, et al. Short-term and long-term effects of tibolone in postmenopausal women. Cochrane Database Syst Rev. 2016;10:CD008536.

13. Utian WH, Woods NF. Impact of hormone therapy on quality of life after menopause. Menopause. 2013;20(10):1098-1105.

14. Perrotta C, Aznar M, Mejia R, Albert X, Ng CW. Oestrogens for preventing recurrent urinary tract infection in postmenopausal women. Cochrane Database Syst Rev. 2008;(2):CD005131.

15. Dueñas-Garcia OF, Sullivan G, Hall CD, Flynn MK, O'Dell K. Pharmacological agents to decrease new episodes of recurrent lower urinary tract infections in postmenopausal women. A systematic review. Female Pelvic Med Reconstr Surg. 2016;22(2):63-69.

16. Suckling J, Lethaby A, Kennedy R. Local oestrogen for vaginal atrophy in postmenopausal women. Cochrane Database Syst Rev. 2006;(4):CD001500.

17. Lethaby A, Ayeleke RO, Roberts H. Local oestrogen for vaginal atrophy in postmenopausal women. Cochrane Database Syst Rev. 2016;(8):CD001500.

18. Cody JD, Jacobs ML, Richardson K, Moehrer B, Hextall A. Oestrogen therapy for urinary incontinence in post-menopausal women. Cochrane Database Syst Rev. 2012;10:CD001405.

19. Ismail SI, Bain C, Hagen S. Oestrogens for treatment or prevention of pelvic organ prolapse in postmenopausal women. Cochrane Database Syst Rev. 2010;(9):CD007063.

20. Le Ray I, Dell'Aniello S, Bonnetain F, Azoulay L, Suissa S. Local estrogen therapy and risk of breast cancer recurrence among hormone-treated patients: a nested case-control study. Breast Cancer Res Treat. 2012;135(2):603-609.

21. American College of Obstetricians and Gynecologists' Committee on Gynecologic Practice, Farrell R. ACOG Committee Opinion Nº 659 summary: the use of vaginal estrogen in women with a history of estrogen-dependent breast cancer. Obstet Gynecol. 2016;127(3):618-619.

22. Santoro N, Worsley R, Miller KK, Parish SJ, Davis SR. Role of estrogens and estrogen-like compounds in female sexual function and dysfunction. J Sex Med. 2016;13(3):305-316.

23. Simon JA, Kokot-Kierepa M, Goldstein J, Nappi RE. Vaginal health in the United States: results from the vaginal health: insights, views & attitudes survey. Menopause. 2013;20(10):1043-1048.

24. Labrie F, Archer DF, Koltun W, Vachon A, Young D, Frenette L, et al. VVA Prasterone Research Group. Efficacy of intravaginal dehydroepiandrosterone (DHEA) on moderate to severe dyspareunia and vaginal dryness, symptoms of vulvovaginal atrophy, and of the genitourinary syndrome of menopause. Menopause. 2016;23(3):243-256.

25. Wells G, Tugwell P, Shea B, Guyatt G, Peterson J, Zytaruk N, et al. Osteoporosis Methodology Group and The Osteoporosis Research Advisory Group. Meta-analyses of therapies for postmenopausal osteoporosis. V. Meta-analysis of the efficacy of hormone replacement therapy in treating and preventing osteoporosis in postmenopausal women. Endocr Rev. 2002;23(4):529-539.

26. Bagger YZ, Tankó LB, Alexandersen P, Hansen HB, Møllgaard A, Ravn P, et al. Two to three years of hormone replacement treatment in healthy women have long-term preventive effects on bone mass and osteoporotic fractures: the PERF study. Bone. 2004;34(4):728-735.

27. Manson JE, Chlebowski RT, Stefanick ML, Aragaki AK, Rossouw JE, Prentice RL, et al. Menopausal hormone therapy and health outcomes during the intervention and extended poststopping phases of the Women's Health Initiative randomized trials. JAMA. 2013;310(13):1353-1368.

28. Cummings SR, Ettinger B, Delmas PD, Kenemans P, Stathopoulos V, Verweij P, et al. LIFT Trial Investigators. The effects of tibolone in older postmenopausal women. N Engl J Med. 2008;359(7):697-708.

29. Marjoribanks J, Farquhar C, Roberts H, Lethaby A, Lee J. Long-term hormone therapy for perimenopausal and postmenopausal women. Cochrane Database Syst Rev. 2017;1:CD004143.

30. Shuster LT, Rhodes DJ, Gostout BS, Grossardt BR, Rocca WA. Premature menopause or early menopause: long-term health consequences. Maturitas. 2010;65(2):161-166.

31. Furness S, Roberts H, Marjoribanks J, Lethaby A. Hormone therapy in post-menopausal women and risk of endometrial hyperplasia. Cochrane Database Syst Rev. 2012;(8):CD000402.

32. Boardman HM, Hartley L, Eisinga A, Main C, Roqué i Figuls M, Bonfill Cosp X, et al. Hormone therapy for preventing cardiovascular disease in post-menopausal women. Cochrane Database Syst Rev. 2015;(3):CD002229.

CAPÍTULO 19

TH: COMO INICIAR, QUAL ESQUEMA/REGIME E COMO MONITORAR SUA EFICÁCIA E SEGURANÇA?

Ane Juliane Rodrigues Wachholz

Rayana Azevedo Burgos

Daniella de Godoi Nasciutti Rassi

Marco Aurélio Albernaz

Como Iniciar?

A terapia hormonal (TH) no climatério pode ser definida como a administração de medicamentos com a finalidade de reestabelecer o equilíbrio hormonal nas pacientes em que os hormônios sexuais se encontram diminuídos ou ausentes. O objetivo dessa terapia é minimizar os malefícios da deficiência do estrogênio na mulher em curto, médio e longo prazos.

A TH no climatério está indicada para mulheres com falência ovariana prematura, menopausa cirúrgica ou natural e na presença de sintomas climatéricos moderados a graves[1]. Deve-se iniciar a TH se estiverem presentes sintomas climatéricos (fogachos, alterações emocionais e de sono), em casos de atrofia urogenital, como aliado na prevenção de osteoporose, bem como coadjuvante na prevenção de doenças cardiovasculares, desde que usado num período denominado "janela da oportunidade", em que os benefícios geralmente superam os riscos[2].

A janela da oportunidade é o período compreendido entre 50 e 59 anos de idade ou com menos de 10 anos da menopausa. A TH utilizada nesse grupo de mulheres tem muitos benefícios que, na maioria das vezes, superam os riscos[3]. Esse é o momento oportuno em que a TH pode ser utilizada com a finalidade preventiva sobre as consequências deletérias da deficiência estrogênica no risco cardiovascular e sistema nervoso central[4]. Iniciar a TH nas mulheres que estão na pós-menopausa há mais de 10 anos pode aumentar o risco de eventos coronarianos, principalmente nos dois primeiros anos de uso[1].

Uns dos principais sintomas climatéricos são os chamados sintomas vasomotores (SVM), que são sensações desagradáveis de calor, que começam no tórax ou peito, pescoço e cabeça e se espalham pelo corpo, frequentemente acompanhados por rubor facial, suor ou tonturas, podendo durar de minutos até 1 hora[4]. Os fogachos, quando presentes no período noturno, ocasionam alterações do sono e, consequentemente, no humor. As ondas de calor são sintomas mais comuns na peri e na pós-menopausa recente, afetando cerca de 60 a 80% das mulheres e, dependendo da intensidade, interferem também na qualidade de vida. Para as mulheres com sintomas moderados a graves, a terapêutica hormonal deve ser considerada, pois é o tratamento mais efetivo para aliviar o sintoma[5].

Na consulta médica é fundamental ressaltar a importância na mudança de estilo de vida (exercícios físicos regulares, adequação da dieta e cessação do tabagismo) e também realizar uma anamnese detalhada a fim de detectar possíveis situações clínicas que contraindiquem a terapia hormonal[4].

A TH está contraindicada nas seguintes situações:

- Doença hepática descompensada, câncer de mama, câncer de endométrio, lesão precursora para câncer de mama, porfiria, sangramento vaginal de causa desconhecida, doenças coronarianas e cerebrovasculares, doença trombótica ou tromboembólica venosa, lúpus eritematoso sistêmico, meningioma (contraindicação ao progestagênio somente)[5]. Nesses casos, as terapias não farmacológicas são a primeira escolha.

A TH não está contraindicada nas seguintes situações:

- Hipertensão arterial controlada, *diabetes mellitus* controlada, hepatite C, antecedente pessoal de neoplasia hematológica, após cânceres de pele, ovariano, cervicouterino de células escamosas, vaginal ou vulvar, colorretal, pulmonar, tireoideano, hepático, renal ou gástrico[5].

A TH tem como outros benefícios a prevenção e o controle da osteoporose (por meio do aumento da densidade mineral óssea), a melhora dos sintomas

CAPÍTULO 19 TH: Como Iniciar, Qual Esquema/Regime e Como Monitorar sua Eficácia e Segurança?

geniturinários, dos distúrbios de humor e do sono e o auxílio na prevenção de doenças cardiovasculares e demência, se iniciada dentro da janela de oportunidade. Dessa forma, melhora a qualidade de vida da mulher no climatério[5].

A decisão sobre a terapia de reposição hormonal precisa ser compartilhada com a paciente. Deve ser discutido acerca da formulação, da via de administração e do tempo de uso que melhor se adequar ao perfil da paciente[3]. A resposta ao tratamento é variável e recomenda-se individualizar a terapia, tratando as mulheres com a menor dose efetiva e pelo período de tempo necessário para alcançar os benefícios almejados[5].

Qual Esquema?

Os principais esquemas de TH são a terapia estrogênica (TE) e a terapia que combina um estrogênio com a progesterona/progestagênio. A TE é o tratamento mais efetivo para os SVM associados à menopausa[6].

Para mulheres na menopausa com < 60 anos de idade e/ou < 10 anos da menopausa indicamos iniciar a TH apenas com estrogênio para aquelas que não têm útero e com estrogênio associado à progesterona/progestagênio para aquelas com útero[3].

O uso do estrogênio isolado em mulheres com útero pode levar à hiperplasia endometrial e até mesmo ao câncer de endométrio. Sendo assim, a contraposição com a progesterona ou algum progestagênio está sempre indicada para essas mulheres[6]. A reposição da progesterona/progestagênio também está indicada para mulheres histerectomizadas com passado de endometriose ou câncer de endométrio[5].

Já nos casos de terapia tópica, em doses convencionais, não é preciso associar progesterona/progestagênios, nem se recomenda monitoração endometrial porque as baixas doses, usualmente aplicadas, das preparações vaginais, teoricamente, não apresentam absorção sistêmica significativa. No entanto, existem poucas evidências sobre a segurança endometrial das preparações vaginal em longo prazo (mais de um ano)[5].

O estrogênio para TE está disponível como EEC, valerato de estradiol e 17β-estradiol. Pode ser administrado por via oral, via percutânea (gel) e via transdérmica (adesivo)[7].

Além da progesterona oral ou vaginal micronizada, pode-se fazer a reposição de progestagênio. Existem três classes utilizadas na TH: derivados da 17α-hidroxiprogesterona (acetato de medroxiprogesterona, acetato de nomegestrol, acetato de ciproterona, trimegestona, di-hidrogesterona etc.) derivados da 19-nortestosterona (noretisterona, acetato de noretisterona, tibolona, norgestimato, levonorgestrel, gestodeno, dienogeste etc.); e o derivado da espironolactona (drospirenona)[6]. Suas atuais apresentações são: oral (isolado ou combinado com estrogênio), adesivo transdérmico (combinado com estrogênio), injetável ou como sistema intrauterino (SIU)[7].O SIU liberador de levonorgestrel está licenciado no Brasil pela Anvisa também para prevenção da hiperplasia endometrial na terapia de reposição estrogênica. Como o objetivo do progestagênio na TH é apenas a proteção endometrial, é coerente limitar sua ação ao endométrio e minimizar a dose que atinge a circulação sistêmica[5].

O uso da TH apenas com estrogênio é limitado às mulheres que não têm útero e as doses não são alteradas pela ausência da progesterona/progestagênio. Já a TH apenas com progesterona/progestagênio pode ser uma alternativa terapêutica para a irregularidade menstrual comumente presente na pré-menopausa[6].

Outra opção para a TH é a terapia androgênica, desde que sempre associada à terapia estrogênica. Apesar de seu uso ainda ser muito controverso na literatura, a indicação de uso de testosterona na pós-menopausa se presta para o tratamento de queixas sexuais (desejo, excitação e orgasmo), desde que sejam excluídas outras causas. Ainda não há no Brasil (nem fora do Brasil) nenhuma formulação específica para mulheres. Portanto, não existe consenso sobre a melhor dose efetiva e tempo de uso[5].

Regimes de Administração

Classicamente, o regime de administração de TH pode ser dividido em cíclico e contínuo.

Regimes Cíclicos

Para mulheres não histerectomizadas e que estão na perimenopausa o regime cíclico é o mais indicado[4]. Nesse regime, utiliza-se o estrogênio continuamente e associa-se à progesterona/progestagênio durante a segunda metade do ciclo (cerca de 12 a 14 dias). Após a pausa da progesterona/progestagênio acontecerá sangramento de privação[6]. O benefício teórico desse regime é a diminuição no tempo de exposição do tecido mamário à progesterona/progestagênio[8].

Outra opção cíclica é a terapia de ciclo longo, na qual a progesterona/progestagênio é adicionada apenas a cada três meses. Esse período de três meses é o máximo de tempo seguro em que o endométrio pode ficar sem a proteção da progesterona/progestagênio. Nesse caso, o sangramento de privação acontece apenas quatro vezes por ano, o que pode aumentar a adesão das mulheres[2].

Regime Contínuo com Estrogênio/Progestagênio (Progesterona)

Esse regime consiste na administração diária tanto do estrogênio quanto da progesterona/progestagênio e visa evitar o sangramento de privação que ocorre nos esquemas cíclicos[6]. Geralmente, esse esquema não é bem tolerado por mulheres na perimenopausa porque a atividade residual ovariana aumenta muito a incidência de sangramentos de escape. Sendo assim, é preferível para as mulheres com menopausa estabelecida (mais de um ano de intervalo da última menstruação)[4].

Como Monitorar a TH?

Seguimentos regulares, inicialmente, devem ocorrer em um a três meses após o início de terapia hormonal e depois, a cada 6 a 12 meses, dependendo de condições individuais e do sistema de saúde. Esse seguimento permite monitorar eficácia e efeitos colaterais, como dor pélvica ou abdominal, mastalgia, sangramento uterino fora do previsto, ganho de peso, alterações de humor e da pressão arterial, e, se necessário, fazer os ajustes de doses e esquemas[3].

A eficácia é monitorada por meio da avaliação clínica dos sintomas. Observa-se alívio ou melhora significativa das queixas, sobretudo dos SVM. O exame físico ginecológico, por sinal muito fidedigno da ação estrogênica, evidencia uma vagina trófica e úmida.

Para as mulheres com sangramento uterino anormal, isto é, fora do previsto para o esquema de terapia hormonal em uso, recomenda-se avaliação por meio da ultrassonografia ou histerossonografia e/ou histeroscopia diagnóstica com biopsia de endométrio para excluírem-se patologias pélvicas, sendo as mais importantes hiperplasia e câncer de endométrio[3].

Recomenda-se orientar as mulheres sobre o possível aumento no risco de câncer de mama durante e após descontinuar a terapia hormonal e enfatizar a importância do rastreamento para esse câncer de acordo com a idade[3].

A decisão de se manter ou suspender a terapia hormonal deve ser considerada pelo menos uma vez a cada ano, visando utilizar pelo menor tempo necessário para atingir os objetivos do tratamento e minimizar os riscos envolvidos[3].

Para as mulheres jovens com menopausa cirúrgica ou precoce, sem contraindicações, sugere-se fazer uso de terapia hormonal até o período esperado de menopausa natural[3].

Cessar a terapia hormonal deve ser uma decisão conjunta com a paciente quanto a parar abrupta ou gradualmente. Não há diferença significativa entre esses dois métodos. Caso a paciente volte a apresentar sintomas, reiniciar a terapia hormonal deve ser considerado[3].

Referências Bibliográficas

1. Marjoribanks J, Farquhar C, Roberts H, Lethaby A, Lee J. Long-term hormone therapy for perimenopausal and postmenopausal women. Cochrane Database of Systematic Reviews 2017, Issue 1. Art. Nº: CD004143.

2. Villiers TJ, Gass MLS, Haines CJ, Hall JE, Lobo RA, Pierroz DD, Rees M. Global Consensus Statement on Menopausal Hormone Therapy. Climacteric. 2013;16:(2):203-204.

3. Stuenkel CA, Davis SR, Gompel A, et al. Treatment of symptoms of the menopause: An Endocrine Society Clinical Practice Guideline. J Clin Endocrinol Metab. 2015;100:1-37.

4. Shifren JL, Gass MLS, et al. The North American Menopause Society Recommendations for Clinical Care of Midlife Women. Menopause. 2014;21(10):1-25.

5. Wender MCO, Pompei LM, Fernandes CE. Consenso Brasileiro de Terapêutica Hormonal da Menopausa – Associação Brasileira de Climatério (SOBRAC). São Paulo: Leitura Médica, 2014.

6. Reid R, Abramson BL, Blake J, et al. Managing menopause. J Obstet Gynaecol Can. 2014;36(9 eSuppl A):S1–S80.

7. The 2017 hormone therapy position statement of The North American Menopause Society. Menopause. 2017;24(7):728-753.

8. Ghazal S, Pal L. Perspective on hormone therapy 10 years after the WHI. Maturitas. 2013,76:208-212.

CAPÍTULO
20

ESTROGÊNIOS UTILIZADOS NA TERAPÊUTICA HORMONAL DO CLIMATÉRIO

César Eduardo Fernandes

Rodolfo Strufaldi

Marcelo Luis Steiner

Luciano de Melo Pompei

CAPÍTULO 20 Estrogênios Utilizados na Terapêutica Hormonal do Climatério **307**

A assistência médica no período do climatério, ao longo das últimas décadas, tem se revestido de grande importância, especialmente em função da longevidade e do contingente cada vez maior de mulheres que aportam a essa etapa da vida e buscam pela manutenção de uma saúde física e mental adequada e qualidade de vida. A terapêutica hormonal (TH) possui importante papel na conquista desses objetivos, já que é a principal alternativa terapêutica para minimizar os agravos à saúde feminina decorrentes da deficiência hormonal própria desse período da vida[1].

No período do climatério ocorre diminuição brusca dos níveis de estrogênios, ocasionada pelo declínio da função ovariana. Essa redução dos níveis estrogênicos plasmáticos é observada em todas as mulheres que passam pela transição menopáusica, fazendo com que, em média, 60% delas sejam acometidas pelos sintomas próprios desse período, dos quais, os mais característicos e denunciativos da deficiência hormonal, são os sintomas vasomotores[2].

A TH na menopausa teve seu início na história em 1942, quando a Food and Drug Administration (FDA), dos Estados Unidos, autorizou a comercialização de estrogênios equinos conjugados para o tratamento dos sintomas vasomotores, sendo desde aquele tempo considerado o melhor tratamento para o cortejo de sintomas que acompanham o período pós-menopáusico, com benefícios significativos sobre a qualidade de vida das mulheres[3].

No passado, a TH teve, em décadas anteriores, indicações por múltiplas razões em mulheres na pós-menopausa. Entretanto, a partir da publicação do estudo Women's Health Initiative (WHI), sua prescrição sofreu grandes modificações com base nos novos conceitos que surgiram, como o da janela de oportunidade e a diferenciação entre indicações e benefícios adicionais[4].

Em que pese o arrefecimento inicial com a prescrição da TH, existe, nos dias atuais, indicações claras e bem aceitas para o emprego da TH na abordagem da mulher climatérica[5]. Consoante a International Menopause Society (IMS), a TH não deve ser entendida como medida isolada e única e, sim, como fazendo parte de uma estratégia global, que deve incluir, entre outras ações, as recomendações sobre alimentação saudável, atividade física, interrupção do tabagismo e do consumo de álcool[6].

Os principais esteroides sexuais empregados em TH são os estrogênios, os progestagênios e os androgênios. Neste capítulo abordaremos, especificamente, a terapêutica com os estrogênios.

O estrogênio isolado é apropriado para mulheres histerectomizadas. Todavia, quando presente o útero, a TH deve ser acompanhada do uso de progestagênios para prover adequada proteção endometrial[4].

Estrogênios Empregados em TH

Estrogênio é o nome genérico de vários compostos, nem sempre relacionados quimicamente entre si, que diferem na capacidade de produzir modificações estrais. São sintetizados principalmente pelo ovário, mas também pela placenta em grandes quantidades, bem como em reduzidas quantidades pelos testículos no sexo masculino e pelo córtex da suprarrenal em ambos os sexos[7].

Alguns outros tecidos, como o fígado, o músculo, o tecido adiposo e os folículos pilosos, também podem converter precursores esteroides em estrogênios[7].

CAPÍTULO 20 Estrogênios Utilizados na Terapêutica Hormonal do Climatério

A substância inicial para a síntese dos estrogênios é o colesterol. Os precursores imediatos dos estrogênios são os androgênios, em especial, a androstenodiona e a testosterona. Existem três estrogênios endógenos principais nos seres humanos – o estradiol (E_2), a estrona (E_1) e o estriol (E_3). O estradiol é o mais potente e o principal estrogênio secretado pelo ovário. No fígado, o E_2 é convertido em E_1, que pode ser convertida em E_3, um composto de ação mais curta e menos potente. O E_2 e a E_1, facilmente interconversíveis, constituem os dois principais estrogênios endógenos. Outros estrogênios existem, como a equilina e a equilenina, e são encontrados na urina de éguas prenhas, não presentes naturalmente nos seres humanos[7].

Os estrogênios podem ser administrados por via oral, não oral ou parenteral (transdérmica, percutânea, injetável, nasal e implante subcutâneo ou vaginal). Os estrogênios utilizados na TH precisam atingir concentrações plasmáticas de E_2, que possibilitem a melhora dos sintomas e a prevenção óssea[8].

Os estrogênios naturais utilizados por via oral em terapia hormonal são absorvidos pelo trato gastrointestinal, depois são rapidamente metabolizados no fígado; enquanto, de outra parte, os estrogênios sintéticos são menos rapidamente degradados.

Quando administrados por via não oral, os estrogênios são, em sua maioria, rapidamente absorvidos tanto pela pele quanto pelas mucosas. No plasma, os estrogênios naturais ligam-se à albumina e à globulina de ligação de hormônios sexuais (SHBG). Os estrogênios naturais são excretados na urina na forma de glicuronídios e sulfatos[7].

A diferença fundamental entre as vias de administração de hormônios se dá pelo fato de que quando administrados por via oral, os esteroides sexuais são absorvidos pelo tubo digestivo e praticamente toda dose administrada chegará ao fígado pelo sistema venoso porta-hepático antes de atingir a circulação sistêmica.

Esse fenômeno é conhecido como "primeira passagem hepática". Por meio da administração oral observam-se níveis de E_2 nos sinusoides hepáticos que chegam a quatro vezes os níveis encontrados no plasma. Esses níveis suprafisiológicos de estrogênios, que aportam ao fígado, modulam a expressão de muitas proteínas hepáticas com consequências clínicas que podem ser favoráveis ou, no mais das vezes, desfavoráveis[1].

Com a metabolização no fígado, ocorre a transformação do estrogênio administrado em estrogênios menos potentes ou inativos, promovendo menor biodisponibilidade e necessidade de doses maiores em comparação ao que se observa quando se administra pela via não oral[9].

Ainda pela administração oral, os níveis hepáticos mais elevados de estrogênios fazem com que certas vias metabólicas sejam mais ativadas. Assim, nessas circunstâncias, encontram-se níveis plasmáticos mais elevados da globulina SHBG, o que pode resultar em níveis de androgênios livres mais baixos. Também podem ocorrer maior estimulação do sistema renina-angiotensina-aldosterona e aumento dos fatores de coagulação de síntese hepática[10-11]. Isto pode explicar o aumento do risco de trombose venosa nas usuárias de estrogênio oral e o não aumento de risco observado quando se administram estrogênios por via transdérmica[12].

O efeito de primeira passagem hepática também explica os níveis mais elevados de triglicérides (TG) associados à terapêutica estrogênica por via oral. Entretanto, essa via também propicia maiores acréscimos da lipoproteína de alta densidade (HDL) e decréscimos da lipoproteína de baixa densidade (LDL)[13]. Os efeitos comparativos de distintas vias de administração de estrogênios podem ser observados na Tabela 20.1.

Tabela 20.1

Efeitos comparativos das vias oral e não orais de administração de estrogênios em mulheres no período do climatério

	Estrogênios administrados por via oral	Estrogênios administrados por via não oral
Farmacocinética	Níveis séricos são variáveis, havendo elevações e decréscimos	Níveis séricos relativamente constantes. No caso do gel podem ocorrer variações.
Perfil lipídico e lipoproteico	↑ TG/↑ HDL/↓ LDL	↓ TG/HDL e LDL: neutro
Marcadores inflamatórios	↑	Neutro
Fatores de coagulação	↑	Neutro
SHBG	↑↑↑	↑
SRAA	↑	Neutro

HDL: lipoproteína de alta densidade; LDL: lipoproteína de baixa densidade; SHBG: globulina de ligação de hormônios sexuais; SRAA: sistema renina-angiotensina-aldosterona; TG: triglicérides; ↑: aumento; ↓: diminuição.

Os estrogênios administrados por via não oral, preferencialmente os transdérmicos (adesivos) e percutâneos (gel), atingem diretamente a circulação sistêmica e, por consequência, a concentração estrogênica hepática é inferior à

CAPÍTULO 20 Estrogênios Utilizados na Terapêutica Hormonal do Climatério **311**

observada quando do emprego da via oral[1]. Em termos de bioequivalência, adesivos transdérmicos, que liberam 50 µg diários de 17β-E_2, correspondem a 2 mg de E_2 oral ou 0,625 mg de estrogênio equino conjugado (EEC)[14].

Entre as vias não orais, a intramuscular está praticamente em desuso. A administração por meio de implantes subcutâneos e de *spray* nasal já não está mais disponível comercialmente no Brasil. A administração por meio de *spray* nasal possibilitava rápida absorção pela mucosa nasal, e os seus resultados clínicos e metabólicos se mostravam semelhantes à administração de estrogênios por via transdérmica[14].

A via vaginal é preferida quando se objetivam apenas os efeitos tróficos locais dos estrogênios[4]. No mercado brasileiro, três composições podem ser encontradas: EEC e E_3 estão disponíveis nas formas de apresentação em creme. O promestrieno, por sua vez, na forma de creme ou de óvulos vaginais. Importante notar que, embora seu efeito predominante seja local, os EEC e o estriol administrados por via vaginal são absorvidos e recuperados no plasma sistemicamente[15].

Entretanto, não há dados suficientes para se recomendar avaliação endometrial ou associação de progestagênios em mulheres que utilizem estrogênios vaginais de forma isolada[4]. De outra parte, a absorção vaginal do promestrieno é considerada praticamente desprezível[16-17].

O risco de tromboembolismo venoso (TEV) é aumentado entre as usuárias de TH, particularmente entre as usuárias de estrogênios por via oral. Os efeitos dos estrogênios, em decorrência da primeira passagem hepática, sobre os mecanismos de coagulação sanguínea e de fibrinólise, parecem ser os responsáveis por esse aumento do risco tromboembólico[18].

O uso de E_2 por via transdérmica não parece acrescentar risco de TEV. Estudo caso-controle encontrou aumento de risco para episódios tromboembólicos em usuárias de TRH por via oral [RR: 4,2 (1,5 a 11,6)], mas não entre usuárias de estrogênios por via transdérmica [RR: 0,9 (0,4 a 2,1)][23]. Ensaios clínicos randomizados e controlados se fazem necessários para caracterizar melhor os diferentes efeitos dos estrogênios por via não oral no risco de eventos tromboembólicos[12].

Porém, existem evidências crescentes, provenientes de estudos observacionais, de que a terapia transdérmica estrogênica pode estar associada ao menor risco de trombose venosa profunda, acidente vascular cerebral e infarte do miocárdio[12].

O estradiol pode ser administrado por via oral na forma de E_2 ou como valerato de estradiol. O E_2 pode, por sua vez, ser administrado tanto por via oral quanto por via transdérmica, na forma de adesivo ou gel.

O estriol é utilizado por via vaginal. Ainda que exista apresentação oral, a indicação como TH não parece ser boa quando se visam seus efeitos sistêmicos, visto apresentar menor atividade por permanecer menos tempo ligado ao receptor estrogênico[19].

As doses e as vias de administração dos estrogênios empregados em TH podem ser observadas na Tabela 20.2.

Tabela 20.2
Doses e vias de administração dos estrogênios empregados em terapêutica hormonal no climatério

Via oral	Dose
Estrogênios equinos conjugados (EEC)	0,3 – 0,45 – 0,625 – 1,25 mg/dia
17β-estradiol micronizado (E_2)	1 a 2 mg/dia
Valerato de estradiol (VE)	1 a 2 mg/dia
Estriol (E_3)	2 a 6 mg/dia
Via transdérmica	
Estradiol transdérmico (E_2)	25 – 50 – 100 µg/dia
Estradiol gel (E_2)	0,5 –1,0 – 1,5 – 3,0 mg/dia
Via vaginal	
Estrogênios conjugados (EC)	0,625µg/dia
Estriol (E_3)	0,5 mg/dia
Promestrieno	10 mg/dia

Atualmente, existe outra alternativa de se fazer tratamento com estrogênios para mulheres no período pós-menopáusico. Trata-se de uma associação entre um estrogênio e um composto da classe dos moduladores seletivos do receptor de estrogênios (SERM). Já disponível comercialmente, existe a associação do EEC com o bazedoxifeno (BZD). Nesse caso, não é necessário que a terapêutica com estrogênios seja acompanhada da associação ao progestagênio para mulheres com útero intacto. Essa associação está indicada para o tratamento dos sintomas vasomotores e para a prevenção da osteoporose. Tem sido denominada de *tissue selective estrogen complex* (TSEC) e contém 0,45 mg de EEC e 20 mg de BZD[20].

CAPÍTULO 20 Estrogênios Utilizados na Terapêutica Hormonal do Climatério **313**

Os SERMs, incluindo o bazedoxifeno, apresentam ação agonista estrogênica no tecido ósseo sem, no entanto, proporcionar alívio para as ondas de calor. Em contrapartida, os TSEC conseguem reduzir a perda óssea pós-meopáusica, ter ação antagonista no endométrio e, aparentemente, protetora sobre as mamas. Além disso, o que é relevante nos TSEC é que promovem o alívio dos sintomas vasomotores e melhoram a qualidade de vida das usuárias. Os estudos revelam taxas de sangramento uterino e de mastalgia similares às observadas com placebo. Da mesma forma, o efeito sobre a densidade mamária foi comparável ao placebo[21].

Uma meta-análise dos cinco estudos randomizados e controlados por placebo, fase 3, delineados para registro e aprovação da formulação, mostrou que a associação não aumentou os riscos de trombose venosa profunda, acidente vascular cerebral e doença coronariana, em que pese o baixo número de pacientes arroladas[22]. Deve-se mencionar, todavia, que um estudo anterior, que avaliou o BZD isoladamente (sem a concomitância estrogênica), revelou aumento do risco de trombose venosa, como ocorre com outros SERMs[23].

Referências Bibliográficas

1. Fernandes CE, Machado RB, Pompei LM, Melo NR. Terapêutica de reposição hormonal: fundamentos, racionalidade e regimes terapêuticos. In: Fernandes CE, editor. Menopausa: diagnóstico e tratamento. São Paulo: Segmento, 2003. p. 209-270.

2. Ferreira JAS, Fernandes CE, Melo NR, Peixoto S. Evolução histórica da terapêutica hormonal no climatério. O que mudou nos últimos anos? In: Fernandes CE, Ferreira JAS, Melo NR, Peixoto S, editors. Terapêutica hormonal no climatério feminino. Onde estamos e para onde vamos? São Paulo: Segmento, 2004.

3. AACE Menopause Guidelines Revision Task Force, Cobin RH, et al. American association of clinical endocrinologists medical guidelines for clinical practice for the diagnosis and treatment of menopause. Endocr Pract, 2006;12(3):315.

4. Wender MCO, Pompei LM, Fernandes CE. Associação Brasileira de Climatério (SOBRAC). Consenso brasileiro de terapêutica hormonal da menopausa 2014. São Paulo: Leitura Médica, 2014. Disponível em: http://www.sobrac.org.br.

5. de Villiers TJ, Gass ML, Haines CJ et al. Global consensus statement on menopausal hormone therapy. Climacteric. 2013;16(2):203-204.

6. de Villiers TJ, Pines A, Panay N et al. Updated 2013 International Menopause Society recommendations on menopausal hormone therapy and preventive strategies for midlife health. Climacteric. 2013;16(3):316-337.

7. Speroff L, Fritz MA. Endocrinologia ginecológica clínica e infertilidade. 8ª ed. Rio de Janeiro: Revinter; 2014

8. North American Menopause Society. The 2012 hormone therapy position statement of: The North American Menopause Society. Menopause. 2012;19(3):257-71

9. Goodman MP. Are all estrogens created equal? A review of oral vs transdermal therapy. J Womens Health (Larchmt) 2012;21(2):161–169.

10. Sood R, Faubion SS, Kuhle CL, Thielen JM, Shuster LT. Prescribing menopausal hormone therapy: an evidence-based approach. Int J Womens Health. 2014;6:47-57.

11. Mueck AO, Seeger H. Effect of hormone therapy on BP in normotensive and hypertensive postmenopausal women. Maturitas. 2004;49(3):189-203.

12. Canonico M, Plu-Bureau G, Lowe GD, Scarabin PY. Hormone replacement therapy and risk of venous thromboembolism in postmenopausal women: systematic review and meta-analysis. BMJ. 2008;336(7655):1227-1231.

13. Godsland IF. Effects of postmenopausal hormone replacement therapy on lipid, lipoprotein, and apolipoprotein (a) concentrations: analysis of studies published from 1974-2000. Fertil Steril. 2001;75(5):898-915.

14. Powers MS, Schenkel L, Darley PE, Good WR, Balestra JC, Place VA. Pharmacokinetics and pharmacodynamics of transdermal dosage forms of 17 beta-estradiol: comparison with conventional oral estrogens used for hormone replacement. Am J Obstet Gynecol. 1985;152(8):1099-1106.

15. Santen RJ. Vaginal administration of estradiol: effects of dose, preparation and timing on plasma estradiol levels. Climacteric. 2015;18(2):121-134.

16. Pompei LM, Fernandes CE, Melo NR. Promestrieno no tratamento da atrofia vulvovaginal: revisão sistemática. Femina. 2010;38(7):359-365.

17. Del Pup L, Di Francia R, Cavaliere C, et al. Promestriene, a specific topic estrogen. Review of 40 years of vaginal atrophy treatment: is it safe even in cancer patients? Anticancer Drugs. 2013;24(10):989-998.

18. Scarabin P, Oger E, Plu-Bureau G, em nome do Estrogen and Thrombo Embolism Risk (ESTHER) Study Group. Differential association of oral and transdermal oestrogen replacement therapy with venous thromboembolism risk. Lancet 2003;362:428-432.

19. Lima GR, Soares Jr JM, Baracat EC, Magalhães J. Hormonioterapia. In: Lima GR, editor. Ginecologia clínica. São Paulo: Atheneu, 2015.

20. Christiansen C, Chesnut CH 3rd, Adachi JD, et al. Safety of bazedoxifene in a randomized, double-blind, placebo-and active-controlled Phase 3 study of postmenopausal women with osteoporosis. BMC Musculoskelet Disord. 2010;11:130.

21. Mirkin S, Ryan KA, Chandran AB, Komm BS. Bazedoxifene/conjugated estrogens for managing the burden of estrogen deficiency symptoms. Maturitas. 2014;77(1):24-31.

22. Komm BS, Thompson JR, Mirkin S. Cardiovascular safety of conjugated estrogens plus bazedoxifene: meta-analysis of the SMART trials. Climacteric. 2015;18(4):503-511.

23. Silverman SL, Christiansen C, Genant HK, et al. Efficacy of bazedoxifene in reducing new vertebral fracture risk in postmenopausal women with osteoporosis: results from a 3-year, randomized, placebo-, and active-controlled clinical trial. J Bone Miner Res. 2008;23(12):1923-1934.

CAPÍTULO
21

USO DE PROGESTAGÊNIOS E PROGESTERONA – TIPOS, DOSES E VIAS

Jaime Kulak Junior

Kadija Rahal Chrisostomo

CAPÍTULO 21 Uso de Progestagênios e Progesterona – Tipos, Doses e Vias

A terapia hormonal (TH) é altamente efetiva no tratamento dos sintomas relacionados ao climatério. Em mulheres com útero, a associação da progesterona na TH tem por objetivo principal proteger o endométrio para evitar sangramento irregular, hiperplasia e câncer endometrial.

Introdução

A progesterona é um hormônio natural produzido pelo corpo lúteo após a ovulação e que possui várias ações biológicas, como transformar o endométrio em tecido secretor, preparando-o para a implantação do blastocisto e evitando novo episódio de ovulação pelo seu efeito antigonadrotrófico e manter a gestação por meio de seus efeitos antiestrogênicos. Também é produzida pela placenta durante a gestação, pelas glândulas suprarrenais e pelo sistema nervoso.

Os progestagênios podem ser sintéticos ou naturais (o termo "natural" é utilizado por ser um progestagênio bastante semelhante à progesterona produzida endogenamente). Os progestagênios sintéticos tentam mimetizar o efeito da progesterona, e também são chamados de progestinas. Estas derivam da própria progesterona e da testosterona. Pequenas mudanças estruturais nas moléculas originais podem induzir diferenças consideráveis na atividade de cada um dos seus derivados.

Assim, os termos progesterona e progestagênios não são a mesma coisa, porém frequentemente são usados como sinônimos, o que pode resultar em confusões na compreensão de suas ações biológicas.

A concentração da progesterona endógena vai decaindo durante o período de transição menopausal, da época de fertilidade até o período que se estabelece a menopausa (ausência de período menstrual por 12 meses). Estudos recentes sobre essa queda hormonal demonstram que a progesterona é o primeiro hormônio a começar a diminuir nessa fase devido à falência ovariana e, posteriormente, o estrogênio, porém não na mesma intensidade. A queda da progesterona é mais rápida.

O tratamento dos sintomas menopausais está muito relacionado à estrogenioterapia, isolada ou associada à progesterona. A ação estrogênica induz os receptores de progesterona e esta diminui os receptores de estrogênio, dessa forma há proteção da proliferação endometrial. Não há muitos estudos sobre os benefícios do tratamento progestacional, além de proteger o endométrio. Essa ação de proteção endometrial é individual, não tendo a mesma efetividade para todas as mulheres.

Um dos principais estudos relacionando o uso da progesterona com proteção endometrial foi o Postmenopausal Estrogen/Progestin Interventions Study 1995 (PEPI), que utilizou acetato de medroxiprogesterona em diversas doses ou progesterona micronizada associados ao estrogênio equino conjugado.

Já o maior estudo relacionando à progesterona com proteção endometrial foi o Women's Health Initiative 2002 (WHI). Utilizou-se acetato de medroxiprogesterona 2,5 mg/dia de uso contínuo associado à estrogenioterapia. Nesse estudo relacionou-se o aumento de risco de câncer de mama e de doenças cardiovasculares, ressaltando que foi usado somente acetato de medroxiprogesterona e que esse resultado não se aplica aos outros progestagênios. Atualmente, as novas formulações e combinações de estrogênio e progestagênios são mais seguras.

A melhor progesterona é a micronizada, pois é a que mais se assemelha à natural produzida endogenamente, na dose de 200 mg/dia por 12 dias ao mês, em regime cíclico ou de uso contínuo de 100 mg diariamente. Orienta-se iniciar o tratamento cíclico para as mulheres que se encontram na transição menopausal ou menopausa recente para evitar sangramento irregular, pois nessa fase ainda há certa atividade ovariana.

Após dois a três anos da menopausa, quando já cessou a atividade ovariana, o regime contínuo é mais indicado, pois já não existe tanta chance de sangramento irregular.

CAPÍTULO 21 Uso de Progestagênios e Progesterona – Tipos, Doses e Vias

Com o uso contínuo da progesterona, a maioria das mulheres apresenta amenorreia, o qual é um dos maiores objetivos desse fármaco. Porém, algumas mulheres preferem o regime cíclico, pois valorizam o sangramento mensal e o relacionam ao seu bem-estar físico e emocional. Quando o uso da progesterona cíclica não é bem tolerado pelos seus efeitos colaterais mais comuns, alteração de humor e retenção hídrica, a utilização da progesterona a cada três meses pode ser uma opção.

Já às mulheres que não toleram o uso de progesterona por via oral, são sugeridas outras vias de administração, preferencialmente o sistema intrauterino de liberação de levonorgestrel (SIU-LNG). Vale lembrar que a utilização da progesterona por via oral, trimestralmente por 12 dias, ou a progesterona micronizada via vaginal apresentam divergências na literatura com relação à proteção endometrial.

Nos Estados Unidos há um fármaco composto de estrogênio equino conjugado e bazedoxifeno, que é um modulador seletivo do receptor de estrogênio (SERM), para tratamento de sintomas vasomotores do climatério e prevenção de osteoporose, não necessitando do uso da progesterona.

Tipos de Progestagênios

Revisando, os progestagênios podem ser sintéticos ou naturais (o termo natural é utilizado por ser um progestagênio bastante semelhante à progesterona produzida endogenamente). Os sintéticos tentam mimetizar o efeito da progesterona e também são chamados de progestinas.

Os derivados da progesterona são a pregnona e a 19-norpregnona, apresentando as formas acetilada e não acetilada. Os derivados da testosterona podem ser etilinados derivados da 19-nortestosterona, que são subdivididos em estranos (18 carbonos) e gonanos (17 carbonos), e não etilinados, sendo a drosperinona um análogo da espironolactona e o dienogest um progestagênio híbrido derivado dos estranos com um grupo 17-cianometil.

Os progestagênios são subdivididos de acordo com sua origem e também em gerações. A cada nova geração há uma diminuição dos possíveis efeitos colaterais da geração anterior, com associação de fármacos diferentes, e/ou em menores dosagens.

Os progestagênios de 1ª geração começaram a ser comercializados na década de 1960 e tinham como finalidade a contracepção. Por essa razão o seu principal objetivo era mimetizar o efeito antigonadotrófico da progesterona natural, tendo grande ação androgênica. Foram desenvolvidos a partir dos noresteoides, representados pela noretisterona (NET), noretindrona, acetato de noretindrona (NETA), noretinodrel, etinodiol e linestrenol.

Os progestagênios de 2ª geração oriundos da 19-nortestosterona (gonanos) são norgestrel, levonorgestrel (a forma ativa do norgestrel) e a norelgestromina, estes com menor potencial androgênico quando comparados aos de 1ª geração. Os de 3ª geração, com menor potencial androgênico ainda, são derivados do levonorgestrel: desogestrel, norgestimato, gestodeno e etonogestrel.

A 4ª geração foi desenvolvida com o objetivo de produzir um progestagênio que tivesse os benefícios da progesterona natural sem os efeitos androgênicos indesejáveis, como retenção hídrica, acne e queda de HDL. São representados pela trimegestona, nomegestrol, nestorona e dienogest. Além dos norderivados, há a drospirenona, derivada da espironolactona, e os derivados das pregnenolona: medroxiprogesterona, clomardinoma e ciproterona (possuem ação antiandrogênica) (Tabelas 21.1 e 21.2).

Tabela 21.1

Progestagênios – Classificação por gerações

Geração	Progestagênio
1ª geração (Noresteroides)	Noretisterona (NET) Noretindrona Acetato de noretindrona (NETA) Noretinodrel Etinodiol Linestrenol
2ª Geração (19-nortestosterona)	Norgestrel Levonorgestrel Norelgestromina
3ª Geração (levonorgestrel) (pregnonolona)	Desogestrel Norgestimato Gestodeno Etonogestrel Acetato de medroxiprogesterona Acetato de clormadinona Acetato de ciproterona
4ª Geração (levonorgestrel)	Trimegestona Nomegestrol Nesterona Dienogest
Derivado da espironolactona	Drospirenona

Tabela 21.2

Ações dos progestagênios

	Progestogênica	Antigonadotrófica	Estrogênica	Antiestrogênica	Androgênica	Antiandrogênica	Glicocorticoide	Antimineralo corticoide
Progesterona	+	+	–	+	–	±	+	+
Noretisterona	+	+	+	+	+	–	–	–
Noretinodrel	±	+	+	±	±	–	–	–
Linestrenol	+	+	+	+	+	–	–	–
Levonorgestrel	+	+	–	+	+	–	–	–
Desogestrel	+	+	–	+	+	–	–	–
Norgestimato	+	+	–	+	+	–	–	–
Gestodeno	+	+	–	+	+	–	+	+
Acetato de medroxiprogesterona	+	+	–	+	±	–	+	–
Acetato de clormadinona	+	+	–	+	–	+	+	–
Acetato de ciproterona	+	+	–	+	–	++	+	–
Trimegestona	+	+	–	+	–	±	–	++
Acetato de nomegestrol	+	+	–	+	–	±	–	–
Dienogest	+	+	±	±	–	+	–	–
Drospirenona	+	+	–	+	–	+	–	+

Fonte: Adaptado de Schindler *et al.*[12]. +: forte; ±: moderada; –: fraca.

Doses

As opções de administração de doses de progestagênios que promovem a proteção endometrial dependem da potência do progestagênio e variam com a dose de estrogênio associada. Diferentes tipos e doses de progestagênios, vias de administração e tipos de regime (sequencial ou contínuo combinado) podem ter diferentes resultados (Tabelas 21.3 e 21.4).

Tabela 21.3

Terapias hormonais de progestagênios – doses

Preparação	Doses
Progestagênios oral – comprimido	
Acetato de medroxiprogesterona	2,5, 5 e 10 mg/dia
Norentidrona	0,35 mg/dia
NETA	5,0 mg/dia
Acetato de megestrol	20, 40 mg/dia
Didrogesterona	10 mg/dia
Medrogesterona	5 mg/dia
Acetato de Nomegestrol	3,75, 5 mg/dia
Promegestona	0,125, 0,25, 0,5 mg/dia
Progesterona oral – cápsula	
Progesterona micronizada	100, 200 mg/dia
Progestagênio via sistema intrauterino	
Levonorgestrel	20 µg liberação/dia – DIU 5 anos 6 µg liberação/dia – DIU 3 anos*
Progesterona vaginal – gel	4%, 8% – aplicadores de 45 ou 90 mg

*Não comercializado no Brasil.
Fonte: Adaptado de Stuenkel *et al.*[19]

Tabela 21.4

Terapias hormonais combinadas de estrogênio/progestagênio – doses

Preparação	Doses
Oral	
Estrogênio equino conjugado + acetato de medroxiprogesterona	0,3 a 0,625 mg/1,5 a 5 mg/dia – cíclico ou contínuo
17β-estradiol + NETA	0,5 a 1 mg/0,1 a 0,5 mg/dia – contínuo
17β-estradiol + drospirenona	0,5 a 1 mg/0,25 a 1 mg/dia – contínuo
17β-estradiol + norgestimato	1 mg, 1/0,09 mg/dia – cíclico
17β-estradiol + didrogesterona	1 a 2 mg/2 a 10 mg/dia – cíclico e contínuo
17β-estradiol + acetato de ciproterona	2 mg/1 mg/dia – contínuo
17β-estradiol + acetato de medroxiprogesterona	1 a 2 mg/2 a 10 mg/dia – contínuo
Estrogênio equino conjugado + bazedoxifeno*	0,45 mg/20 mg/dia – contínuo

(continua)

Tabela 21.4 (*Continuação*)

Terapias hormonais combinadas de estrogênio/progestagênio – doses

Transdérmico

17β-estradiol + NETA (System conti/sequi)	50 µg/0,14 a 0,25 mg/dia/*patch* – 2 vezes/semana
17β-estradiol + levonorgestrel*	45 µg/0,015 mg/*patch* – 1 vez/semana
17β-estradiol gel (Sandrena gel)	0,5 e 1 mg/sachê
17β-estradiol gel (Oestrogel)	0,75 mg/dose

*Não comercializado no Brasil.
Fonte: Adaptado de Stuenkel *et al.*[19]

Vias de Administração

Pode ser oral ou parenteral (intramuscular, intrauterina, intravaginal, sublingual, retal e percutâneo, na forma de cremes, géis e adesivos).

A via oral é a forma mais comum de administração de progestagênios para TH, porém há poucos estudos sobre a farmacocinética dos progestagênios por essa via. Os progestagênios administrados oralmente, em geral, atingem concentração sérica máxima dentro de uma a três horas após sua administração. A biodisponibilidade representa a quantidade de progestagênio que se encontra na circulação após sofrer o metabolismo hepático de primeira passagem, tanto por via oral quanto por via parenteral. A meia-vida é o tempo (em horas) sobre o qual a concentração sérica do fármaco cai para metade do seu valor mais alto após a sua administração.

Entre a progesterona e os progestagênios derivados da progesterona, os que apresentam maior biodisponibilidade (90%) são: acetato de medroxiprogesterona e trimegestona. Em contraste, a biodisponibilidade da progesterona é inferior a 5%, e a da didrogesterona e do acetato de nomegestrel é de 28 e 60%, respectivamente.

O acetato de ciproterona e o acetato de nomegestrel apresentam as meias-vidas mais longas (54,0 a 78,6 e 50 h, respectivamente), enquanto a medrogestona é substancialmente menor (34,9 h). A progesterona e outros progestagênios relacionados à progesterona (incluindo acetato de medroxiprogesterona, acetato de megestrol, didrogesterona e trimegestona) têm meias-vidas ainda mais curtas, variando de 15 a 24 h.

Entre os progestagênios estruturalmente relacionados à testosterona, os que apresentam maior biodisponibilidade são: levonorgestrel, gestodeno e dienogest, atingindo mais de 90%. Ao passo que noretindrona, desogestrel e drospirenona possuem biodisponibilidade na faixa de 62 a 76%.

A meia-vida mais longa ocorre com drospirenona (31,1 a 32,5 h), enquanto a noretindrona tem a menor (8 h); meias-vidas intermediárias entre esses dois extremos são: levonorgestrel, desogestrel, gestodeno e dienogest.

Os níveis de circulação e os parâmetros farmacocinéticos de um progestagênio administrado por via oral podem variar consideravelmente, em até cinco vezes ou mais, entre as mulheres. A biodisponibilidade pode ser significativamente afetada pela idade devido à diminuição do conteúdo do citocromo P450 hepático com o envelhecimento, o que reduz o metabolismo hepático de primeira passagem. As mulheres idosas também podem reduzir a depuração renal do fármaco circulante, bem como um volume de distribuição que é reforçada para medicamentos lipossolúveis e diminuída para medicamentos solúveis em água. Em menor grau, a farmacocinética também pode variar individualmente sob diferentes condições.

A via parenteral é considerada eficaz e evita a primeira passagem hepática do metabolismo da progesterona, entretanto, nem todas as formas de administração têm bases científicas suficientes de sua farmacocinética.

As mais utilizadas são:

- **Intrauterina:** o SIU-LNG tem sido bastante utilizado com o objetivo de proteção endometrial durante a terapia estrogênica, apresentando alta eficácia contraceptiva para as mulheres que ainda necessitam no período da transição menopausal e para tratamento do sangramento irregular idiopático, comum nessa fase.

- **Intravaginal:** considerada uma via boa, aceitável e efetiva para a progesterona micronizada. Demonstra-se eficaz para proteção endometrial, realçando a importância potencial da via vaginal na TH da menopausa, porque o endométrio é o alvo mais importante da ação da progesterona nesta aplicação.

- **Percutânea:** transdérmica (géis, cremes e adesivos). O uso de progesterona na forma de administração transdérmica, por meio de cremes ou géis tópicos, tem sido motivo de alguma preocupação devido à especulação de que os baixos níveis séricos de progesterona alcançados com esses agentes indicam um efeito secretor insuficiente no endométrio. No entanto, apesar das concentrações séricas baixas inferiores a 4 ng/mL, os efeitos antiproliferativos no endométrio foram demonstrados com cremes de progesterona e, além disso, as concentrações de progesterona salivar são muito altas, indicando que a concentração de progesterona no soro não reflete, necessariamente, aquela nos tecidos. Os efeitos dos cremes tópicos de progesterona sobre o endométrio devem, portanto, basear-se no exame histológico do endométrio e não nas concentrações séricas. Levonorgestrel e acetato de noretindrona são utilizados em diferentes sistemas transdérmicos, cada um em combinação com estradiol. Ambos os sistemas são adesivos transdérmicos de matriz adesiva projetados para liberar estradiol e levonogestrel ou acetato de noretindrona continuamente.

Considerações Finais

A TH é o tratamento mais eficaz para os sintomas vasomotores e os sintomas geniturinários do climatério e demonstrou prevenir a perda óssea e fraturas. Porém, não deve ser utilizada com intuito de prevenir doenças crônicas, como osteoporose, doenças cardiovasculares e demências.

Em mulheres com útero é imprescindível o uso da progesterona para promover a proteção endometrial. O progestagênio, considerado padrão–ouro, é a progesterona micronizada, pois é bastante efetiva na proteção endometrial e parece não aumentar o risco de câncer de mama e de doenças cardiovasculares.

Porém, os sintomas vasomotores persistem, em média, por 7,4 anos, às vezes por mais de 10 anos. Dessa forma, nas mulheres em que os sintomas climatéricos persistem após a parada do tratamento, pode se tentar tratamento não hormonal. Caso não haja resposta positiva, pode se retornar à TH, agora estendida e individualizada.

Os riscos de TH diferem entre as mulheres, dependendo de tipo, dose, duração do uso, via de administração, tempo de início e se o progestagênio é necessário. O tratamento deve ser individualizado utilizando a menor dose, suficiente para obter os benefícios e minimizar os riscos, com reavaliação periódica dos benefícios e riscos de continuar a TH.

O uso de anticoncepcional hormonal oral durante o período de transição menopausal é considerado boa opção para as mulheres que ainda necessitam de contracepção e/ou controle de fluxo menstrual volumoso, muito comum nessa faixa etária. Entretanto, deve-se evitar em mulheres com fatores de risco para tromboembolismo.

A NAMS, a Endocrine Society e a American College of Obstetricians and Gynecologists concordam e orientam que a TH deve ser individualizada e não somente baseada na idade da paciente. Orientam que pode ser estendida, conforme as necessidades e os benefícios, pois 40% das mulheres acima de 60 anos apresentam sintomas climatéricos impactando em sua qualidade de vida.

Estudos recentes se posicionam contra a terapia bioidêntica por não haver evidências científicas suficientes de sua segurança e eficácia quando comparada aos fármacos comercializados para TH.

Referências Bibliográficas

1. ACOG Committee on Obstetric Practice. Practice Bulletin Nº 141. Obstet Gynecol. 2014 Jan;123(1):202-216.

2. Asi N, Mohammed K, Haydour Q, Gionfriddo MR, Vargas OLM, Prokop LJ, et al. Progesterone vs. synthetic progestins and the risk of breast cancer: a systematic review and meta-analysis. Syst Rev. 2016;5(1):121.

3. De Leo V, Musacchio MC, Cappelli V, Piomboni P, Morgante G. Hormonal contraceptives: pharmacology tailored to women's health. Hum Reprod Update. 2016;22(5):634-646.

4. Foer D. Progestogen hypersensitivity an evidence-based approach to diagnosis and management in clinical practice. Immunol Allergy Clin NA [Internet]. Elsevier; 2017 Nov 1;37(4):773-784.

5. Lobo RA. Hormone-replacement therapy: current thinking. Nat Rev Endocrinol. 2016;13(4):220-231.

6. Marra C, Penati C, Ferrari L, Cantù MG, Bargossi L, Fruscio R. Treatment of simple and complex endometrial non-atypical hyperplasia with natural progesterone: response rate to different doses. Gynecol Endocrinol. 2014;30(12):899-901.

7. Martin KA, Barbieri RL. Treatment of menopausal symptoms with hormone therapy. Post TW, ed. UpToDate. Waltham, MA: UpToDate Inc. Disponível em: http://www.uptodate.com.

8. Patel B, Elguero S, Thakore S, Dahoud W, Bedaiwy M, Mesiano S. Role of nuclear progesterone receptor isoforms in uterine pathophysiology. Hum Reprod Update. 2015;21(2):155-173.

9. Sarrel PM, Shifren JL, Stuenkel CA, Utian WH. The 2017 hormone therapy position statement of The North American Menopause Society. Menopause. 2017 Jul;24(7):728-753.

10. Schindler AE. Non-contraceptive benefits of oral hormonal contraceptives. Int J Endocrinol Metab. 2013;11(1):41-47.

11. Schindler AE. The "newer" progestogens and postmenopausal hormone therapy (HRT). J Steroid Biochem Mol Biol. 2014;1;142:48-51.

12. Schindler AE, Campagnoli C, Druckmann R, Huber J, Pasqualini JR, Schweppe KW, et al. Reprint of Classification and pharmacology of progestins. Maturitas. 2008;61(1–2):171-180.

13. Schumacher M, Guennoun R, Ghoumari A, Massaad C, Robert F, El-Etr M, et al. Novel perspectives for progesterone in hormone replacement therapy, with special reference to the nervous system. Endocr Rev. 2007;28(4):387-439.

14. Sitruk-Ware R, El-Etr M. Progesterone and related progestins: potential new health benefits. Climacteric. 2013;16:1-10.

15. Sitruk-Ware R, Nath A. Best practice & research clinical endocrinology & metabolism characteristics and metabolic effects of estrogen and progestins contained in oral contraceptive pills. Best Pract Res Clin Endocrinol Metab. 2012;27:1-12.

16. Spark MJ, Willis J. Systematic review of progesterone use by midlife and menopausal women. Maturitas. 2012;72(3):192-202.

17. Stanczyk FZ. Treatment of postmenopausal women with topical progesterone creams and gels: are they effective? Climacteric. 2014;17(Suppl2):8-11.

18. Stanczyk FZ, Hapgood JP, Winer S, Mishell DR. Progestogens used in postmenopausal hormone therapy: differences in their pharmacological properties, intracellular actions, and clinical effects. Endocr Rev. 2013;34(2):171-208.

19. Stuenkel CA, Davis SR, Gompel A, Lumsden MA, Murad MH, Pinkerton JV, et al. Treatment of symptoms of the menopause: An Endocrine Society Clinical Practice Guideline. J Clin Endocrinol Metab. 2015 Nov;100:1-37.

20. Vigo F, Lubianca JN, Corleta H von E. Progestagênios: farmacologia e uso clínico. Fem. 2011;39(3):127-137.

21. Depypere H, Inki P. The levonorgestrel-releasing intrauterine system for endometrial protection during estrogen replacement therapy: a clinical review. Climacteric. 2015;18(4):470-482.

22. Wildemeersch D. Safety and comfort of long-term continuous combined transdermal estrogen and intrauterine levonorgestrel administration for postmenopausal hormone substitution – a review. Gynecol Endocrinol. 2016; 32(8):598-601.

CAPÍTULO 22

TERAPIA HORMONAL: ANDROGÊNIOS

Rodolfo Strufaldi

Marcelo Luis Steiner

Luciano de Melo Pompei

César Eduardo Fernandes

A o longo do período reprodutivo das mulheres, os androgênios declinam lenta e progressivamente, e esse decréscimo é mais acentuado no período pós-menopausa. O estado de deficiência androgênica se manifesta insidiosamente por diminuição da função sexual, do bem-estar e de energia, fadiga, emagrecimento, instabilidade vasomotora, alterações na composição corporal e perda de massa óssea. Entretanto, esses sintomas são potencialmente atribuíveis às diferentes etiologias, o que dificulta o diagnóstico adequado. A síndrome da insuficiência androgênica (SIA) tem despertado inúmeras discussões, controvérsias e parece ser essencialmente clínica, não havendo evidências atuais da utilidade de realização de exames laboratoriais para sua comprovação diagnóstica. Por outro lado, uma força-tarefa, formada por Endocrine Society, American College of Obstetricians and Gynecologists (ACOG), American Society for Reproductive Medicine (ASRM), European Society of Endocrinology (ESE) e International Menopause Society (IMS), publicou, em 2014, uma recomendação na qual não há uma síndrome bem definida de deficiência androgênica e inexistiria informação sobre correlação entre os níveis plasmáticos androgênicos e os sinais e sintomas[1]. Isso reforça, de maneira mais clara, a não necessidade de dosagens plasmáticas de androgênios para o diagnóstico.

Os principais androgênios produzidos pelas mulheres incluem a testosterona (T), a androstenediona (∆4A), o sulfato de desidroepiandrosterona (DHEAS) e a di-hidrotestosterona (DHT). Nas mulheres, o DHEAS é o androgênio quantitativamente mais abundante, e a T, por sua potência biológica, é o de maior importância[2]. Em mulheres jovens, 25% da T circulante são originários da glândula adrenal e, 25% são sintetizados nas células da teca e no estroma ovariano, sob controle do hormônio luteinizante (LH). A partir da conversão periférica de outros androgênios, ocorre a produção de aproximadamente 50% dos androgênios, com posterior metabolização pela 5α-redutase a DHT ou por aromatases a estrogênios[3].

A testosterona tem sido habitualmente referida como a principal representante da androgenicidade plasmática em mulheres. Considera-se biologicamente ativa a T biodisponível, que circula livre ou ligada à albumina, e indisponível para ação metabólica a fração aderida à globulina de ligação de hormônios sexuais (SHBG). A forte correlação entre T e SHBG possibilita a utilização da SHBG como marcador indireto de androgenismo feminino[3].

Os androgênios, nas mulheres, exercem uma função essencial sobre a sexualidade, influenciando o desejo, o humor, a energia e o bem-estar. Além dos efeitos genitais e sobre a sexualidade, os androgênios atuam também no sistema nervoso central (SNC), no córtex e em estruturas hipotalâmicas e límbicas, influenciando a liberação de neurotransmissores e modulando importantes funções relacionadas à sensibilidade, à percepção e ao prazer[4].

Androgênios ao Longo da Vida da Mulher

O declínio plasmático de androgênios precede o estrogênico, resultado esse da redução linear da produção de DHEAS e DHT pelas adrenais a partir da 4ª década de vida e do número crescente de ciclos anovulatórios observados nos últimos anos da menacme[5]. Estudos avaliando as concentrações plasmáticas de T total em mulheres com função menstrual normal demonstram que ocorre uma queda significativa com a idade, sendo que os níveis observados em mulheres aos 40 anos de idade representam a metade daqueles vistos aos 20 anos.

A queda na produção androgênica é um processo fisiológico e contínuo, sugerindo que a elevação na atividade das células estromais ovarianas, em resposta ao LH, serviria como mecanismo compensatório temporário, fornecedor de substrato para a gênese de estrogênios em alguns sítios extragonadais[6].

A diversidade de resposta ovariana provavelmente contribui para a controvérsia sobre os níveis plasmáticos de androgênios após a menopausa.

Deficiência Androgênica Feminina

Na atualidade, inexiste um consenso sobre a definição clínica de uma SIA em mulheres e tampouco se conhece a respeito da sua real prevalência.

O Consenso de Princeton, em 2001, definiu SIA como um conjunto de sintomas clínicos na presença de biodisponibilidade diminuída de T e níveis normais de estrogênios[6] (Quadro 22.1).

Quadro 22.1
Sinais e sintomas clínicos da SIA segundo o Consenso de Princeton[6]
▪ Diminuição da sensação de bem-estar
▪ Humor disfórico
▪ Fadiga persistente sem causa estabelecida
▪ Alteração da função sexual, incluindo diminuição da libido, do prazer e da receptividade sexual
▪ Perda de massa óssea e massa muscular
▪ Persistência de sintomas vasomotores, diminuição da lubrificação vaginal pós-menopáusica sob adequada terapêutica estrogênica
▪ Rarefação ou afinamento dos pelos pubianos
▪ Alterações na memória e na cognição

Esses sintomas, na sua maioria, são escamoteados, até mesmo, sendo potencialmente atribuíveis às diferentes etiologias, dificultando o correto diagnóstico por parte dos clínicos.

Os androgênios parecem ter influência significativa no comportamento, na sensação de bem-estar e no humor de mulheres após a menopausa, com melhora nas queixas de depressão, conforme observado em pesquisas com grupos de mulheres submetidas à reposição hormonal androgênica[7].

As principais causas de redução dos níveis plasmáticos de T estão listados no Quadro 22.2.

Quadro 22.2
Causas de redução dos níveis de androgênios em mulheres
▪ Avanço da idade
▪ Condições que alteram a produção de testosterona
▪ Ooforectomia
▪ Insuficiência ovariana
▪ Insuficiência adrenal
▪ Doenças crônicas
▪ Hipopituitarismo
▪ Tratamento com fármacos
▪ Terapia estrogênica
▪ Corticosteroides

Diagnóstico da Insuficiência Androgênica

Os principais sintomas de insuficiência androgênica em mulheres são diminuição da sensação de bem-estar, humor disfórico, fadiga persistente de causa desconhecida, redução da libido e da receptividade sexual e do prazer, sintomas vasomotores e diminuição da lubrificação vaginal, além de perda de massa óssea e comprometimento da força muscular, rarefação e afinamento dos pelos pubianos[8].

Algumas recomendações importantes a respeito da terapêutica androgênica (TA) podem ser listadas com base em posição de 2005 da Sociedade Norte-americana de Menopausa (NAMS)[9] e ajustadas pelas recomendações mais recentes da Endocrine Society[1].

Mulheres pós-menopáusicas com manifestação de desejo sexual hipoativo, excluídas outras causas, são candidatas à terapia de reposição androgênica (TA). A via transdérmica (adesivos, creme e gel) parece ser preferível à via oral, não existindo dados de segurança sobre a TA em uso por longo prazo. Deve haver monitoração dos resultados com base na melhora da sexualidade, do bem-estar e no aparecimento de eventos adversos. Devem-se individualizar a terapêutica e respeitar, inicialmente, as mesmas contraindicações da terapêutica estrogênica. A TA não deve ser indicada em pacientes com câncer de mama ou endométrio, doença cardiovascular e doença hepática.

Interessante notar que a maioria das pesquisas científicas realizadas com testosterona administrada às mulheres requeria que as participantes apresentassem distúrbio do desejo sexual hipoativo e não manifestações de uma suposta SIA, tendo-se aqui como um dos exemplos o estudo A Phase III Research Study of Female Sexual Dysfunction in Women on Testosterone Patch without Estrogen (APHRODITE)[10].

A Associação Brasileira de Climatério (SOBRAC), em seu consenso mais recente, também reserva a terapêutica androgênica para a ocorrência de queixas sexuais, sem mencionar a necessidade da presença de uma SIA[11].

Consequências da Insuficiência Androgênica na Mulher

Efeitos Sobre a Densidade Mineral Óssea

Na pós-menopausa, ao contrário do período reprodutivo, os baixos níveis de androgênios séricos associam-se à redução da massa óssea e ao risco aumentado de fraturas, assim como há evidências de que mulheres submetidas à terapia convencional da menopausa, associada aos androgênios, ganhem de massa óssea e sofram aumento dos marcadores bioquímicos formação óssea[12].

Baixa densidade mineral óssea (DMO) e osteoporose são situações clínicas frequentemente notadas em mulheres com insuficiência androgênica, e é reconhecido, claramente, o efeito anabólico do androgênio nos ossos em função da existência de receptores androgênicos nos osteoblastos[13].

Androgênios sintéticos, como o undecanoato de testosterona administrado por via oral, exibem efeitos positivos no osso, e acredita-se que o efeito hepático deste possa ser menor que o da metiltestosterona, visto que, após absorção intestinal, o undecanoato de testosterona sofre desvio do sistema porta e se dirige ao ducto torácico, chegando ao sangue pelo sistema linfático[3].

Os androgênios têm ação reconhecida sobre o metabolismo ósseo, com efeito sinérgico quando associado ao estrogênio. Porém, não há indicação regulatória para o uso de androgênio na prevenção e no tratamento da baixa DMO[14].

Efeitos Sobre a Composição Corporal

O efeito anabólico da T promove a síntese proteica por ativação do sistema IGF-1 intramuscular. Com isso, a administração de androgênios determina aumento na quantidade de tecido muscular. Ao longo da vida e com o avanço da idade, as taxas metabólicas e o gasto energético diminuídos, assim como os níveis reduzidos de T e de seus precursores, podem contribuir, de maneira significativa, para a diminuição da massa magra[15].

Parece haver uma correlação positiva entre os anos de menopausa, índice de massa corporal (IMC) e porcentagem total de gordura corporal, assim como a localização da gordura visceral, que se associa à hipercolesterolemia, à aterosclerose, à hipertensão arterial sistêmica e à resistência insulínica com influência clara sobre a elevação do risco cardiovascular[16].

Efeitos Sobre a Função Sexual Feminina

Na atualidade, a deficiência androgênica tem sido considerada um dos componentes etiopatogênicos significativos dentre os que interferem na sexualidade feminina. No universo que representa a função sexual, não se devem desconsiderar os diferentes fatores envolvidos, a exemplo das influências socioculturais, relações interpessoais, condições biológicas e, principalmente, psicológicas.

Além dos efeitos nos genitais, os androgênios exercem papel neuroestrutural no hipotálamo e no sistema límbico, influenciando a liberação de alguns neurotransmissores envolvidos na sensação de prazer e na percepção. Com base nas evidências atualmente disponíveis, parece haver coparticipação de estrogênios e androgênios na estruturação da resposta sexual feminina, envolvendo os efeitos conjuntos nos genitais e no cérebro[3].

É reconhecido, de longa data, o papel dos esteroides sexuais, em particular dos estrogênios e dos androgênios, na modulação da função sexual feminina. Existem receptores para os hormônios sexuais em praticamente todos os tecidos do organismo, com evidente expressão nos tecidos genitais e no cérebro, sugerindo, dessa maneira, que há influência dos hormônios sobre a sexualidade e o comportamento, tanto em nível central, com efeitos sobre a excitação e o desejo, quanto em nível periférico, na produção de muco e lubrificação genital[3].

CAPÍTULO 22 Terapia Hormonal: Androgênios **339**

Estudos demonstraram que as usuárias de TA na pós-menopausa tiveram melhora de desejo sexual, excitação, fantasias, frequência, satisfação, orgasmo e prazer sexual[17,18]. Shifren *et al.*, em um estudo randomizado, duplo-cego e placebo controlado, mostraram a diferença entre o efeito da T transdérmica na função sexual de mulheres ooforectomizadas quando comparado ao grupo placebo[17]. Em uma revisão de oitos estudos randomizados controlados contra placebo em grupos de mulheres pós-menopáusicas, por um período de 9 a 24 semanas de uso de estrogênios isolados ou associados às diferentes apresentações de T (oral, implantes, adesivos) com diversas doses, mostrou, na sua totalidade, aumento dos domínios dos questionários de sexualidade[14].

O uso de T na dose de 300 µg/dia, associado ao estrogênio em forma de adesivos, por 24 semanas, melhorou a função sexual, sobretudo o desejo, em mulheres ooforectomizadas, entre 20 e 70 anos de idade, que apresentavam desordem do desejo sexual hipoativo[19].

Há evidências claras, na atualidade, de que a TA interfere, significativamente, nos domínios da função sexual feminina, havendo indicação precisa nas mulheres portadoras de SIA.

Efeitos Sobre a Qualidade de Vida

Estudo randomizado, cruzado, placebo controlado, com 31 mulheres na menacme, que fizeram uso de 10 mg/dia de creme de T a 1%, por um período de 12 semanas, apresentou resultados estatisticamente significantes, com aumento dos escores de bem-estar geral, nos resultados da escala sexual de Sabbatsberg e na diminuição dos níveis de depressão no inventário de Beck, quando comparados ao placebo[20].

Existem fortes evidências clínicas que apoiam o uso de androgênios nas mulheres que apresentam alterações no bem-estar geral, na energia, no humor, na fadiga e nos quadros de depressão que sejam decorrentes de insuficiência androgênica feminina.

Tratamento com Androgênios

Do mesmo modo que a Endocrine Society, o Consenso Brasileiro de Terapêutica Hormonal da Menopausa também informa que a indicação primária para o uso de testosterona na pós-menopausa é para o tratamento das queixas sexuais (desejo e excitação), desde que excluídas outras causas[11].

É imperioso, ainda, lembrar que, em mulheres no período menopáusico sob TE, a adição de androgênios não garante a proteção endometrial, havendo a necessidade também do uso de progestagênios. Existem evidências na literatura de que o uso de TA na menopausa associado à terapêutica estroprogestativa mostra benefícios da T sobre o desejo, a responsividade e a frequência da atividade sexual[21,22].

A T, administrada por via oral, tem absorção intestinal e passa por metabolização e inativação parcial hepática antes de atingir os órgãos-alvo. A forma micronizada oral não é bem absorvida e resulta em níveis plasmáticos insuficientes para manifestar efeito terapêutico. A forma alquilada, a saber, a metiltestosterona, nas doses de 1,25 a 2,5 mg/dia, é a que acumula maior experiência clínica.

Nas doses atualmente recomendadas, a utilização de androgênios parece determinar claros benefícios no bem-estar geral, na massa óssea e principalmente na sexualidade, sem efeitos colaterais graves evidentes no curto prazo. Entretanto, os conhecimentos atuais não permitem o uso de androgênios por longo prazo porque o seu papel na aterosclerose e na doença cardiovascular ainda é incerto e não está estabelecido.

A influência do uso da TA foi estudada, prospectivamente, em 37 mulheres pós-menopáusicas e histerectomizadas, com idade entre 42 e 62 anos, que por um período de 12 semanas receberam 1 mg/dia de estradiol percutâneo associado à metiltestoterona 1,25 mg/dia ou placebo por via oral. Os resultados mostraram que os níveis de colesterol total, LDL colesterol e triglicérides não mudaram, bem como houve diminuição significativa da SHBG em ambos os grupos. Esse estudo sugeriu que a combinação de baixa dose de metiltestosterona e estradiol percutâneo, por um ano, não determina aumento significativo nos fatores de risco cardiovascular intermediários[15].

O uso de DHEA intravaginal diário foi avaliado por um período de 12 semanas em 218 mulheres pós-menopáusicas na faixa entre 42 e 74 anos. As medidas de DHEA e de todos os seus metabólitos no plasma, após duas, quatro e oito semanas e ao fim do estudo, não demonstraram variações significativas durante todo o período de observação[23].

A via de administração parenteral de T mais estudada tem sido a transdérmica, mostrando-se mais vantajosa uma vez que a pele permite rápida absorção desse hormônio. A administração por adesivos, nas doses diárias de 150 a 300 µg ou em gel transdérmico tem demonstrado bons resultados sobre a sexualidade feminina na pós-menopausa[11,22].

A Tabela 22.1 mostra os fármacos, as vias de administração, as doses e as características das preparações mais frequentemente empregadas em TA.

Tabela 22.1
Preparações utilizadas na terapêutica androgênica feminina

Fármaco	Via de administração	Dose	Características
Undecanoato de testosterona	Oral	40 mg	Meia-vida curta; prejudica parâmetros lipídicos; promove níveis plasmáticos variáveis de testosterona
Metiltestosterona	Oral	1,25 a 2,5 mg	Meia-vida curta; hepatotóxica; possibilidade de níveis suprafisiológicos de testosterona
Oxandrolona	Oral	2,5 mg	Administração diária; análogo sintético da testosterona; não sofre aromatização
DHEA	Oral	25 a 50 mg	Farmacocinética favorável; precursor de androgênios
Cipionato/ enantato de testosterona	Injetável	200 mg	Intramuscular; pode induzir níveis suprafisiológicos de testosterona
Implante de testosterona	Subcutânea	50 a 100 mg	Longa duração; nenhum produto disponível comercialmente
Gel/adesivo de testosterona	Transdérmica	1,25 a 2,5 mg/dose (gel); 300 µg/dose (adesivo)	Preparação preferencial; farmacocinética mais favorável; meia-vida variável com o tipo de preparação; uso diário; melhor perfil metabólico

DHEA: desidroepiandrosterona.

Na prática, a T tem sido o androgênio mais empregado, recomendando-se preferir a via transdérmica[24]. Uma revisão da Cochrane Library, com 35 estudos e 4.768 mulheres, concluiu haver boa evidência de que a adição de testosterona à terapêutica hormonal da menopausa tenha efeitos benéficos na função sexual na pós-menopausa[25].

A revisão da Cochrane Library concluiu por leve melhora da função sexual com o uso de DHEA, baseado em cinco estudos, porém, sem melhora da qualidade de vida, com base em oito estudos[26].

Segurança, Efeitos Colaterais e Contraindicações da Terapêutica Androgênica

Sempre que se pensa em indicar a TA, depara-se com a inexistência ou a paucidade em praticamente todo mundo de preparações ou opções destinadas ao uso feminino. Obviamente, essa dificuldade espelha as questões de segurança, ainda não muito claras, em particular para uso a longo prazo, fazendo com que os órgãos regulatórios tenham dificuldade para aprovar as distintas modalidades de TA[25].

O objetivo principal da TA é prover uma quantidade de hormônios que propicie concentrações plasmáticas normais ou próximas ao limite superior da normalidade. A presença de eventos adversos ao tratamento com T está relacionada à via de administração, à dose empregada e à sensibilidade individual. As manifestações desfavoráveis sobre o perfil lipídico e lipoproteico estão restritas à via oral, praticamente não ocorrendo com a via parenteral de administração de T.

Com relação à sexualidade, a exacerbação de pensamentos e fantasias sexuais pode considerar a necessidade de redução das doses ou interrupção completa do tratamento. Os potenciais efeitos colaterais da TA estão listados no Quadro 22.3.

Quadro 22.3
Efeitos colaterais da terapia androgênica feminina
▪ Hirsutismo
▪ Alopecia
▪ Virilização (clitoremegalia, voz grossa)
▪ Acne e aumento da oleosidade da pele e do cabelo
▪ Agressividade
▪ Redução dos níveis de HDL colesterol
▪ Resistência à insulina e aumento da gordura abdominal
▪ Hepatotoxicidade
▪ Câncer de mama
▪ Câncer de endométrio

CAPÍTULO 22 Terapia Hormonal: Androgênios **343**

A possível relação da TA com o câncer de mama tem sido lembrada com frequência, ainda que não esteja demonstrada de maneira clara[27].

A influência da suplementação de estradiol esterificado, associado à metiltestosterona, foi estudada em 31.842 mulheres pós-menopáusicas participantes do Women's Health Initiative – Observational Study (WHI-OS), por um período de 4,6 anos. Evidenciou-se que as usuárias de E + T não tiveram aumento estatisticamente significante no risco de câncer de mama [RR = 1,42 (IC95%; 0,95 a 2,11)][28].

As contraindicações da reposição androgênica na mulher podem ser divididas em absolutas (gravidez, lactação, policitemia, acne grave, hiperplasia ou câncer endometrial, câncer de mama, cardiopatias, hepatopatias e insuficiência renal) e relativas (hirsutismo e acne moderada, alopecia androgênica, hiperlipidemia e síndrome metabólica).

Considerações Finais

A indicação primária para o uso de testosterona na pós-menopausa é para o tratamento das queixas sexuais (desejo e excitação), excluídas outras causas.

Os efeitos adversos da administração de androgênios são reversíveis na sua quase totalidade, com a suspensão do tratamento. No entanto, é aconselhável que, aproximadamente dois meses após o início da TA, se realizem dosagens sanguíneas de hemoglobina, de enzimas hepáticas e dos níveis séricos dos lipídios.

Vale ressaltar que, embora controverso, habitualmente não se recomenda indicar a TA em pacientes que não estejam adequadamente estrogenizadas e que, atualmente, não existem dados de segurança sobre a TA em usuárias a longo prazo. As mesmas considerações e contraindicações para a TE são válidas e aplicáveis para a TA.

Referências Bibliográficas

1. Wierman ME, Arlt W, Basson R, et al. Androgen therapy in women: a reappraisal: an Endocrine Society clinical practice guideline. J Clin Endocrinol Metab. 2014;99(10):3489-3510.

2. Longcope C. Adrenal and gonadal androgen secretion in normal females. J Clin Endocrinol Metab. 1986;15:213-228.

3. Fernandes CE, Rennó J Jr, Nahas EAP, Melo NR. Síndrome de insuficiência androgênica – critérios diagnósticos e terapêuticos. Rev Psiq Clin. 2006;33(3):152-61.

4. Cloke B, Christian M. The role of androgens and the androgen receptor in cycling endometrium. Mol Cell Endocrinol. 2012 Jul 25;358(2):166-175.

5. Mushayandebvu T, Castracane DV, Gimpel T. Evidence for diminished midcycle ovarian androgen production in older reproductive aged women. Fertil Steril. 1996;65:721-723.

6. Bachmann G, Bancroft J, Braunstein G, et al. Female androgen insufficiency: the Princeton consensus statement on definition, classification, and assessment. Fertil Steril. 2002;77(4):660-665.

7. Leão LMC, Duarte MPC, Farias MLF. Insuficiência androgênica na mulher e potenciais riscos da reposição terapêutica. Arq Bras Endocrinol Metab. 2005;49:205-216.

8. Braunstein GD. Androgen insufficiency in women: summary of critical issues. Fertil Steril. 2002;77(4):94-99.

9. NAMS. The role of testosterone therapy in postmenopausal women: position statement of The North American Menopause Society. Menopause. 2005;12(5):496-511.

10. Davis SR, Moreau M, Kroll R, et al. Testosterone for low libido in postmenopausal women not taking estrogen. N Engl J Med. 2008;359(19):2005-2017.

11. Kulak Jr J. Quando indicar, como realizar e qual a duração da terapêutica androgênica para mulheres na pós-menopausa. In: Wender MCO, Pompei LM, Fernandes CE, editors. Consenso Brasileiro de Terapêutica Hormonal da Menopausa. São Paulo: Leitura Médica; 2014. p. 111-114.

12. Raisz LG, Wiita B, Artis A, et al. Comparison of the effects of estrogen alone and estrogen plus androgen on biochemical markers of bone formation and resorption in postmenopausal women. J Clin Endocrinol Metab. 1996;81:37-43.

13. Notelovitz M. Androgen effects on bone and muscle. Fertil Steril. 2002;77:34-41.

14. Arlt W. Androgen therapy in women. Eur J Endocrinol. 2006;154(1):1-11.

15. Leão LMC, Duarte MP, Silva DM, et al. Influence of methyltestosterone postmenopausal therapy on plasma lipids, inflammatory factors, glucose metabolism and visceral fat: A randomized study. Eur J Endocrinol. 2006;154(1):131-139.

16. Keller JL, Casson PR, Toth MJ. Relationship of androgens to body composition, energy and substrate metabolism and aerobic capacity in healthy, young women. Steroids. 2011;76(12):1247-1251.

17. Shifren JL, Braunstein GD, Simon JA, et al. Transdermal testosterone treatment in women with impaired sexual function after oophorectomy. N Engl J Med. 2000;343:682-688.

18. Labrie F, Archer D, Bouchard C, et al. Effect of intravaginal dehydroepiandrosterone (Prasterone) on libido and sexual dysfunction in postmenopausal women. Menopause. 2009;16(5):923-931.

19. Davis SR, van der Mooren MJ, van Lunsen RH, et al. Efficacy and safety of a testosterone patch for the treatment of hypoactive sexual desire disorder in surgically menopausal women: a randomized, placebo-controlled trial. Menopause. 2006;13(3):387-396.

20. El-Hage G, Eden JA, Manga RZ. A double-blind, randomized, placebo-controlled trial of the effect of testosterone cream on the sexual motivation of menopausal hysterectomized women with hypo-active sexual desire disorder. Climacteric. 2007;10(4):335-343.

21. Lobo RA, Rosen RC, Yang HM, et al. Comparative effects of oral esterified estrogens with and without methyltestosterone on endocrine profiles and dimensions of sexual function in postmenopausal women with hypoactive sexual desire. Fertil Steril. 2003;79(6):1341-1352.

22. Braunstein GD, Sundwall DA, Katz M, et al. Safety and efficacy of a testosterone patch for the treatment of hypoactive sexual desire disorder in surgically menopausal women: a randomized, placebo-controlled trial. Arch Intern Med. 2005;165(14):1582-1589.

23. Labrie F, Archer D, Bouchard C, et al. Serum steroid levels during 12-week intravaginal dehy-droepiandrosterone administration. Menopause. 2009;16(5): 897-906.

24. Kulay Jr J, Anjos JGG, Donne RDD. Terapia de reposição androgênica na pós-menopausa. In: Fernandes CE, Pompei LM, editors. Barueri (SP): Manole; 2016. p. 883-890.

25. Somboonporn W, Bell RJ, Davis SR. Testosterone for peri and postmenopausal women. Cochrane Database Syst Ver. 2015;2:CD004509.

26. Scheffers CS, Armstrong S, Cantineau AE, Farquhar C, Jordan V. Dehydroepiandrosterone for women in the peri or postmenopausal phase. Cochrane Database Syst Rev. 2015;1:CD011066.

27. Dimitrakakis C. Androgens and breast cancer in men and women. Endocrinol Metab Clin North Am. 2011;40(3):533-547.

28. Ness RB, Albano JD, McTiernan A, et al. Influence of estrogen plus testosterone supplementation on breast cancer. Arch Intern Med. 2009;169(1):41-46.

CAPÍTULO

23

TERAPIA HORMONAL E A MAMA

Andrea Damin

Renato Torresan

A terapia hormonal (TH) para o tratamento dos sintomas decorrentes da deprivação hormonal pós-menopausa teve seu início na década de 1960. Primeiramente, com a utilização de estrogênio isolado foi observado aumento dos casos de hiperplasia endometrial e câncer nas usuárias. A partir de 1980, com o intuito de evitar esses efeitos adversos, nas pacientes não histerectomizadas foi iniciada a utilização de estrogênio associado à progesterona. A TH atingiu o seu auge na década de 1990, quando estudos experimentais e observacionais com estrogênio demonstraram que a TH, além de ótimo controle dos sintomas vasomotores associados à menopausa, poderia também prevenir a doença coronariana, demência e evitar perda de massa óssea. Por volta do ano 2000, 15 milhões de mulheres americanas faziam uso regular de TH[1].

Controvérsias começaram a surgir a partir das publicações dos estudos Heart and Estrogen/Progestin Replacement Study (HERS)[2], em 1998, e dos dois estudos Women's Health Initiative (WHI)[3], publicado em 2002 e, posteriormente, em 2004[4]. Os resultados desses estudos mostraram aumento de risco com o uso de TH para o desenvolvimento de câncer de mama, doença tromboembólica, acidente vascular cerebral e demência, principalmente com o uso por mais de cinco anos. Após essas publicações, a utilização de TH caiu drasticamente, sendo o seu uso restringido para o controle de sintomas vasomotores e por um menor tempo possível.

Atualmente, está havendo uma revisão dessas restrições com mudanças de protocolos clínicos, como a recente publicação da Sociedade Norte-americana de Menopausa (NAMS), que torna mais abrangente as indicações e permite um tempo mais longo de utilização da TH, individualizando o tratamento com base nos riscos e benefícios[5].

TH e Risco para Câncer de Mama

Mulheres com Risco Habitual

Apesar de não existir uma unanimidade, a maior parte dos estudos bem desenhados sugere associação da TH ao aumento de risco para o câncer de mama. O risco não é alto e similar àquele associado à menopausa natural em idade tardia e é observado com pelo menos cinco anos contínuos de uso de TH, além de aumentar quando a terapia é iniciada após os 50 anos de idade (RR: 1,35). Em geral, esse aumento de risco não é observado em mulheres que iniciam a TH em idades mais precoces por menopausa prematura. Essas observações sugerem que o risco é associado à exposição prolongada aos hormônios durante a vida e não à TH especificamente[6].

É importante reconhecer que existem muitas diferenças entre as classes de hormônios utilizados para TH, baseados em androgenicidade, efeitos glicocorticoides, biodisponibilidade, doses e via de administração. Diferentes regimes de drogas, apesar de serem da mesma classe, podem interagir diferentemente com hormônios endogênios e receptores hormonais, levando a diferentes efeitos em órgãos-alvo. Devido a isso, os riscos demonstrados em estudos com diferentes perfis de pacientes, medicações, doses e via de administração não devem ser extrapolados para todos os tipos de TH[5].

Isto pode ser bem exemplificado com os resultados do estudo WHI, que serviram de base para diretrizes de todas as formas de TH[6]. O uso de TH nos

Estados Unidos rapidamente decresceu em cerca de 40% em um ano após a publicação do estudo. O WHI que foi o único ensaio clínico randomizado grande e de longa duração, randomizou pacientes de 50 a 79 anos, incluiu apenas uma via de administração (via oral), uma formulação de estrogênio (estrogênios conjugados equinos – EEC, 0,625 mg) e uma formulação de progesterona (acetato de medroxiprogesterona – MPA, 2,5 mg). A inclusão de pacientes ficou restrita às mulheres com sintomas vasomotores (fogachos, suores noturnos), mais jovens que 60 anos ou com menos de 10 anos do início da menopausa[7].

Formulação de TH e Associação com o Risco de Câncer de Mama

Formulações com Estrogênio Isolado

As formulações com estrogênio isolado estão restritas às pacientes histerectomizadas. Há dados discordantes em relação ao risco de câncer de mama e uso de TH com estrogênio isolado[5].

O ensaio clínico com o uso de estrogênio isolado (EEC) do WHI incluiu 10.739 mulheres e demonstrou diminuição do RR de 0,77 para câncer de mama no grupo intervenção a partir do segundo ano de acompanhamento[7]. Já o estudo Danish Osteoporosis Prevention Group (DOPS) no braço das mulheres histerectomizadas que utilizaram 2 mg de 17β-estradiol bioidêntico isoladamente não encontrou diferença significativa na ocorrência do câncer de mama entre o grupo em tratamento e o grupo controle, com valor do RR de 0,58[8].

Interessantemente, já foi demonstrado que o uso de estrogênio isolado pode reduzir o risco de câncer de mama em pacientes que iniciaram a reposição mais de cinco anos após a menopausa, fenômeno denominado *gap time*. Segundo dados do Surveillance, Epidemiology and End Results (SEER), mulheres com idade entre 50 e 54 anos tinham 13/1.000 de chance de desenvolver câncer de mama após cinco anos de menopausa, enquanto aquelas que iniciaram a estrogenioterapia após cinco anos apresentaram risco de 2,59/1.000. Uma possível explicação para o fato seria a indução de apoptose pelo estrogênio. As células cancerígenas da mama, em deprivação estrogênica por longo tempo, adaptariam-se e tornariam-se sensíveis aos efeitos pró-apoptóticos do estradiol[9].

Publicado em 2003, o The Million Women Study and Breast Cancer (MWS) avaliou 1.084.110 mulheres por meio de questionário antes da realização de mamografia de rotina, cuja periodicidade era de três anos para as mulheres sem TH e de 1,5 anos para as usuárias de TH, e demonstrou aumento no risco relativo de câncer de mama entre mulheres que utilizaram estrogênios isoladamente (RR: 1,30; IC95% 1,21 a 1,40)[9], o que também foi evidenciado pelo Nurse's Health Study, estudo de coorte com aplicação de questionários para 121.000 mulheres enfermeiras, que demonstrou aumento para o risco de câncer de mama com o uso de estrogênios isolados (RR: 1,32; IC95% 1,14 a 1,54)[10].

Formulações Estroprogestagênicas

Existem inúmeros estudos com diferentes formulações de TH combinada e com diferentes desenhos metodológicos, a maioria deles demonstra pequena relação de aumento de risco da associação estrogênio e progestagênio[5].

O estudo do Collaborative Group on Hormonal Factors in Breast Cancer, meta-análise de dados consolidados a partir de estudos, em sua maioria do tipo caso-controle, selecionou 51 estudos e mostrou os dados de 52.705 casos de câncer de mama e 108.411 controles, em mulheres na pré e na pós-menopausa. A análise dos dados para a TH incluiu somente mulheres na pós-menopausa (17.949 casos e 35.916 controles, correspondendo a 34 e 33% da amostra, respectivamente). O risco relativo para usuárias *versus* não usuárias foi de 1,14, com significância estatística[11]. Apesar do grande número de pacientes incluídos, esse estudo recebeu várias críticas em relação à metodologia, enfraquecendo o peso dos resultados.

O Nurse's Health Study demonstrou que o risco de câncer de mama foi significativamente aumentado para a associação estrogênio-progestogênica (RR: 1,41; IC95% 1,15 a 1,74) em comparação às não usuárias. O risco apresentou significância a partir do quinto ano de uso em usuárias atuais. Mulheres que haviam interrompido a TH não tiveram risco significativamente maior em relação às não usuárias[10]. Aumento de risco (RR: 2,00; IC95% 1,88 a 2,12) também foi observado no MWS[9].

Diferentemente dos estudos anteriores, o estudo E3N, um braço do estudo European Prospective Investigation into Cancer and Nutrition (EPIC), não demonstrou aumento de risco de câncer com a terapia combinada. Esse estudo avaliou 80.000 mulheres por um período médio de 8,1 anos. Foram diagnosticados 2.354 casos de câncer de mama. Das 80.377 mulheres estudadas, 70% usaram TH por tempo suficiente para avaliar o risco de câncer de mama.

Comparadas às mulheres que nunca usaram TH, não houve aumento significativo no risco com estrogênios tanto por via oral quanto por via transdérmica associados à progesterona natural (RR: 1,00; IC95% 0,83 a 1,22) e à didrogesterona (RR: 1,16; IC95% 0,94 a 1,43). Também não houve associação de estrogênio oral, mas não transdérmico, aos progestagênios acetato de nomegestrol (RR: 1,10; IC95% 0,55 a 2,21) e promegestona (RR: 1,62; IC95% 0,94 a 2,82)[12]. A última publicação do estudo E3N concluiu que o aumento de risco associado à TH composta de estrogênio e progestagênios sintéticos, que não a progesterona natural e a didrogesterona, parece ser para os tumores com receptores de estrogênio positivos (ER+), ductais e lobulares. A associação de estrogênio com didrogesterona correlacionou-se ao aumento de risco somente do carcinoma lobular após cinco anos de uso[13].

O estudo WHI incluiu 16.608 mulheres, 8.506 para tratamento e 8.102 para placebo, sendo interrompido com 5,6 anos de seguimento. Foi observado aumento do risco para o câncer de mama entre as usuárias de TH (RR: 1,25; IC95% 1,07 a 1,46). O risco absoluto compreendeu acréscimo de oito novos casos aos 30 já esperados a cada 10.000 mulheres/ano, nos Estados Unidos[3]. Na época da interrupção, aproximadamente 40% das mulheres já havia abandonado o estudo. Após o término da fase de intervenção do estudo, em 2005, 12.788 mulheres (83%) aceitaram continuar sob seguimento sem TH, iniciando a fase de extensão, com duração até 2009. Após o período acumulado de 11 anos de seguimento, observou-se risco relativo de 1,25 (IC95% 1,07 a 1,46) de câncer de mama invasivo no grupo tratamento em comparação ao placebo (p = 0,004). Nos casos de câncer de mama houve maior probabilidade de linfonodos positivos nas mulheres que haviam usado a TH, bem como de tumores positivos para receptor estrogênico, HER-2 e triplo-negativos[14].

Formulações com Tibolona

A tibolona é um esteroide sintético derivado da 19-nortestosterona, que após ser administrada por via oral é bioconvertida no intestino e no fígado em três metabólitos: 3α e 3β-hidroxitibolona – atividade estrogênica – e o delta-4-tibolona – com atividade androgênica e progestagênica. Existem controvérsias em relação ao uso da tibolona e o aumento do câncer de mama em alguns estudos, demonstrando inclusive efeito protetor com o seu uso. Nenhum estudo envolve pacientes americanas, já que essa droga não é utilizada nos Estados Unidos por não ter aprovação pela Food and Drug Administration (FDA).

O primeiro estudo a avaliar a associação da tibolona com câncer de mama foi o Long-Term Intervention on Fractures with Tibolone (LIFT). Foram incluídas 2.249 mulheres no grupo tibolona 1,25 mg/dia e 2.257 no grupo placebo com idades entre 60 e 85 anos e média etária de 68 anos. Foi delineado para testar a hipótese primária de que a tibolona reduziria o risco de fratura vertebral e secundariamente modificaria os riscos de fratura não vertebral, câncer de mama, trombose venosa profunda e doença cardiovascular em mulheres idosas com osteoporose. Apesar de ter sido um objetivo secundário, este é o único estudo randomizado, controlado por placebo, que avaliou o risco de câncer de mama em usuárias de tibolona. Foi interrompido precocemente por potencial aumento do risco de acidente vascular cerebral e pelo fato de já se ter alcançado a meta de redução de fraturas vertebrais, gerando um seguimento mediano de 34 meses. Segundo o estudo LIFT, o grupo tibolona apresentou menor risco de desenvolvimento de câncer de mama com significância estatística. O risco relativo para câncer de mama foi de 0,32 (IC95% 0,13 a 0,80)[15].

O MWS, ao contrário, demonstrou risco aumentado para o desenvolvimento de câncer de mama (RR:1,45; IC95% 1,25 a 1,68). Uma das críticas que se faz a esse estudo é sobre um possível viés de seleção, ou seja, possivelmente os médicos teriam tendência a preferir a tibolona para mulheres com risco supostamente maior para câncer de mama. Além disso, apenas 6,4% das usuárias atuais de TH nesse estudo usavam a tibolona, ou apenas cerca de 2,2% das mulheres na pós-menopausa[9]. Recente revisão da Cochrane Library na qual foram incluídos 46 ensaios clínicos randomizados envolvendo 19.976 mulheres, avaliou o uso da tibolona *versus* placebo, não demonstrou associação de risco ao desenvolvimento de câncer de mama (OR: 0,52, IC95% 0,21 a 1,25).

Mulheres de Alto Risco por Lesões Precursoras

Por lesões precursoras entende-se um grupo amplo e heterogêneo de alterações do epitélio mamário, de linhagem ductal ou lobular, que têm potencial genético para o desenvolvimento do carcinoma mamário ou que conferem aumento de risco para o desenvolvimento de carcinoma, seja na mama onde a lesão foi diagnosticada ou na mama contralateral. As principais lesões que compõem esse grupo são hiperplasias ductais atípicas (HDA), hiperplasias lobulares atípicas (HLA), atipias epiteliais planas (que incluem os conceitos de hiperplasia e de alterações de células colunares com atipias) e carcinoma lobular *in situ* (CLIS).

Modulação do crescimento e diferenciação das células normais mamárias são complexas e envolvem uma série de vias de sinalização intracelular, mas o estrogênio exerce um papel importante por meio de sua ligação com o receptor alfa (REα), formando um complexo molecular que, além de estimular a proliferação celular, regula a expressão de vários outros genes e a formação dos receptores de progesterona. A expressão do REα é variável no epitélio mamário, dependendo de fase de ciclo menstrual e *status* menopausal, mas células com proliferação típica/atípica, de maneira geral, apresentam maior taxa de expressão do REα e teoricamente estão mais sujeitas à estimulação estrogênica[16].

Das lesões citadas anteriormente, as mais frequentes são HDA e HLA. Estão presentes em cerca de 10% das biopsias de lesões benignas, ocorrem com a mesma frequência e conferem risco similar no desenvolvimento de câncer de mama (RR: 3 a 5), o que representa um risco cumulativo de 30% com seguimento de 25 anos. Estudos mostram que para o diagnóstico de CLIS, o RR é maior, em torno de 8 a 10, aproximadamente o mesmo que historicamente foi atribuído à associação do diagnóstico de hiperplasia atípica com histórico familiar para câncer de mama[17]. No entanto, coortes maiores e mais recentes não têm sustentado essa associação e mostram que o RR da hiperplasia atípica não sofre influência da história familiar[18].

A literatura, conforme mencionado no início deste capítulo, tem dados sólidos que mostram a associação entre TH e carcinoma de mama em mulheres de risco habitual. Mas no grupo específico de mulheres com lesões benignas ou precursoras, esses dados não são claros. O próprio estudo WHI encontrou mais lesões proliferativas no grupo que usou TH combinada, mas as taxas de hiperplasias atípicas foram semelhantes entre todos os grupos. Um estudo de caso-controle, derivado de uma coorte com 15.395 mulheres com biopsias de mama com lesões benignas (lesões atípicas incluídas), avaliou 526 mulheres que desenvolveram carcinoma de mama no decorrer do seguimento e mostrou associação positiva da TH (OR: 3,61 IC95% 1,68 a 7,75) e do diagnóstico de hiperplasia atípica (OR: 5,56 IC95% 2,05 a 15,06) com carcinoma[19].

Em um estudo norte–americano, com mais de 2.400.000 mamografias realizadas entre 1996 e 2005 pelo Breast Cancer Surveillance Consortium, observou-se queda no número de diagnósticos de HDA e esse fato foi associado ao declínio na prescrição de TH naquele país. Os autores citam que no mesmo período de coleta de dados, a prevalência de mulheres na menopausa que usavam TH caiu de 35%, em 1999-2000, para 11%, em 2005, e ocorreu, principalmente, na faixa etária entre 50 e 69 anos, ou seja, principal faixa de rastreamento. As taxas de HDA puras caíram de 5,5/10.000 mamografias, em 1999, para 2,4/10.000, em 2005, e as taxas de HDA com câncer caíram de 4,3/10.000, em 1999, para 3,3/10.000, em 2005. Além disso, o diagnóstico de HDA foi mais prevalente nas mulheres mais idosas, com história familiar para câncer de mama, e nas usuárias atuais de TH (OR: 1,54 IC95% 1,29 a 1,83 para as HDA puras e OR: 1,38 IC95% 1,14 a 1,67 para as HDA associadas ao câncer). Nota-se que o tipo de TH não foi especificado. Os dados se referiram apenas às usuárias de TH durante o período de estudo[20].

Sendo assim, para essas mulheres com lesões precursoras recomenda-se a quimioprevenção com SERMs ou com inibidores da aromatase, dependendo do *status* menopausal, justamente com o intuito de bloquear direta ou indiretamente a ação hormonal na mama, sendo a TH não recomendada nesse grupo de mulheres. Quanto ao rastreamento nessa população, não há dados suficientes que respaldem a ressonância magnética (RM), além da mamografia anual. A American Cancer Society e a American College of Radiology recomendam a RM quando o risco cumulativo no decorrer é acima de 20 a 25%; no entanto, essa recomendação é respaldada por estudos com população de alto risco para câncer hereditário e não por lesões precursoras.

Mulheres de Alto Risco Genético

Cerca de 5 a 10% dos cânceres mamários são classificados como hereditários e, dentre estes, 40% decorrem de mutações deletérias dos genes BRCA1 e 2. A prevalência dessas mutações é estimada em cerca de 1/300 a 1/800, dependendo do país/região/etnia estudada. Inúmeras outras mutações em genes, como TP53, CHEK2, STK11, PALB2, ATM, BRIP1, RAD51C, CDH1, entre outros, estão associadas ao aumento da incidência de câncer de mama. Todavia, os dados mais robustos da literatura se limitam às mutações de BRCA 1 e 2. Nessas situações, segundo as publicações mais recentes, a chance de desenvolver câncer de mama no decorrer da vida (estimativa até os 80 anos) é de 69% para BRCA 1 e BRCA 2, e para câncer de ovário, cerca de 44 e 17%, respectivamente[21].

Essas mulheres têm indicação de salpingooforectomia bilateral (SOB) ainda jovens, em torno dos 35 ou 40 anos. O racional dessa conduta é a prevenção primária de câncer de trompas/ovários, uma vez que não há rastreamento ou quimioprevenção efetivos e alguns estudos mostraram diminuição na mortalidade geral e específica por câncer após a SOB.

Os efeitos decorrentes da queda precoce dos níveis de estrogênios são bem estudados e relacionados ao impacto negativo na qualidade de vida e às inúmeras comorbidades tardias, principalmente nessa população formada por jovens. A análise do risco de câncer de mama nessa população é muito difícil, pois grande parte dessas mulheres é submetida às mastectomias redutoras de risco anos antes da SOB, o que inviabiliza a avaliação e a estimativa de risco. Também há poucos dados sobre a TH especificamente nas mulheres mutadas submetidas à SOB. No estudo de coorte prospectivo PROSE, Rebbeck *et al.* avaliaram a incidência de câncer de mama em 462 mulheres portadoras de mutação BRCA (média de idade de 42 anos), sendo 155 submetidas à SOB e 307 não submetidas à cirurgia. Dessas mulheres, 114 utilizaram TH (93 das 155 com SOB e 21 das 307 sem SOB). Na análise de toda a coorte, a SOB associou-se à redução significativa no risco de câncer de mama (HR 0,40 IC95% 0,18 a 0,92) e não foi observado aumento de risco para câncer de mama com a TH naquelas mulheres submetidas à SOB (HR: 0,37 IC95% 0,14 a 0,96). Entretanto, foi um estudo com seguimento muito curto (3,6 anos) e com sérias limitações metodológicas[22]. Outros dados também provêm de estudos limitados. Eisen *et al.*, em 2008, avaliaram, em estudo de caso-controle, 472 mulheres portadoras de mutação de BRCA 1; 28 fizeram TH com estrogênio isolado e 19 com regime combinado. Observaram relação inversa entre uso de estrogênio isolado e risco para câncer de mama (OR: 0,51 IC95% 0,27 a 0,98) e ausência dessa associação à TH combinada (OR: 0,66 IC95% 0,34 a 1,27). Em relação ao tempo de uso de TH, as mulheres foram estratificadas em dois grupos: maior e menor que três anos e não houve diferenças entre os grupos[23]. Em uma outra análise retrospectiva, Gabriel *et al.* estudaram 73 mulheres portadoras de mutação de BRCA 1 ou 2, sem história prévia de câncer de mama ou ovário e submetidas à SOB. Das 73 mulheres, 40 foram submetidas à pan-histerectomia e 17 delas usaram TH. As outras 33 foram submetidas apenas à SOB e 16 delas usaram TH. No total do seguimento, 31 mulheres usaram TH e houve diagnóstico de câncer de mama em três delas. Dentre aquelas sem TH, 9/29 desenvolveram câncer de mama. A casuística foi pequena, seis mulheres foram submetidas à mastectomia redutora de riscos no decorrer do período de observação, mas há a sinalização de que a TH não aumentou o risco em desenvolver câncer de mama no grupo que a utilizou[24].

Em suma, existe um racional para a prescrição de TH para esse grupo de mulheres com mutação BRCA. No entanto, a literatura é muito escassa, com estudos que levaram em conta um número muito pequeno de casos e fracos do ponto de vista metodológico.

TH em Mulheres com Antecedente Pessoal de Câncer de Mama

Aproximadamente dois terços dos cânceres de mama são hormônio-dependentes, o que significa que há indicação de antagonismo da ação estrogênica ou mesmo bloqueio na síntese desse hormônio na adjuvância, que pode ser terapia única ou combinada com outras modalidades de terapia sistêmica, como quimioterapia e terapia-alvo. Na pré-menopausa, a hormonioterapia pode ser feita de diversas maneiras, como tamoxifeno (TMX), ablação ovariana exclusiva ou combinada ao TMX ou aos inibidores de aromatase, sendo o tempo preconizado entre 5 e 10 anos. Na pós-menopausa, tanto TMX como inibidores de aromatase podem ser utilizados como terapia única ou sequencial e com tempo de uso de cinco anos. Dessa maneira, há um número grande de mulheres que sofre as consequências da deprivação estrogênica e torna-se muito sintomática, o que é mais evidente nas jovens que realizaram o regime de ablação ovariana e inibidores de aromatase e naquelas com pouco tempo de menopausa que utilizam os inibidores de aromatase. Nesse sentido, alguns estudos foram desenhados para avaliar o impacto da TH (tibolona, estrogênio isolado e terapia combinada) na sobrevida livre de doença (local ou distância) e sobrevida global nas mulheres com antecedente de câncer de mama.

Entre eles destacam-se o estudo HABITS e o estudo de Estocolmo, ambos escandinavos, que estudaram, a partir do final da década de 1990, a terapia hormonal com estrogênio isolado ou combinada, e o Liberate, que estudou a tibolona nas mulheres tratadas de câncer de mama. No entanto, todos foram suspensos ainda na fase de recrutamento, pois a TH associou-se a maiores taxas de recorrências.

O estudo HABITS, desenhado para aleatorizar 1.300 mulheres com história pregressa de câncer de mama e segui-las por cinco anos, interrompeu o recrutamento com apenas 447 indivíduos e seguimento de dois anos. Porém, a maior parte foi seguida por quatro anos e o número de eventos relacionados ao câncer de mama foi quase três vezes maior no grupo que recebeu TH (maioria das mulheres com esquema de estradiol e acetato de noretisterona) e a maioria deles durante o período de exposição à TH (HR: 2,4 IC95% 1,3 a 4,2), sendo a incidência cumulativa em cinco anos de 22 *versus* 8% nos grupos com e sem TH, respectivamente. Não se observou aumento de mortalidade ou por outras causas relacionas à TH no grupo exposto[25]. Já no estudo de Estocolmo, 378 mulheres foram aleatorizadas para usar placebo ou TH (estradiol com ou sem acetato de medroxiprogesterona) e após quatro anos de seguimento médio foi interrompido em 2003, depois a publicação e a análise conjunta dos dados do estudo HABITS. Contudo, nessa primeira análise não houve aumento no risco de eventos relacionados ao câncer (HR: 0,82 IC95% 0,35 a 1,9). Na segunda análise após 10,8 anos, a diferença manteve-se não significativa (HR: 1,3 IC95% 0,9 a 1,9), mas houve mais casos de câncer contralateral no grupo que usou TH (HR: 3,1 IC95% 1,1 a 8,6 com p = 0,02) e nenhuma diferença em relação à mortalidade ou aos novos tumores primários[26]. Algumas diferenças foram marcantes entre os dois estudos: no HABITS, a exposição de progestagênio foi maior (contínuo ao invés de cíclico), houve menor número de mulheres que usaram tamoxifeno concomitante (21 *versus* 52% no estudo de Estocolmo) e o estadiamento do câncer de mama foi maior. Tais diferenças poderiam, em tese, justificar os resultados encontrados, mas não há dados metodologicamente concretos para essa análise.

O estudo Liberate aleatorizou 3.098 mulheres com história de câncer de mama tratado em dois grupos: tibolona 2,5 mg/dia e placebo, e após 3,1 anos de seguimento médio, o estudo foi interrompido pelo maior número de eventos relacionados ao câncer de mama. Apesar de número pouco maior no grupo que usou tibolona, as diferenças em relação às recorrências locais e ao câncer de mama contralateral não foram significativas (HR: 1,4 IC95% 0,9 a 2,1 e HR: 1,3 IC95% 0,7 a 2,5, respectivamente). Entretanto, essa diferença foi importante quanto às metástases (HR: 1,3 IC95% 1,09 a 1,7, com p < 0,007). De maneira geral, os eventos ocorreram em 15,2% mulheres do grupo tibolona *versus* 10,7% do grupo placebo (HR: 1,4 IC95% 1,14 a 1,70, com p = 0,001). Análises de subgrupos sugeriram que a exposição à tibolona não elevou o risco de recorrências em pacientes com receptores hormonais negativos e em uso de tamoxifeno; no entanto, não houve poder estatístico para essa conclusão. Também não foi observada análise em relação à mortalidade em todo o grupo[27].

Portanto, tendo em vista as poucas evidências de ensaios clínicos e as limitações metodológicas citadas anteriormente, a prescrição de TH não deve ser feita de maneira rotineira nas mulheres tratadas de câncer de mama.

Estrogênios Via Vaginal em Mulheres com Antecedente Pessoal de Câncer de Mama

A síndrome de atrofia geniturinária nas mulheres tratadas de câncer de mama é mais evidente naquelas na pós-menopausa que utilizam inibidores de aromatase ou nas mais jovens com ablação ovariana e inibidores de aromatase. Os sintomas interferem negativamente na qualidade de vida e, até o momento, o melhor tratamento é a terapia local estrogênica. A grande questão é que vários estudos já demostraram efeitos sistêmicos da ação estrogênica com seu uso apenas via vaginal, o que seria fato não desejado para as mulheres com histórico pessoal de câncer de mama. Dentre as várias drogas utilizadas para a atrofia urogenital, o promestrieno parece ser a mais segura, justamente pela sua baixíssima absorção. Não há ensaios clínicos com essa droga na população em questão, nem mesmo estudos que comparem sua ação aos outros estrogênios via vaginal e, portanto, as evidências são limitadas. No entanto, em casos particulares, em que outros tratamentos não hormonais não estão disponíveis ou diante do insucesso destes, deve ser a escolha nessa população[28].

Referências Bibliográficas

1. Rozenberg S, Vandromme J, Antoine C. Postmenopausal hormone therapy: risks and benefits. Nat Rev Endocrinol. 2013;9,216-227.

2. Hulley S, Grady D, Bush T, Furberg C, et al. Randomized trial of estrogen plus progestin for secondary prevention of coronary heart disease in postmenopausal women. Heart and Estrogen/progestin Replacement Study (HERS) Research Group. JAMA. 1998;280:605-613.

3. Rossouw JE, Anderson GL, Prentice RL, et al. Writing Group for the Women's Health Initiative Investigators. Risks and benefits of estrogen plus progestin in healthy postmenopausal women: principal results from the Women's Health Initiative randomized controlled trial. JAMA. 2002;288:321-333.

4. Anderson GL, Limacher M, Assaf AR, et al. Women's Health Initiative Steering Committee. Effects of conjugated equine estrogen in postmenopausal women with hysterectomy: the Women's Health Initiative randomized controlled trial. JAMA. 2004;291:1701.

5. Position Statement. The 2017 hormone therapy position statement of The North American Menopause Society. Menopause. 2017;24(7):728-753.

6. La Vecchia C, Brinton LA, McTiernan A. Cancer risk in menopausal women. Best Pract Res Clin Obstet Gynaecol. 2002 Jun.16(3):293-307.

7. Anderson GL, Limacher M, Assaf AR, et al. Women's Health Initiative Steering Committee. Effects of conjugated equine estrogen in postmenopausal women with hysterectomy: the Women's Health Initiative randomized controlled trial. JAMA. 2004;291(14):1701-1712.

8. Schierbeck LL, Rejnmark L, Tofteng CL, et al. Effect of hormone replacement therapy on cardiovascular events in recently postmenopausal women: randomized trial. BMJ. 2012;345:e6409.

9. Beral V. Breast cancer and hormone replacement therapy in the Million Women Study. Lancet. 2003;362(9382):419-427.

10. Colditz GA, Hankinson SE, Hunter DJ, et al. The use of estrogens and progestins and the risk of breast cancer in postmenopausal women. N Engl J Med. 1995;332(24):1589-1593.

11. Collaborative Group on Hormonal Factors in Breast Cancer. Breast cancer and hormone replacement therapy: collaborative reanalysis of data from 51 epidemiological studies of 52,705 women with breast cancer and 108,411 women without breast cancer. Collaborative Group on Hormonal Factors in Breast Cancer. Lancet. 1997;350(9084):1047-1059.

12. Fournier A, Berrino F, Clavel-Chapelon F. Unequal risks for breast cancer associated with different hormone replacement therapies: results from the E3N cohort study. Breast Cancer Res Treat. 2008;107(1):103-111.

13. Fournier A, Fabre A, Mesrine S, et al. Use of different postmenopausal hormone therapies and risk of histology and hormone receptor defined invasive breast cancer. J Clin Oncol. 2008;26(8):1260-1268.

14. Chlebowski RT, Anderson GL, Gass M, Lane DS, Aragaki AK, Kuller LH, et al. Estrogen plus progestin and breast cancer incidence and mortality in postmenopausal women. JAMA. 2010;304(15):1684-1692.

15. Cummings SR, Ettinger B, Delmas PD, Kenemans P, Stathopoulos V, Verweij P, et al. The effects of tibolone in older postmenopausal women. N Engl J Med. 2008;359(7):697-708.

16. Frech MS, Halama ED, Tilli MT, et al. Deregulated estrogen receptor alpha expression. In mammary epitelial cells of transgenetic mice results in the development of ductal carcinoma in situ. Cancer Res. 2005; 65:681-685.

17. Dupont WD, Page DL. Risk factors for breast câncer in women with proliferative breast disease. N Engl J Med. 1985;312:146-151.

18. Hartmann LC, Radisky DC, Frost MH, et al. Understanding the premalignant potential of atypical hyperplasia thought its natural history: a longitudinal cohort stud. Cancer Prev Res. 2014;7:211-217.

19. Arthur R, Wang Y, Ye K, et al. Association between lifesytle, menstrual/reproductive history, and histological factors and risk of breast cancer in women biopsied for benign breast cancer disease. Breast Cancer Res Treat. 2017;165:623-631.

20. Menes TS, Kerlikowske K, Jaffer S, et al. Rates of atypical ductal hyperplasia have declined with less use of post-menopausal hormone treatment. Findings from the Breast Cancer Surveillance Consortium. Cancer Epidemiol Biomarkers Prev. 2009;18(11):2822-2828.

21. Kuchenbaecker KB, Hopper JL, Barnes DR, et al. Risks of Breast, Ovarian, and Contralateral Breast Cancer for BRCA1 and BRCA2 Mutation Carriers. JAMA. 2017;317(23):2402.

22. Rebbeck TR, Friebel T, Wagner T, et al. Effect of short-term hormone replacement therapy on breast cancer risk reduction after bilateral prophylactic oophorectomy in BRCA 1 and BRCA 2 mutation carriers: the PROSE Study Group. J Clin Oncol. 2005;23:7804-7810.

23. Eisen A, Lubinsky J, Gronwald J, et al. Hormone therapy and the risk of breast cancer in BRCA 1 mutation carriers. J Natl Cancer Inst. 2008;100:1361-1367.

24. Gabriel CA, Tigges-Cardwell J, Stofer J, et al. Use of total abdominal hysterectomy and hormone replacement therapy in BRCA 1 and BRCA 2 mutation carriers undergoing risk-reducing salpingo-oophorectomy. Fam Cancer. 2009;1:23-28.

25. Holmberg L, Iversen OE, Rudenstam CM, et al. Increased risk of recurrence after hormone replacement therapy in breast cancer survivors. J Natl Cancer Inst. 2008;100(7):475-482.

26. Fahlen M, Fornander T, Johansson H, et al. Hormone replacement therapy after breast cancer: 10 year follow up of the Stockholm randomised trial. EJC. 2013;49:52-59.

27. Kenemans P, Bundred NJ, Foidart JM, et al. Safety and efficacy of tibolone in breast-cancer patients with vasomotor symptoms: a double-blind, randomised, non-inferiority trial. Lancet Oncol. 2009;10(2):135-146.

28. Consenso sobre terapia hormonal e câncer de mama. SOBRAC e SBM. Femina. 2013;41:55-80.

CAPÍTULO

24

TERAPIA HORMONAL E CÂNCER

Walquíria Quida Salles Pereira Primo

O estado menopausal é uma etapa na vida da mulher que corresponde à cessação da menstruação devido à perda da função folicular ovariana ou à remoção cirúrgica dos ovários. A idade média para sua ocorrência está em torno de 50 anos. A deficiência estrogênica, decorrente da menopausa, está associada aos sintomas vasomotores, à atrofia urogenital, ao declínio cognitivo, assim como ao aumento do risco de doenças crônico-degenerativas, aterosclerose e doença cardiovascular, osteoporose e doença de Alzheimer. A estrogenioterapia permanece sendo o tratamento mais efetivo para o manejo dos sintomas vasomotores e atrofia urogenital. Em mulheres com útero presente, a progesterona natural ou os progestagênios devem ser associados ao tratamento com estrogênios para antagonizar os efeitos proliferativos desse hormônio sobre o endométrio e anular o risco de hiperplasia e adenocarcinoma endometrial. Por outro lado, em determinadas condições clínicas, a terapia hormonal não é recomendada ou é mesmo contraindicada[1].

Ao se analisar a associação da terapia hormonal (TH) do climatério e os cânceres ginecológicos e não ginecológicos devem ser ponderados dois aspectos: o risco da TH em gerar câncer e as consequências da TH após o tratamento de um câncer hormônio-dependente.

A relação existente entre estrogênios e câncer é que os estrogênios têm ação mitogênica e proliferativa nos tecidos alvo. No entanto, os estrogênios não são considerados carcinogênicos, mas podem ser considerados cocarcinogênicos em vários tecidos, pois o estrogênio estimula fatores de crescimento como IGF-1, TGFα, VEGF, bcl-2 e EGFR, o que pode resultar na indução da proliferação, inibição da apoptose e imortalização celular.

A resposta celular depende de alguns fatores, como a natureza do receptor estrogênico, a prevalência de cada tipo de receptor nos diversos tecidos, o contexto celular das proteínas adaptadoras que podem atuar como coativadoras ou correpressoras, a potência do ligante (hormônio), que é proporcional ao tempo em que permanece ligado ao DNA, e a modulação pelos fatores de crescimento e agentes que atuam (por via não genômica) nos receptores da membrana celular por meio das proteínas cinases e fosforilação[2].

Entre os estrogênios naturais, o estradiol é que tem a maior afinidade com o receptor e é o mais potente, seguido da estrona e do estriol. Os estrogênios sintéticos são tão ou mais potentes que o estradiol (dietilestilbestrol, hexestrol e dienestrol)[3].

A progesterona diminui o número de receptores estrogênicos no citosol citoplasmático, dificulta a translocação do complexo esteroide-receptor para o núcleo, bloqueia a enzima que converte estrona em estradiol (normalmente intercambiáveis livremente), facilita a saída da estrona e do sulfato de estrona para o compartimento extracelular e, no endométrio, ativa a sulfotransferase, que agrega o sulfato ao estradiol e à estrona (os esteroides ligados às proteínas transportadoras ou agregados aos radicais não entram na célula ou não se unem à proteína receptora). Outros hormônios têm ação na medida em que interagem com a produção dos esteroides sexuais, como é o caso da tiroxina, que, quando baixa, dificulta a transformação do estradiol e da estrona em estriol por interferir com a enzima 17α-hidroxilase. Por isso, o hipotireoidismo se relaciona ao aumento de estradiol, que favorece os cânceres hormônio-dependentes[3].

Ovários

Não existem comprovações consistentes do aumento de risco de câncer de ovário em mulheres em uso de THC, embora haja receptores estrogênicos em pelo menos metade de todos os cânceres do ovário[4].

Um estudo com 44.241 mulheres, acompanhadas durante 20 anos, mostrou que as que usaram terapia de reposição somente com estrogênio (sem progestagênio), em particular durante 10 anos ou mais, tinham risco significativamente aumentado de câncer de ovário. As mulheres que usaram THC estrogênio-progestagênio a curto prazo não apresentaram risco aumentado, porém o risco associado à terapia de reposição de estrogênio-progestagênio a curto e longo prazos merecem maior investigação[5].

Uma meta-análise recente de estudos epidemiológicos da relação entre a THC e o risco de câncer de ovário publicado na *Lancet* relatou um risco aumentado de câncer de ovário epitelial entre as usuárias de THC em comparação aos controles. Esse risco aumentado foi similar para os estudos prospectivos europeus e norte-americanos e para as usuárias de apenas estrogênio e as que usavam estrogênio e progestagênio associados. Mas houve diferença concernente aos subtipos de câncer de ovário epitelial, ou seja, risco aumentado nos tumores serosos e endometrioides e risco diminuído nos tumores mucinosos e células claras. O risco de câncer de ovário persistiu aumentado, mesmo após a interrupção da THC por alguns anos, entre as mulheres que usaram THC por mais de cinco anos. Não houve efeito da dose ou do tempo de uso da THC, nem diferença de risco entre usuária de estrogênio, apenas quando comparado usuária de estrogênio-progestagênio. Os autores estimaram que o aumento absoluto do risco de câncer de ovário para as usuárias de THC foi um caso extra por 1.000 mulheres após cinco anos de uso[6].

Endométrio

Os estrogênios sem contraposição da progesterona promovem hiperplasia endometrial e favorecem a eventual transformação maligna. Em 1974, Wentz comprovou que a hiperplasia endometrial não tratada evoluiu para adenocarcinoma invasor, no período de dois a oito anos, em 81% dos casos, sendo em 26,7% quando eram adenomatosas e 100% quando eram carcinoma *in situ*[7].

A progesterona tem papel protetor e é terapêutica. Grambel, em 1982, realizou estudo prospectivo com 13.921 mulheres e comprovou maior incidência de câncer endometrial nas pacientes que usavam estrogênios. Nas que não usavam, a incidência reduzia à metade. O uso de estrogênios com progesterona diminuía a incidência em três vezes em relação às que não usavam terapêutica nenhuma e em seis vezes quando o controle era as que usavam estrogênios sem progesterona. A terapia com progesterona se opõe ao crescimento celular potencial dado pelos estrogênios, por acelerar a conversão do estradiol em estrona (menos ativa), diminuir os receptores de estrogênios e facilitar a diferenciação celular[8].

O uso de um regime contínuo de estradiol e progestagênio, ao invés do regime sequencial, diminui o risco de câncer de endométrio, enquanto a via de administração ou o tipo de progestagênio não difere em termos de risco de câncer de endométrio[9].

Quanto ao uso de reposição hormonal em pacientes tratadas de carcinoma endometrial, aparentemente não leva ao aumento do risco de recidiva. O grupo de ginecologistas oncológicos (GOG), nos Estados Unidos, conduziu um estudo prospectivo para responder qual é o papel que o estrogênio tem no câncer do endométrio. Foi comparado um grupo em uso de terapia estrogênica (Premarin 0,625 mg/dia) ao grupo placebo, em 1.236 mulheres tratadas de adenocarcinoma do endométrio estágios I e II. Os resultados do grupo terapia estrogênica: recorrência de câncer do endométrio: 2,3%; desenvolveram outro câncer: 1,3%; e 26 óbitos (4,2%). Cinco óbitos ocorreram devido ao câncer do endométrio. No grupo placebo, 1,6% desenvolveu outro tipo de câncer e ocorreram 19 óbitos (3,1%), sendo quatro deles devido ao câncer do endométrio. Não houve diferença estaticamente significativa na taxa de recidiva entre os grupos estudados[10].

Estudos populacionais sugerem que, em decorrência das desigualdades no tratamento, as mulheres negras com câncer de endométrio localizado têm menor sobrevida em comparação às mulheres brancas. Uma revisão retrospectiva de 110 pacientes negras e 1.049 pacientes brancas, com câncer de endométrio nos estágios I e II, concluiu que esse risco aumentado de recorrência pareceu ser também mais evidente em mulheres negras com câncer de endométrio que usaram terapia de reposição estrogênica após o tratamento primário[11].

O tempo adequado para se instituir terapia hormonal após o tratamento do câncer do endométrio ainda não está bem definido. De acordo com Disaia, alguns sugerem aguardar pelo menos dois anos porque muitas pacientes recidivam nos dois primeiros anos após o tratamento. Outros sugerem que não há benefício em aguardar esse tempo[10].

Em 1993, o Colégio Americano de Ginecologistas e Obstetras fez a seguinte recomendação: "nas mulheres com história de câncer endometrial os estrogênios podem ser usados pelas mesmas indicações de qualquer mulher, exceto no que tange à seleção das candidatas apropriadas, que deve ser baseada em indicadores prognósticos e no risco da paciente, o que deve ser explicado a ela, que dará o consentimento"[10].

Colo do Útero

Não existe contraindicação de reposição hormonal para pacientes tratadas de câncer do colo do útero. Porém, para as pacientes que tiveram câncer do colo do útero do tipo adenocarcinoma, recomenda-se o uso de estrogênio com progestagênio, apesar de muitas das vezes serem histerectomizadas[12].

Cólon e Reto

O estrogênio tem efeito protetor referente à organização e à manutenção da arquitetura do cólon, diminuição da produção e ácidos biliares, fator de crescimento semelhante à insulina tipo 1 e diminuição da microflora intestinal que produz diacilglicerol, o que favorece a proliferação epitelial. Uma meta-análise de 18 estudos epidemiológicos encontrou diminuição no risco de câncer do cólon de 20% e no câncer retal de 19% em usuárias de TH quando comparado às não usuárias[13]. Outro estudo mostrou que o benefício da TH foi mais evidente em usuárias a longo prazo[14].

O estudo WHI demonstrou redução no risco de câncer colorretal, HR de 0,63, demostrando leve proteção em mulheres usuárias de estrogênio e progestagênio, e HR de 1,08 em mulheres usuárias apenas de estrogênio. No entanto, câncer colorretal nas mulheres com TH foi diagnosticado em estágio mais avançado. A influência do uso de estrogênio na pós-menopausa, na sobrevida de pacientes com câncer colorretal estabelecido, não está clara[15].

Em uma revisão sistemática da Cochrane Library com 22 estudos e 43.637 mulheres, os pesquisadores não encontraram evidências fortes de que TH tenha um impacto clinicamente significativo na incidência de câncer colorretal[16].

Câncer de Pulmão

As diferenças de gênero na distribuição histológica do carcinoma pulmonar e, talvez, a maior suscetibilidade das mulheres do que os homens aos carcinogênicos do tabaco sugerem possível influência de hormônios sexuais específicos. Glicocorticoides e estrogênio regulam a diferenciação e o metabolismo de células epiteliais do pulmão, ou seja, mulheres fumantes têm mais risco de câncer de pulmão do que homens fumantes[17,18].

Referente à sobrevida, um estudo mostrou que a sobrevida de mulheres com câncer de pulmão foi significantemente mais alta em pacientes que não usavam TH comparada aos pacientes que recebiam TH (79 *versus* 39 meses, respectivamente)[19].

Terapia combinada, de acordo com a revisão sistemática da Cochrane Library, aumentou a morte por câncer de pulmão (após 5,6 anos de uso mais 2,4 anos de acompanhamento adicional: de cinco por 1.000 a 6 a 13 por 1.000)[16].

A história reprodutiva, o uso de contraceptivos orais e a TH pós-menopausa foram avaliados em 160.855 mulheres com exposições conhecidas a hormonioterapias. Foram verificados 2.467 casos de câncer de pulmão, com acompanhamento médio de 14 anos. As medidas indiretas da exposição do tecido pulmonar ao estrogênio fornecem apenas evidências fracas para uma associação entre história reprodutiva ou uso de TH e risco de câncer de pulmão. Estudos mecanicistas mais detalhados e avaliação de fatores de risco, em conjunto com a expressão do receptor de estrogênio nos pulmões, devem continuar como um papel para o estrogênio, não podem ser descartados e podem ter potencial para estratégias de prevenção e tratamento[20].

Meningioma

O meningioma é mais frequente em mulheres; 69% dos casos acometem mulheres na faixa etária de 50 a 60 anos. A coincidência da associação ao câncer de mama, do aumento de tamanho do meningioma durante a gestação e na fase lútea favorece a hipótese de influência hormonal. Essas observações indiretas, estudos de receptores hormonais e de fatores de crescimento foram identificados no tecido tumoral. Os receptores de progesterona predominam, embora os receptores de estrogênio possam estar presentes[21,22].

Estudo caso-controle, com 143 mulheres com meningioma e 286 controles, ao analisar receptores hormonais, constatou que o receptor de estrogênio estava negativo em 98% e o receptor de progesterona positivo em 92% das pesquisadas[23,24].

Outra pesquisa aponta que longa exposição aos hormônios sexuais femininos pode aumentar o risco de meningioma em mulheres, mas estudos adicionais são necessários para confirmar esses achados e identificar os mecanismos biológicos subjacentes[25].

Considerações Finais

Os riscos de câncer devem estar em mente, como história familiar, história de exposição a fatores de risco e tratamento prévio de neoplasia maligna. Importante ponderar os benefícios clínicos com os riscos, refletir sobre a qualidade de vida da mulher e, quando possível, avaliar a expressão dos receptores hormonais no tumor por meio da imunoistoquímica, para que quando a TH for indicada, seja realizada com segurança e adequada monitoração.

Enfim, todo tratamento deve ser individualizado, sem esquemas rígidos, e também deve determinar a menor dose efetiva para a ação desejada.

Referências Bibliográficas

1. Spritzer PM, Wender MC. Hormone therapy in menopause: when not to use. Arq Bras Endocrinol Metabol. 2007;51(7):1058-1063.

2. Chuffa LG, Lupi-JLA, Costa AB, Amorim JP, Seiva FR. The role of sex hormones and steroid receptors on female reproductive cancers. Steroids. 2017 Feb;118:93-108. Epub 2016 Dec 29.

3. Brentani MM, Coelho FRGC, Kowalski LP. Bases da oncologia. 2ª ed. São Paulo: Lemar, 2003. p. 148-160.

4. Baber R. Menopausal hormone therapy and ovarian cancer. J Midlife Health. 2015 Jul-Sep;6(3):101-103.

5. Lacey JV Jr, Mink PJ, Lubin JH, et al. Menopausal hormone replacement therapy and risk of ovarian cancer. JAMA. 2002 Jul 17;288(3):334-341.

6. Collaborative Group on Epidemiological Studies of Ovarian Cancer. Beral V, Gaitskell K, Hermon C, Moser K, Reeves G, et al. Menopausal hormone use and ovarian cancer risk: individual participant meta-analysis of 52 epidemiological studies. Lancet. 2015;385:1835-1842.

7. Wentz WB. Progestin therapy in endometrial hyperplasia. Gynecol Oncol. 1974;2(2-3):362-367.

8. Grambel RD. The menopause benefits and risks of estrogen-progestogen replacement therapy. Fertil Steril. 1982;37:457.

9. Jaakkola S, Lyytinen H, Pukkala E, Ylikorkala O. Endometrial cancer in postmenopausal women using estradiol-progestin therapy. 2009 Dec;114(6):1197-1204.

10. Disaia PPJ, Creasman WTT. Clinical gynecology. 9th ed., 2018. p. 112-118.

11. Maxwell GL, Tian C, Risinger JI, et al. Racial disparities in recurrence among patients with early-stage endometrial cancer: is recurrence increased in black patients who receive estrogen replacement therapy? Cancer. 2008 Sep 15;113(6):1431-1437.

12. Lacey JV, Brinton LA, Barnes WA, et al. Use of hormone replacement therapy and adenocarcinomas and squamous cell carcinomas of the uterine cervix. Gynecol Oncol. 2000;77(1):149-154.

13. Grodstein F, Newcomb PA, Stampfer MJ. Postmenopausal hormone therapy and the risk of colorectal cancer: A review and meta-analysis. Am J Med. 1999;106:574-582.

14. Mørch LS, Lidegaard Ø, Keiding N, Løkkegaard E, Kjær SK. The influence of hormone therapies on colon and rectal cancer. Eur J Epidemiol. 2016 May;31(5):481-489. Epub 2016 Jan 12.

15. Chlebowski RT, Wactawski-Wende J, Ritenbaugh C, et al. Estrogen plus progestin and colorectal cancer in postmenopausal women. N Engl J Med. 2004;350:991-1004.

16. Marjoribanks J, Farquhar C, Roberts H, Lethaby A, Lee J. Long-term hormone therapy for perimenopausal and postmenopausal women. Cochrane Database Syst Rev. 2017 Jan 17;1:CD004143.

17. Kreuzer M, Gerken M, Heinrich J, et al. Hormonal factors and risk of lung cancer among women? Int J Epidemiol. 2003;32:263-271.

18. Vecchia C. Hormone replacement therapy in menopause and lung cancer: an update. Eur J Cancer Prev. 2006;15:189-190.

19. Ganti AK, Sahmoun AE, Panwalker AW, et al. Hormone replacement therapy is associated with decreased survival in women with lung cancer. J Clin Oncol. 2006;1;24(1):9-10.

20. Schwartz AG, Ray RM, Cote ML, et al. Hormone use, reproductive history, and risk of lung cancer: The Women's Health Initiative Studies. J Thorac Oncol. 2015 Jul;10(7):1004-1013.

21. Lee E, Grutsch J, Persky V, Glick R, Mendes J, Davis F. Association of meningioma with reproductive factors. Int J Cancer. 2006;119(5): 1152-1157.

22. Jhawar BS, Fuchs CS, Colditz GA, Stampfer MJ. Sex steroid hormone exposures and risk for meningioma. J Neurosurg. 2003;99(5):848-853.

23. Custer B, Longstreth WT, Phillips LE, Koepsell TD, Van Belle G. Hormonal exposures and the risk of intracranial meningioma in women: a population-based case-control study. BMC Cancer. 2006;6:152.

24. O'Shea T, Crowley RK, Farrel M, et al. Growth of a progesterone receptor-positive meningioma in a female patient with congenital adrenal hyperplasia. Endocrinol Diabetes Metab Case Rep. 2016;2016:16-0054. Epub 2016 Nov 21.

25. Qi ZY, Shao C, Huang YL, et al. Reproductive and exogenous hormone factors in relation to risk of meningioma in women: a meta-analysis. PLoS One. 2013 Dec 27;8(12):e83261.

CAPÍTULO
25

TROMBOSE E TROMBOEMBOLISMO NO CLIMATÉRIO

André Luiz Malavasi Longo de Oliveira

O tromboembolismo venoso (TEV), que compreende a trombose venosa profunda (TVP) e a embolia pulmonar, é um evento incomum antes da menopausa, mas com aumento de incidência importante após esse período, de cerca de um evento por 1.000 mulheres/ano, em torno de 50 anos de idade, e mortalidade de 10% desses casos[1-5].

Os fatores de risco para TEV incluem a predisposição genética (trombofilias hereditárias – fator V de Leiden, mutação G20210A da protrombina, deficiência de antitrombina, deficiência de proteínas C e S), fatores constitucionais (idade, sobrepeso, obesidade), comorbidades (câncer, insuficiência cardíaca, lúpus eritematoso sistêmico ativo, síndrome antifosfolipídio, poliartropatia inflamatória, doença intestinal inflamatória, nefrose, *diabetes mellitus* tipo I com nefropatia, doença falciforme, uso de drogas endovenosas), uso de contraceptivos hormonais com estrogênio, uso de tamoxifeno, gestação e puerpério, imobilidade e cirurgia.

Adicionalmente, o uso de terapia hormonal (TH) é um importante fator de risco para TEV nas mulheres. Essa ocorrência, que pode ser fatal em alguns casos, tem sido associada ao uso de estrogênio oral isolado ou em combinação aos progestagênios.

Apesar de dados recentes apontarem que os riscos podem exceder os benefícios em mulheres que realizam TH, muitas mulheres ainda recebem prescrição de estrogênios para minimizar os sintomas do climatério. As mulheres com útero também recebem progestagênios para neutralizar o risco de câncer de endométrio[1,6,7].

Os principais efeitos nocivos da TH incluem câncer de mama, TEV e acidente vascular cerebral[6].

Uma grande variedade de TH pode ser usada entre as mulheres climatéricas e essas preparações podem diferir em relação aos seus efeitos adversos. Há um corpo crescente de evidência de que o risco de TEV entre as usuárias depende da via de administração de estrogênio. De fato, os estrogênios transdérmicos não foram associados ao risco aumentado de TEV entre mulheres na pós-menopausa[3].

Além disso, o tipo de progestagênio concomitante emergiu recentemente como determinante importante do risco de TEV em mulheres que usam TH[7,8].

Embora os anticoncepcionais orais combinados sejam reconhecidos há décadas por promover o TEV, acreditava-se que a TH tinha um pequeno efeito sobre o risco de trombose. Até meados de 1990, estudos iniciais não forneceram evidências de associação entre TH e TEV. Desde outubro de 1996, muitos estudos observacionais relataram, consistentemente, risco duas a três vezes maior de TEV entre mulheres pós-menopáusicas que utilizam TH[7].

Revisões sistemáticas e meta-análises de estudos observacionais foram publicadas e os resultados estão bem estabelecidos[3,9]. As usuárias pregressas de TH têm risco TEV similar às que nunca usaram. Entre as usuárias de TH, o risco de é maior dentro do primeiro ano de tratamento. No entanto, poucos estudos forneceram informações sobre o risco de TEV (Tabela 25.1), de acordo com a característica de TH, incluindo o tipo e a dose de estrogênios, a via de administração de estrogênio e o papel potencial dos progestagênios[1,7].

O estudo The Heart and Estrogen/Progestin Replacement Study (HERS) foi o primeiro ensaio clínico desenhado para investigar se a terapia de reposição hormonal de estrogênio associado ao progestagênio reduziria o risco de coronariopatia em mulheres pós-menopausadas com coronariopatia prévia. Tratava-se de um estudo multicêntrico, randomizado, duplo-cego, placebo controlado e que avaliou 2.763 mulheres na pós-menopausa com útero. A intervenção foi a administração de 0,625mg de estrogênio equino conjugado (EEC)

Tabela 25.1

Estudos aleatorizados de terapia hormonal (TH) em mulheres na pós-menopausa e risco de tromboembolismo venoso (TEV)[7]

Estudo	População média etária (variação)	Mulheres (n) seguimento	Eventos (n) TH/placebo	Tratamento ativo	RR (IC95%)
HERS[10]	Cardiopatia prévia 67 (44 a 79)	2.763 4,1 anos	34/12	0,625 mg EEC + 2,5 mg MPA	2,89 (1,50 a 5,58)
EVTET[11]	TEV prévio 56 anos (42 a 69)	140 1,3 anos	8/1	2 mg E2 + 1 mg NETA	7,80 (0,99 a 60,5)
WHI[12] E + MPA *vs.* P	Mulheres com útero e extraídas da população geral. Idade média 63 anos (50 a 79)	16.608 5,2 anos	151/67	0,625 mg EEC + 2,5 mg MPA	2,06 (1,57 a 2,70)
WHI[13] E alone	Mulheres sem útero e extraídas da população geral. Idade média 64 anos (50 a 79)	1 0,739 7 anos	77/54	0,625 mg EEC	1,33 (0,99 a 1,79)
WISDOM[14]	Mulheres extraídas da população geral. Idade média 63 anos (50 a 69)	5.692 1 ano	22/3	0,625 mg EEC 0,625 mg EEC+ 2,5 mg MPA	7,36 (2,20 a 24,60)

EEC: estrogênio equino conjugado; MPA: acetato de medroxiprogesterona; NETA: acetato de noretindrona.

com 2,5 mg de acetato de medroxiprogesterona (MPA) ou placebo. O TEV foi avaliado como evento secundário[10].

Durante o seguimento de 4,1 anos, mais mulheres no grupo hormonal tiveram TEV (34 *versus* 12; RR: 2,89; IC95% 1,50 a 5,58). O risco permaneceu elevado pelos quatro anos de seguimento, sem tendência de redução[10].

O The Estrogen in Venous Thromboembolism Trial (EVTET) foi um estudo duplo-cego randomizado que comparou 2 mg estradiol a 1 mg de acetato de noretisterona e placebo em mulheres na pós-menopausa com TEV prévio. O estudo foi interrompido prematuramente após um ano e quatro meses de seguimento. Oito mulheres no grupo hormonal e uma no grupo placebo desenvolveram TEV. A incidência de recorrência de TEV foi de 8,5 por 100 pacientes/ano (IC95% 2,6 a 14,4) no grupo de TH e 1,1 no grupo placebo (IC95% 0 a 3,2)[11].

O Women's Health Initiative (WHI) foi um estudo nacional de saúde a longo prazo, focado na prevenção de doenças cardíacas, câncer de mama e colorretal e fraturas osteoporóticas em mulheres pós-menopáusicas. Lançado em 1993, o WHI matriculou 161.808 mulheres entre 50 e 79 anos em um ou mais ensaios clínicos randomizados, testando os efeitos da terapia hormonal, modificação dietética e/ou suplemento de cálcio e vitamina. No final do período de estudo inicial de 2005, o WHI Extension Studies (2005-2010, 2010-2020) continuou o acompanhamento de todas as mulheres que consentiram.

O subgrupo do estudo WHI, com estrogênio mais progesterona, foi um estudo que avaliou 16.608 mulheres na pós-menopausa com útero, que foram aleatorizadas para receber EEC (0,625 mg/dia) mais MPA (2,5 mg/dia) ou placebo[12]. O desfecho primário foi doença coronária, com o câncer de mama como evento adverso. O estudo foi interrompido prematuramente, com 5,2 anos de seguimento, pelos riscos superarem os benefícios.

Comparado ao placebo, a TH resultou em dobro do risco de TEV (167 *vs.* 76 eventos; RR: 2,06; IC95% 1,57 a 2,70). Houve tendência significativa na redução do RR ao longo do tempo.

O WHI, com estrogênio isolado, foi um estudo que avaliou 10.739 mulheres histerectomizadas na pós-menopausa, que foram aleatorizadas para receber EEC (0,625 mg/dia) ou placebo. O estudo foi interrompido prematuramente. com 7,1 anos de seguimento, pelos riscos superarem os benefícios[13].

CAPÍTULO 25 Trombose e Tromboembolismo no Climatério 381

Comparado ao placebo, a TH resultou discreto aumento de risco de TEV (111 *vs.* 86 eventos; RR: 1,32; IC95% 0,99 a 1,75). Houve significativo aumento no risco de TEV no grupo hormonal durante os dois primeiros anos do estudo (RR: 2,79; IC95% 1,24 a 6,27).

O Women's International Study of Long Duration Oestrogen after Menopause (WISDOM) foi um estudo multicêntrico, randomizado, duplo-cego, placebo-controlado desenhado para avaliar os benefícios e os riscos da TH a longo prazo. A intervenção foi EEC 0,625 mg mais MPA 2,5 mg ou EEC 0,625 mg isolado ou placebo. O estudo foi interrompido prematuramente com 11,9 meses. A TH combinada ao placebo apresentou aumento no risco de TEV (22 *vs.* 3; RR: 7,36; IC95% 2,20 a 24,60)[14].

De forma geral, os estudos aleatorizados têm confirmado elevação global nos riscos de TEV entre as usuárias de TH. Essa consistência sugere fortemente que os resultados encontrados nos estudos observacionais fornecem real estimativa do risco de TEV com o uso de TH.

A maioria dos estudos sobre risco de TEV em usuárias de TH foi feita preferencialmente com estrogênio de uso oral, mas esses resultados não são reprodutíveis com o estrogênio via transdérmica. Os estudos iniciais, com pouca casuística, foram inconclusivos a respeito do risco de TEV e uso de estrogênio transdérmico[7,15-18].

Desde 2003, muitos estudos caso-controle e de coorte com número de casos ampliados investigaram o impacto do risco de TEV em usuárias de estrogênio transdérmico (Tabela 25.2).

O The Estrogen and Thromboembolism Risk study (ESTHER), um estudo francês multicêntrico, reportou pela primeira vez que o uso de estrogênio oral, mas não o transdérmico, aumentava o risco de TEV em mulheres na pós-menopausa (OR: 3,5; IC95% 1,8 a 6,8 *vs.* OR: 0,9; IC95% 0,5 a 1,6)[19].

Dados posteriores do estudo ESTHER confirmaram que o uso de estrogênio transdérmico foi mais seguro que o uso de estrogênio oral em relação ao risco de TEV (OR: 0,9; IC95% 0,4 a 2,1 *vs.* OR: 1,7; IC95% 1,1 a 2,8, p < 0,001)[20].

Esses dados forneceram evidência adicional de que o de estrogênio transdérmico não aumentou o risco de TEV nessas usuárias.

O United Kingdom's General Practice Research Database (GPRD) foi um estudo de coorte do Reino Unido, que incluiu mais de 20.000 casos de primeiro episódio de TEV comparados a 230.000 controles[22].

Tabela 25.2

Tromboembolismo venoso e uso de estrogênio transdérmico em mulheres na pós-menopausa[7]

Primeiro autor ou estudo, ano	Desenho do estudo	Mulheres (n)	OR (IC95%)	Comentários
Daly *et al.*[15], 1996	Caso-controle	5	2,0 (0,5 a 7,6)	
Hoibraaten *et al.*[16], 1999	Caso-controle	2	0,6 (0,0 a 3,1)	
Perez Gutthann *et al.*[17], 1997	Caso-controle	7	2,1 (0,9 a 4,6)	
Douketis *et al.*[18], 2005	Caso-controle	3	0,8 (0,2 a 2,8)	
ESTHER[14,15,19,20], 2003, 2007	Caso-controle	67 10 E isolado 57 E + P	1,1 (0,8 a 1,7) 0,9 (0,4 a 2,1) 1,2 (0,8 a 1,8)	Ampliado com norpregnanos
E3N[21], 2010	Coorte	174 26 E isolado 148 E + P	1,3 (1,1 a 1,6) 1,1 (0,7 a 1,7) 1,6 (1,3 a 2,0)	Ampliado com norpregnanos
Renoux *et al.*[22], 2010	Caso-controle	365 273 E isolado 92 E + P	1,0 (0.9 a 1,1) 1,0 (0,9 a 1,2) 1,0 (0,8 a 1,2)	
MWS[23], 2012	Coorte	86 66 E isolado 20 E + P	– 0,8 (0,6 a 1,2) 1,1 (0,7 a 1,6)	
MEGA[24], 2013	Caso-controle	26 24 E isolado 2 E + P	1,1 (0,6 a 1,5) – –	

E: estrogênio; P: progestagênio.

Os resultados confirmaram aumento no risco de TEV entre as usuárias de estrogênio oral (OR: 1,4; IC95% 1,3 a 1,5), mas não entre as usuárias de estrogênio transdérmico (OR: 1,0; IC95% 0,9 a 1,1).

O Etude Epidemiologique de l'Education Nationale (E3N) foi um estudo francês com coorte prospectiva, que incluiu 80.000 mulheres na pós-menopausa e sem contraindicação para TH. Aproximadamente 600 casos de TEV ocorreram, confirmados com estudo de imagem[21].

Os resultados mostraram que o uso de estrogênio oral, mas não o transdérmico isolado, foi associado ao aumento no risco de TEV (OR: 1,7; IC95% 1,1 a 2,8 *vs.* OR: 1,1; IC95% 0,7 a 1,7, p < 0,001).

O Million Women Study (MWS) foi um estudo populacional prospectivo que recrutou 1,3 milhão de mulheres no Reino Unido com a ajuda do Sistema Público de Saúde (NHS)[23].

A base de dados foi de 3,3 milhões de mulheres-ano, com 2.200 casos de TEV em mulheres na pós-menopausa. Ao contrário do uso oral de estrogênios, não foi encontrado aumento de risco de TEV em usuárias de estrogênio transdérmico isolado ou estrogênio transdérmico associado ao progestagênio, quando comparado às não usuárias (RR: 0,8; IC95% 0,6 a 1,1; RR: 1,1; IC95% 0,7 a 1,6, respectivamente).

O estudo Multiple Environmental and Genetic Assessment of Risk Factors for Venous Thrombosis case-control study (MEGA) incluiu 2.550 mulheres acima de 50 anos, 1.082 mulheres com primeiro episódio de TEV e 1.468 controles[24].

O uso de estrogênio oral, mas não o uso de estrogênio trandérmico, aumentou o risco de TEV (OR: 1,7; IC 95% 1,1 a 2,5 *vs.* OR: 1,1; IC95% 0,6 a 1,8). Entre 26 usuárias de estrogênio transdérmico com TEV, houve apenas dois casos de TEV em usuárias de adesivos contendo acetato de noretisterona.

De forma geral, as informações atuais baseadas em estudos observacionais mostram consistência de que não há associação entre o risco de TEV e o uso isolado de estrogênio transdérmico (todos os RRs foram próximos de 1). Apesar de ensaios clínicos serem sujeitos aos vieses, a evidência epidemiológica fortemente sugere que o uso de estrogênio transdérmico é seguro em relação ao risco de TEV.

Com o intuito de prevenir o TEV em mulheres que solicitam TH, é importante identificar os subgrupos suscetíveis. Poucos estudos investigaram em qual extensão o risco cardiovascular é adicionado ao risco de TEV em usuárias de TH.

Idade é um fator de risco bem conhecido. A incidência de TEV aumenta, significativamente, acima dos 50 anos. No estudo WHI, a mais alta incidência de TEV foi entre as mulheres com 70 a 79 anos que receberam estrogênio associado à progesterona (6.2/1.000 mulheres-ano)[7].

Essas mulheres tiveram risco quase oito vezes maior de TEV que as mulheres entre 50 e 59 anos não usuárias de TH (RR: 7,5; IC95% 4,3 a 14,4)[12].

A obesidade é um fator de risco comum para TEV. Baseado tanto no WHI quanto em dados observacionais, um estudo de meta-análise mostrou aumento substancial no risco de TEV em mulheres com índice de massa corporal elevado que usaram estrogênio via oral (OR: 5,4; IC95% 2,9 a 10,0) comparado às não usuárias com índice de massa corporal menor de 25 kg/m[29].

As trombofilias hereditárias, como o fator V de Leiden e a mutação G20210A da protrombina, são fatores de risco bem estabelecidos para TEV. De forma geral, em uma meta-análise, a presença de mutação protrombótica eleva o risco de TEV em mais de três vezes em mulheres na pós-menopausa (OR: 3,3; IC95% 2,6 a 4,1)[9]. A combinação de mutações trombogênicas e o uso de estrogênio via oral aumenta o risco de TEV (OR: 8,0; IC95% 5,4 a 11,9) comparado ao risco de mulheres sem essas mutações e que não usam estrogênio[7]. Todavia, não houve diferença no risco de TEV em mulheres com fator V de Leiden ou a mutação G20210A da protrombina que usuaram estrogênio transdérmico e aquelas com essas mutações que não usaram estrogênio transdérmico[9].

Mulheres com história pessoal de TEV são consideradas tendo alto risco para TEV e não são candidatas à TH com estrogênio via oral.

Resultados de dois ensaios clínicos prévios mostraram excesso de risco importante para TEV em mulheres na pós–menopausa que usaram estrogênio oral[11,12].

Mais recentemente, o estudo The Menopause, Estrogen and Venous Events

Study (MEVE) investigou a associação entre estrogênio transdérmico e risco de recorrência de TEV[25].

Essa coorte ampla, que incluiu 1.023 mulheres na pós-menopausa com história pessoal de TEV, apresentou resultados que sugerem que o estrogênio

CAPÍTULO 25 Trombose e Tromboembolismo no Climatério **385**

transdérmico poderia ser seguro com relação à recorrência de TEV (RR: 1,0, IC95% 0,4 a 2,4) e confirmam que no uso de estrogênio oral o risco de recorrência de TEV é importante (RR: 6,4; IC95% 1,5 a 27,3). Esses resultados necessitam de confirmação adicional, todavia, adicionam nova evidência de segurança no uso da via transdérmica em mulheres na pós-menopausa.

O estrogênio via oral causa mudanças protrombóticas na coagulação sanguínea. Esse impacto provavelmente ocorre pela passagem hepática do estrogênio no fígado, que é também o local de síntese da maioria das proteínas envolvidas na coagulação. Ensaios clínicos diferentes demonstram modificações diversificadas na coagulação, dependendo da via de administração da TH[7].

Esses estudos mostraram, consistentemente, que o estrogênio de uso oral, mas não o transdérmico, ativa a cascata da coagulação e a atividade fibrinolítica. O estrogênio de uso oral, mas não o de uso transdérmico, induz a resistência à proteína C ativada, que tem sido relacionada ao aumento no risco de TEV[7].

A base biológica do aumento à proteína C ativada é desconhecida. Entretanto, a resistência à proteína C ativada poderia ser mediada pela redução na proteína S e nos níveis de inibidor do ativador do plasminogênio (PAI). Finalmente, a geração de trombina na ausência de proteína C ativada tem recentemente surgido como preditor tanto de trombose venosa quanto arterial, e esse marcador biológico está aumentado em mulheres na pós-menopausa que usam estrogênio oral, mas não em usuárias de estrogênio transdérmico[26].

Em mulheres na pós-menopausa que utilizam TH, o impacto dos progestagênios tem sido pouco estudado. Dois ensaios clínicos controlados e randomizados mostraram que não há mudança nos fatores da coagulação ou proteína C ativada entre usuárias de TH transdérmica combinada à progesterona micronizada[27,28].

Adicionalmente, um recente estudo evidenciou que estrogênio transdérmico combinado aos derivados norpregnanos poderiam ativar a coagulação sanguínea e a resistência à proteína C ativada[29].

A reposição hormonal é o mais efetivo tratamento para os sintomas climatéricos associados à queda estrogênica após a menopausa[6,7]. A reposição hormonal é recomendada na mais baixa dose de estrogênio e pelo menor período possível para aliviar os sintomas climatéricos, quando o risco-benefício individual é favorável. Todavia, apesar de a TH ser apropriada para o manejo dos sintomas climatéricos, dados atuais não suportam seu uso para prevenção primária ou secundária de doenças cardiovasculares ou demência[7,30].

Desde que o risco de embolia pulmonar represente a principal causa de eventos fatais atribuidos à TH entre mulheres na pós-menopausa com idades entre 50 e 59 anos, a redução no risco de TEV parece ser uma estratégia relevante para melhorar a relação de risco-benefício da TH[3].

Os conhecimentos atuais suportam que o estrogênio transdérmico isolado ou combinado à progesterona micronizada é uma opção segura, especialmente em mulheres com alto risco de TEV.

A maioria das diretrizes internacionais, incluindo a da Sociedade Norte-americana de Menopausa e a Sociedade Europeia de Menopausa e Andropausa, recomenda estrogênio transdérmico isolado ou combinado à progesterona micronizada em mulheres com alto risco de TEV[7,31,32].

Referências Bibliográficas

1. Scarabin PY. Hormone therapy and venous thromboembolism among postmenopausal women. Front Horm Res. 2014;43:21-32.

2. Oger E. Incidence of venous thromboembolism: a community-based study in Western France. EPI-GETBP Study Group. Grouped'Etude de la Thrombose de Bretagne Occidentale. Thromb Haemost. 2000;83(5):657-660.

3. Olie V, Canonico M, Scarabin PY. Risk of venous thrombosis with oral versus transdermal estrogen therapy among postmenopausal women. Curr Opin Hematol. 2010;17(5):457-463.

4. Canonico M. Hormone therapy and risk of venous thromboembolism among postmenopausal women. Maturitas. 2015;82(3):304-307.

5. Anderson FA Jr., Wheeler HB, Goldberg RJ, Hosmer DW, Patwardhan NA, Jovanovic B, et al. A population-based perspective of the hospital incidence and case-fatality rates of deep vein thrombosis and pulmonary embolism. The Worcester DVT Study. Arch Intern Med. 1991;151(5):933-938.

6. Rossouw JE, Anderson GL, Prentice RL, LaCroix AZ, Kooperberg C, Stefanick ML, et al. Risks and benefits of estrogen plus progestin in healthy postmenopausal women: principal results from the Women's Health Initiative randomized controlled trial. JAMA. 2002;288(3):321-333.

7. Granata R, Isgaard J, editors. Cardiovascular Issues in Endocrinology. Basel: Karger; 2014. v. 43, p. 21–32. DOI: 10.1159/000360554.

8. Canonico M, Plu-Bureau G, Scarabin PY. Progestogens and venous thromboembolism among postmenopausal women using hormone therapy. Maturitas. 2011;70(4):354-360.

9. Canonico M, Plu-Bureau G, Lowe GD, Scarabin PY. Hormone replacement therapy and risk of venous thromboembolism in postmenopausal women: systematic review and meta-analysis. BMJ. 2008;336(7655):1227-1231.

10. Hulley S, Grady D, Bush T, Furberg C, Herrington D, Riggs B, et al. Randomized trial of estrogen plus progestin for secondary prevention of coronary heart disease in postmenopausal women. Heart and Estrogen/progestin Replacement Study (HERS) Research Group. JAMA. 1998;280(7):605-613.

11. Hoibraaten E, Qvigstad E, Arnesen H, Larsen S, Wickstrom E, Sandset PM. Increased risk of recurrent venous thromboembolism during hormone replacement therapy – results of the randomized, double-blind, placebo-controlled estrogen in venous thromboembolism trial (EVTET). Thromb Haemost. 2000;84(6):961-967.

12. Cushman M, Kuller LH, Prentice R, Rodabough RJ, Psaty BM, Stafford RS, et al. Estrogen plus progestin and risk of venous thrombosis. JAMA. 2004;292(13):1573-1580.

13. Curb JD, Prentice RL, Bray PF, Langer RD, Van Horn L, Barnabei VM, et al. Venous thrombosis and conjugated equine estrogen in women without a uterus. Arch Intern Med. 2006;166(7):772-780.

14. Vickers MR, MacLennan AH, Lawton B, Ford D, Martin J, Meredith SK, et al. Main morbidities recorded in the women's international study of long duration oestrogen after menopause (WISDOM): a randomised controlled trial of hormone replacement therapy in postmenopausal women. BMJ. 2007;335(7613):239.

15. Daly E, Vessey MP, Hawkins MM, Carson JL, Gough P, Marsh S. Risk of venous thromboembolism in users of hormone replacement therapy. Lancet. 1996;348(9033):977-980.

16. Hoibraaten E, Abdelnoor M, Sandset PM. Hormone replacement therapy with estradiol and risk of venous thromboembolism – a population-based case-control study. Thromb Haemost. 1999;82(4):1218-1221.

17. Perez Gutthann S, Garcia Rodriguez LA, Castellsague J, Duque Oliart A. Hormone replacement therapy and risk of venous thromboembolism: population based case-control study. BMJ. 1997;314(7083):796-800.

18. Douketis JD, Julian JA, Kearon C, Anderson DR, Crowther MA, Bates SM, et al. Does the type of hormone replacement therapy influence the risk

of deep vein thrombosis? A prospective case-control study. J Thromb Haemost. 2005;3(5):943-948.

19. Scarabin PY, Oger E, Plu-Bureau G. Estrogen, Group THRS. Differential association of oral and transdermal oestrogen-replacement therapy with venous thromboembolism risk. Lancet. 2003;362(9382):428-432.

20. Canonico M, Oger E, Plu-Bureau G, Conard J, Meyer G, Levesque H, et al. Hormone therapy and venous thromboembolism among postmenopausal women: impact of the route of estrogen administration and progestogens: the ESTHER study. Circulation. 2007;115(7):840-845.

21. Canonico M, Fournier A, Carcaillon L, Olie V, Plu-Bureau G, Oger E, et al. Postmenopausal hormone therapy and risk of idiopathic venous thromboembolism: results from the E3N cohort study. Arterioscler Thromb Vasc Biol. 2010;30(2):340-345.

22. Renoux C, Dell'Aniello S, Suissa S. Hormone replacement therapy and the risk of venous thromboembolism: a population-based study. J Thromb Haemost. 2010;8(5):979-986.

23. Sweetland S, Beral V, Balkwill A, Liu B, Benson VS, Canonico M, et al. Venous thromboembolism risk in relation to use of different types of postmenopausal hormone therapy in a large prospective study. J Thromb Haemost. 2012;10(11):2277-2286.

24. Roach RE, Lijfering WM, Helmerhorst FM, Cannegieter SC, Rosendaal FR, van Hylckama Vlieg A. The risk of venous thrombosis in women over 50 years old using oral contraception or postmenopausal hormone therapy. J Thromb Haemost. 2013;11(1):124-131.

25. Olie V, Plu-Bureau G, Conard J, Horellou MH, Canonico M, Scarabin PY. Hormone therapy and recurrence of venous thromboembolism among postmenopausal women. Menopause. 2011;18(5):488-493.

26. Scarabin PY, Hemker HC, Clement C, Soisson V, Alhenc-Gelas M. Increased thrombin generation among postmenopausal women using hormone therapy: importance of the route of estrogen administration and progestogens. Menopause. 2011;18(8):873-879.

27. Scarabin PY, Alhenc-Gelas M, Plu-Bureau G, Taisne P, Agher R, Aiach M. Effects of oral and transdermal estrogen/progesterone regimens on blood coagulation and fibrinolysis in postmenopausal women. A randomized controlled trial. Arterioscler Thromb Vasc Biol. 1997;17(11):3071-3078.

28. Oger E, Alhenc-Gelas M, Lacut K, Blouch MT, Roudaut N, Kerlan V, et al. Differential effects of oral and transdermal estrogen/progesterone regimens on sensitivity to activated protein C among postmenopausal women: a randomized trial. Arterioscler Thromb Vasc Biol. 2003;23(9):1671-1676.

29. Canonico M, Alhenc-Gelas M, Plu-Bureau G, Olie V, Scarabin PY. Activated protein C resistance among postmenopausal women using transdermal estrogens: importance of progestogen. Menopause. 2010;17(6):1122-1127.

30. Marjoribanks J, Farquhar C, Roberts H, Lethaby A. Long term hormone therapy for perimenopausal and postmenopausal women. Cochrane Database Syst Rev. 2012(7):CD004143.

31. North American Menopause S. The 2012 hormone therapy position statement of: The North American Menopause Society. Menopause. 2012;19(3):257-271.

32. Tremollieres F, Brincat M, Erel CT, Gambacciani M, Lambrinoudaki I, Moen MH, et al. EMAS position statement: Managing menopausal women with a personal or family history of VTE. Maturitas. 2011;69(2):195-198.

CAPÍTULO

26

TERAPÊUTICA COM HORMÔNIOS BIOIDÊNTICOS

Almir Antonio Urbanetz

Lorena Ana Mercedes Lara Urbanetz

Definição

Hormônios bioidênticos, um termo de *marketing* não reconhecido pela Food and Drug Administration dos Estados Unidos (FDA), refere-se aos hormônios exógenos bioquimicamente semelhantes aos produzidos pelo corpo humano e incluem[1].

- 17α-estradiol (estrogênio predominante antes da menopausa)

- Estrona (estrogênio predominante após a menopausa)

- Estriol (da placenta)

- Progesterona (ovários, placenta e glândulas adrenais)

- Testosterona (ovários e glândulas suprarrenais) e seus conjugados

Estes são derivados de precursores de soja e inhame e devem ser processados quimicamente para torná-los capazes de serem absorvidos pelo corpo humano[1].

Muito tem se falado atualmente sobre os chamados hormônios bioidênticos, substâncias hormonais que possuem exatamente a mesma estrutura química e molecular encontrada nos hormônios sintetizados pelo corpo humano. No entanto, essa nomenclatura tem sido utilizada indevidamente, pois são formulações hormonais produzidas em laboratórios de manipulação como se fossem novas opções de tratamento quando, na verdade, os hormônios bioidênticos são produzidos há anos pela indústria farmacêutica, estando disponíveis em inúmeros produtos já comercializados, embora o termo bioidêntico não tenha sido empregado para os produtos industrializados em grande escala[2].

O termo bioidêntico, na sua forma mais estrita, é reservado, em geral, às substâncias de origem vegetal que tiveram modificação química em sua estrutura, tornando-se indistinguível dos hormônios humanos[3-5].

a) Estrogênio (17β-estradiol, estrona e estriol)

b) Progesterona

c) Androgênios (testosterona e desidroepiandrosterona)

Salienta-se que esses compostos não incluem os fito-hormônios, como derivados da soja, do trevo vermelho, do inhame mexicano ou outros. O bioidêntico contrasta com os estrogênios oriundos da urina de égua prenha e dos derivados sintéticos do estrogênio (como o promestrieno) e da progesterona (progestagênios)[3-5].

De forma mais ampla, Cirigliano considera ainda que os compostos que se tornam semelhantes ao hormônio original também devem ser considerados bioidênticos, como valerato e cipionato de estradiol, bem como os ésteres da testosterona[5].

Os defensores da terapia hormonal bioidêntica (THB) afirmam que, devido à sua estrutura molecular, à dosagem personalizada e à origem vegetal "natural", a THB é mais eficaz e tem melhor perfil de segurança para riscos a longo prazo para a saúde do que os hormônios convencionais, regulados pela FDA[6]. E alguns afirmam que a THB restaura os níveis hormonais de forma semelhante aos de mulheres mais jovens, protegendo-as de doenças relacionadas à idade. No entanto, ainda não há evidências claras que apoiem essas alegações de baixo risco ou de benefício[5-7].

CAPÍTULO 26 Terapêutica com Hormônios Bioidênticos

Para obter aprovação pelo FDA, os fabricantes de produtos devem realizar testes extensivos para provar que uma droga é eficaz e segura para uso humano e seguem padrões rigorosos para fabricação. Portanto, as terapias aprovadas pelo FDA documentaram segurança e eficácia, ao contrário dos hormônios bioidênticos, que não foram rigorosamente testados. O FDA recomenda o uso de um medicamento aprovado quando possível, devido às suas preocupações sobre segurança e eficácia.

Hormônios Bioidênticos – Dados Epidemiológicos

A Academia Internacional de Componentes Farmacêuticos estima que mais de 25.000 farmácias nos Estados Unidos preparam medicamentos manipulados. Pelo menos 7.500 realizam manipulação avançada (estéril) e aproximadamente 3% das 4 bilhões de prescrições anuais nos Estados Unidos são para medicamentos manipulados[8,9].

Terapia com hormônios bioidênticos manipulados para o paciente, basicamente consistindo em combinações de estrogênio e progesterona, tem crescido anualmente. Estudo recente relata que de 1 a 2,5 milhões de mulheres nos Estados Unidos utilizam terapia com hormônios bioidênticos, a um custo anual de $1 a $2 bilhões[10,11].

Hormônios Bioidênticos – Compostos Individualizados

O tema mais polêmico é a comprovação científica da superioridade das substâncias bioidênticas e seu menor risco à saúde da mulher.

Alguns investigadores sugerem que haveria uma dose mais adequada do bioidêntico para cada mulher, o que necessitaria de uma conduta mais personalizada com suporte laboratorial mais frequente. Assim, a monitoração por dosagens hormonais, após a administração dos medicamentos, seria quase obrigatória. Salienta-se que ainda não há comprovação científica que mostre que esse procedimento mais caro traria mais benefícios às mulheres[12].

Outro desafio seria a determinação hormonal adequada a cada indivíduo. Em geral, a dose padrão dos hormônios da terapia hormonal habitualmente prescrita pode ser mantida ou modificada conforme a sintomatologia da mulher[13].

Dessa forma, a determinação hormonal e a biodisponibilidade para cada indivíduo, baseado em dados laboratoriais, seria processo quase inviável economicamente na população e de benefício bastante duvidoso (inclusive a detecção pela saliva[12]).

Teste da Saliva

- Teste hormonal com saliva não é considerado útil

- Níveis hormonais na saliva variam conforme a absorção do hormônio, variação diurna, hormônio específico a ser testado e outras variáveis

- Níveis hormonais na saliva não têm correlação com eficácia, segurança e ajuste das doses da terapia hormonal[7,14,15].

Tipos de Hormônios Bioidênticos

Tabela 26.1		
Hormônios bioidênticos mais comumente usados durante o climatério[13]		
Classe	**Hormônio**	**Principais indicações**
Estrogênios	Estradiol	Sintomas vasomotores e urogenitais
	Valerato de estradiol	Prevenção de fratura osteoporótica
	Estriol	
		Insuficiência ovariana primária
Progesterona	Progesterona micronizada	Proteção endometrial
	Testosterona	
	Ésteres da testosterona	
Androgênios		Desejo hipoativo

Estrogênios

- 17β-Estradiol (transdérmico ou oral, micronizado)

- Estrona (sulfato de estrona): ingrediente ativo naturalmente presente nas preparações de estrogênio equino conjugado e em preparações sintéticas de estrogênio conjugado.

Progestagênios

- Progesterona (oral, micronizada ou gel vaginal ou inserção) independentemente do tipo de preparação, as diferentes formulações disponíveis, farmacodinâmica e individualidade de cada paciente são fatores que devem ser levados em consideração ao usar terapia hormonal na menopausa.

Androgênios

A maioria dos estudos sobre efeitos dos androgênios bioidênticos (DHEA e testosterona) foi feita em homens com quadro de deficiência androgênica. Isto dificulta a interpretação desses dados em relação à saúde feminina. São considerados como bioidênticos, a testosterona (inalatória, sublingual, bucal, gel, adesivo), bem como os ésteres (enantato, cipionato e undecanoato)[16-18].

Apesar de a metiltestosterona por via oral ter impacto na sexualidade, não se pode considerá-la como hormônio bioidêntico. Por sua vez, embora seja hormônio bioidêntico, os estudos controlados com DHEA são mais escassos do que aqueles com testosterona[16-18].

Ainda que a FDA não aprove o emprego dos androgênios em mulheres, a Endocrine Society considera o desejo hipoativo como indicação desses hormônios[18,19].

Existem muitos estudos com a via transdérmica com observação, em geral, a curto prazo. Os principais efeitos adversos são acne e hiperandrogenismo cutâneo. Porém, faltam estudos a longo prazo sobre sua segurança cardiovascular, endometrial e mamária. Embora existam trabalhos sobre os efeitos da DHEA sobre a disfunção sexual feminina, a Endocrine Society não recomenda seu uso para melhorar a função sexual[18].

Hormônios Bioidênticos e o que Mostram as Evidências

Um estudo de coorte observacional publicado em 2011 por Ruiz *et al.*[20], acompanhou 296 mulheres menopausadas com sintomas vasomotores e psicológicos, que receberam formulações manipuladas de THB, contendo estrogênios e/ou progesterona (tópica: 72%; oral: 43%; vaginal: 23%; sublingual: 4%) em seis farmácias comunitárias, durante 7,3 anos, nos Estados Unidos.

O objetivo era avaliar a efetividade dessa modalidade de TH nesse grupo de mulheres por um período de seis meses. Conclusão: mesmo ocorrendo diminuição percentual dos sintomas vasomotores após seis meses de seguimento, não houve significância estatística durante o tempo de acompanhamento (nível de evidência: C).

Revisão Cochrane[21]

Avaliação de sintomas vasomotores com os diferentes esquemas terapêuticos.

Conclusão

- Evidência de baixa a moderada qualidade → THB em várias formas e doses é mais eficaz do que placebo para tratamento de ondas de calor de intensidade moderada a severa.

- Evidência de baixa a moderada qualidade → maiores taxas de efeitos adversos, cefaleia, sangramento vaginal, sensibilidade mamária e reações cutâneas no grupo THB.

- Algumas evidências → sugerem que doses mais elevadas de THB estão associadas à maior eficácia, mas também ao maior risco de efeitos adversos. Embora todos os estudos incluídos tenham utilizado estrogênio sem progestagênio, recomenda-se usar a terapia associada ao progestagênio em mulheres com útero intacto para evitar hiperplasia endometrial, independentemente da fonte do estrogênio.

- Ainda não estão disponíveis dados sobre a segurança da THB a longo prazo em relação à ocorrência de ataque cardíaco, acidente vascular cerebral e câncer de mama.

- Não houve boa evidência da diferença na efetividade entre THB e EEC, e os achados em relação aos efeitos adversos foram inconsistentes. A qualidade da evidência era muito baixa para chegar a conclusões definitivas.

- As principais limitações na qualidade da evidência foram estudar o risco de viés (principalmente devido à má notificação de métodos), a imprecisão e a falta de dados adequados para análise.

Segurança dos Hormônios Bioidênticos

Não existem dados comprovados cientificamente da segurança dos chamados hormônios bioidênticos (manipulados). A seguir, algumas das evidências para essa afirmação.

- Falta de testes para eficácia, segurança e controle de qualidade.

- A principal diferença entre o hormônio aprovado pela FDA e produtos que atendem à definição de bioidêntico *versus* compostos personalizados é que os bioidênticos foram testados quanto à sua pureza, potência e eficácia, e comercializados com informações do produto aprovadas pelo FDA, que incluem avisos nas suas caixas. Dados de eficácia e segurança, requeridos para obter indicações de produtos de manipulação, foram demonstrados em ensaios clínicos randomizados e clínicos com relatórios publicados por pares para bioidênticos aprovados pela FDA, mas não para compostos personalizados[7,22].

- Não foram realizados grandes estudos a longo prazo para determinar eficácia, segurança ou efeitos adversos dos hormônios bioidênticos personalizados. Em 2008, por falta de conhecimento de dados científicos sobre estriol, a FDA afirmou que as farmácias não devem manipular medicamentos contendo estriol, a menos que o prescritor tenha uma investigação validada sobre essa substância[22].

- Os dados da literatura sugerem que a segurança e o risco dos bioidênticos são semelhantes aos outros hormônios empregados no climatério, não parecendo haver vantagens sobre as variantes com hormônios não bioidênticos. Faltam estudos para comprovar a sua superioridade[21].

- Subdose de progesterona em TH pode aumentar o risco de câncer de endométrio. Foram relatados casos de mulheres com sangramento vaginal irregular e câncer de endométrio após terem utilizado terapia com hormônios bioidênticos contendo estrogênio e progesterona por vários anos[23-25].

Posição das Agências de Ficalização (FDA, EMAS e ANVISA) com Relação aos Hormônios Bioidênticos

Deve-se salientar ainda que as agências (FDA, EMAS e ANVISA) de fiscalização de medicamentos não regulamentaram a produção e a comercialização baseadas em critérios individualizados[13].

Não há estudos também que comprovem segurança maior da terapêutica com hormônios bioidênticos em comparação às doses convencionais, empregados na terapia de reposição hormonal, mesmo quando a comparação se faz em relação aos hormônios bioidênticos, como o estradiol[13].

Considerações Finais

- Terapia hormonal bioidêntica é aquela realizada por meio de hormônios com estrutura química idêntica à observada naqueles naturalmente produzidos pelas mulheres. Todavia, o termo tem sido utilizado erroneamente apenas para os hormônios formulados em laboratórios de manipulação[2].

- Não há evidências científicas suficientes para sugerir e apoiar as alegações de que as manipulações dos denominados "hormônios bioidênticos" sejam mais seguras ou eficazes para tratar os sintomas vasomotores e a atrofia urogenital associada à síndrome climatérica (nível de evidência: D)[2].

- As entidades Endocrine Society, The North American Menopause Society, American Congress of Obstetricians and Gynecologists, American Society for Reproductive Medicine, International Menopause Society e Australian Menopause Society não recomendam o uso de hormônios bioidênticos e se manifestam contra o uso de THB por qualquer pessoa sem condição médica que os impeça de usar a TH aprovada pela FDA. Além disso, também emitiram cautela contra o uso combinado de fármacos. Preocupações incluem evidências inadequadas de eficácia e segurança, variável pureza e potência e rotulagem insuficiente. A FDA fez uma declaração sobre THB (2008): "FDA está preocupada com a segurança, eficácia e superioridade desses medicamentos e acredita que estão enganando pacientes, médicos e outros profissionais de saúde".

- Pacientes que usam hormônios manipulados devem discutir as opções de TH com seus médicos para determinar se drogas combinadas são a melhor opção para suas necessidades médicas específicas.

- Alguns prescritores de THB usam testes salivares ou de soro para avaliação dos níveis hormonais, mas esses testes são considerados sem dados farmacocinéticos, e nenhum ECR encontrou níveis correlacionados de hormônios na saliva ou no soro.

- Uma declaração da FDA sobre testes de saliva, para avaliar THB, diz que os níveis hormonais na saliva não refletem, com precisão, a quantidade de hormônios que uma mulher tem em seu corpo para o propósito de ajustar os níveis de dose de TH[23-28].

- A FDA também alerta acerca dos compostos utilizados, e demonstra preocupação com a falta de evidências quanto à eficácia e à segurança, bem como variação na pureza e potência[23-27].

- Testes salivares para quantificar os níveis de esteroides sexuais não devem ser utilizados com o objetivo de adequar e individualizar as doses de hormônios administrados, por demonstrarem imprecisão e não possuírem efetiva correspondência com valores hormonais séricos (nível de evidência: D)[2].

Referências Bibliográficas

1. The Endocrine Society. Position Statement: Bioidentical Hormones. Disponível em: www.endocrine.org/~/media/endosociety/Files/Advocacy%20and%20Outreach/Position%20Statements/All/BH_Position_Statement_final_10_25_06_w_Header.pdf. Acesso em: 15 maio 2014.

2. Wender MCO, Pompei LM, Fernandes CE. Consenso Brasileiro de Terapêutica Hormonal da Menopausa – Associação Brasileira de Climatério (SOBRAC). São Paulo: Leitura Médica, 2014.

3. Holtorf K. The bioidentical hormone debate: are bioidentical hormones (estradiol, estriol, and progesterone) safer or more efficacious than commonly used synthetic versions in hormone replacement therapy? Postgrad Med. 2009;121(1):73-85.

4. North American Menopause Society. The 2012 hormone therapy position statement of: The North American Menopause Society. Menopause. 2012;19(3):257-271.

5. Cirigliano M. Bioidentical hormone therapy: a review of the evidence. J Womens Health. 2007;16:600-631.

6. Fugh-Berman A, Bythrow J. Bioidentical hormones for menopausal hormone therapy: variation on a theme. J Gen Intern Med. 2007 Jul;22(7):1030-1034. Epub 2007 Mar 7.

7. Boothby LA, Doering PL. Bioidentical hormone therapy: a panacea that lacks supportive evidence, Curr Opin Obstetrics Gynecol. 2008;20:400-407.

8. International Academy of Compounding Pharmacists. The International Academy of Compounding Pharmacists responds to meningitis outbreak tied to compounding pharmacy [news release]. Disponível em: http://c. ymcdn.com/sites/www.iacprx.org/resource/resmgr/imported/IACP%20 Responds%20to%20Meningitis%20Outbreak%20Release%20October%20 2012.pdf. Acesso em: 20 jun 2014.

9. The Henry J. Kaiser Family Foundation. Total number o fretail prescription drugs filled at pharmacies. Disponível em: http://kff.org/other/ stateindicator/total-retail-rx-drugs. Acesso em: 20 jun 2014.

10. FDA new drug application (NDA). US Food and Drug Administration. Disponível em: http://www.fda.gov/Drugs/DevelopmentApprovalProcess/ HowDrugsareDevelopedandApproved/ApprovalApplications/ NewDrugApplicationNDA/default.htm. Acesso em: 14 abr 2014.

11. Pinkerton JV, Santoro N. Compounded bioidentical hormone therapy: identifying use trends and knowledge gaps among US women, Menopause. 2015. Epub ahead of print.

12. Davison S. Salivary testing opens a Pandora's box of issues surrounding accurate measurement of testosterone in women. Menopause. 2009;16(4):630-631.

13. Soares Jr JM, Maciel GAR, Sorpreso ICE, Fernandes CE, Baracat EC. Evidências atuais para utilização de hormônios bioidênticos na pós-menopausa. In: Federação Brasileira das Associações de Ginecologia e Obstetrícia; Urbanetz AA, Luz SH, organizadores. PROAGO Programa de Atualização em Ginecologia e Obstetrícia: Ciclo 14. Porto Alegre:

Artmed Panamericana; 2017. p. 9-25. (Sistema de Educação Continuada a Distância, v. 3.)

14. The North American Menopause Society. Bioidentical Hormone Therapy: Custom Compounded versus Government Approved. Disponível em: http:// www.menopause.org/docs/for-women/mnbioidenticals.pdf. Acesso em: 11 abr 2014.

15. U.S. Food and Drug Administration. FDA takes action against compounded menopause hormone therapy drugs. Silver Spring (MD): FDA; 2008. Disponível em: http://www.fda.gov/NewsEvents/Newsroom/ PressAnnouncements/2008/ucm116832.htm. Retrieved February 15, 2012.

16. Penteado SR, Fonseca AM, Bagnoli VR, Abdo CH, Júnior JM, Baracat EC. Effects of the addition of methyltestosterone to combined hormone therapy with estrogens and progestogens on sexual energy and on orgasm in postmenopausal women. Climacteric. 2008 Feb;11(1):17-25.

17. Bhasin S, Cunningham GR, Hayes FJ, Matsumoto AM, Snyder PJ, Swerdloff RS, et al. Testosterone therapy in men with androgen deficiency syndromes: an Endocrine Society clinical practice guideline. J Clin Endocrinol Metab. 2010;95(6):2536-2559.

18. Santoro N, Braunstein GD, Butts CL, Martin KA, McDermott M, Pinkerton JV. Compounded bioidentical hormones in endocrinology practice: An Endocrine Society Scientific Statement. J Clin Endocrinol Metab. 2016;101(4):1318-1343.

19. Wierman ME, Arlt W, Basson R, Davis SR, Miller KK, Murad MH, et al. Androgen therapy in women: a reappraisal: an Endocrine Society clinical practice guideline. J Clin Endocrinol Metab. 2014;99(10):3489-3510.

20. Ruiz AD, Daniels KR, Barner JC, et al. Effectiveness of compounded bioidentical hormone replacement therapy: an observational cohort study. BMC Womens Health. 2011;11:27.

21. Gaudard AMIS, Silva de Souza S, Puga MES, Marjoribanks J, da Silva EMK, Torloni MR. Bioidentical hormones for women with vasomotor symptoms. Cochrane Database Syst Rev. 2016, Issue 8. Art. Nº: CD010407. DOI: 10.1002/14651858.CD010407.pub2.

22. US Food and Drug Administration. FDA takes action against compounded menopause hormone therapy drugs [press release]. January 9, 2008. Disponível em: www.fda.gov/newsevents/newsroom/ pressannouncements/2008/ucm116832.htm. Last updated April 16, 2013. Acesso em: 15 maio 2014.

23. Committee on Gynecologic Practice and the American Society for Reproductive Medicine Practice Committee. Committee opinion no. 532:

compounded bioidentical menopausal hormone therapy. Obstet Gynecol. 2012;120:411-415.

24. Davis R, Batur P, Thacker HL. Risks and effectiveness of compounded bioidentical hormone therapy: a case series. J Womens Health (Larchmt). 2014;23:642-648.

25. Eden JA, Hacker NF, Fortune M. Three cases of endometrial cancer associated with "bioidentical" hormone replacement therapy. Med J Aust. 2007;187:244-245.

26. Moyer VA U.S.Preventive Services Task Force. Menopausal hormone therapy for the primary prevention of chronic conditions: U.S. Preventive Services Task Force recommendation statement. Ann InternMed 2013;158:47-54.

27. Panay N, Hamoda H, Arya R, et al. The 2013 British Menopause Society & Women's Health Concern recommendations on hormone replacement therapy. Menopause Int. 2013;19:59-68.

28. Australian Menopause Society. Bioidentical hormones for menopausal symptoms. Disponível em: http://www.menopause.org.au/consumers/information-sheets/34-bioidentical-hormones-for-menopausal-symptoms. Acesso em: 10 abr 2014.

CAPÍTULO

27

TERAPIAS NÃO HORMONAIS PARA OS SINTOMAS VASOMOTORES

Maria Célia Mendes

A terapia hormonal (TH) é o tratamento de escolha para os sintomas vasomotores (SVM) no climatério. No entanto, diante de uma contraindicação à TH, como a presença de câncer de mama, tromboembolismo venoso, doença cardíaca coronariana ou acidente vascular cerebral, é necessário indicar outras formas de tratamentos. A terapia não hormonal é indicada, também, para aqueles casos que a mulher não deseja a TH, geralmente por receio de câncer.

A terapia não hormonal pode ser dividida em três grandes categorias:

1) Terapia não hormonal medicamentosa

   a) Inibidores seletivos da recaptação de serotonina e inibidores seletivos da recaptação de serotonina e norepinefrina.

   b) Drogas anticonvulsivantes e droga anti-hipertensiva de ação central.

   c) Fitoterápicos, produtos derivados de ervas e vitaminas.

2) Mudança de estilo de vida

3) Tratamentos alternativos

Terapia Não Hormonal Medicamentosa

Inibidores Seletivos da Recaptação de Serotonina (ISRS) e Inibidores Seletivos da Recaptação de Serotonina e Norepinefrina (ISRSN)

Os ISRS e os ISRSN são a primeira linha de tratamento para as mulheres com queixas de fogachos moderados a severos e que não podem ou não desejam TH. Os ISRS mais usados são: paroxetina, fluoxetina, setralina, citalopram e escitalopram, e os ISRSN são: venlafaxina, desvenlafaxina e, em menor frequência, duloxetina.

Essas drogas são as mais efetivas para o tratamento das ondas de calor após o estrogênio[1], apresentando ação rápida (em dias), enquanto a ação antidepressiva aparece posteriormente (em semanas)[2]. É citado que paroxetina, citalopram, escitalopram,venlafaxina e desvenlafaxina determinam melhoria leve a moderada nos sintomas, ocorrendo redução nos fogachos de 25 a 69%[3]. Fluoxetina e sertralina parecem ser menos efetivas e devem ser consideradas como opção de 2ª linha de tratamento[4].

Sabe-se, no entanto, que a eficácia do tratamento é difícil de ser avaliada devido ao efeito placebo causado pelo uso dessas drogas, e que também resulta na redução da sintomalogia[1]. Além disso, os ensaios clínicos realizados não seguem as pacientes em tratamento a longo prazo. Geralmente, em 4 a 12 semanas avaliam a eficácia do tratamento em comparação ao placebo e em 12 a 24 semanas observam a persistência da ação da droga[3].

Paroxetina

Nos Estados Unidos, a única medicação aprovada pela FDA para tratamento dos fogachos, de intensidade moderada a grave, é o mesilato de paroxetina em baixa dose (7,5 mg/dia), sendo efetiva na redução da frequência e severidade dos sintomas[5]. Reduz, ainda, o número de vezes do despertar noturno atribuído aos fogachos e aumenta a duração do sono[6]. Em mulheres que tiveram câncer também foi observado que essa medicação melhora os SVM e o padrão do sono[7].

A paroxetina é indicada como 1ª escolha de tratamento entre os ISRS/ISRSN em muitos serviços, podendo ser usado, também, o cloridrato de paroxetina na dose de 10 a 25 mg/dia, iniciando sempre com a dose de 10 mg/dia[3]. No Brasil, atualmente, são encontradas apresentações de 10, 15 e 20 mg de cloridrato de paroxetina.

CAPÍTULO 27 Terapias Não Hormonais para os Sintomas Vasomotores

Como evento adverso é relatado que essa droga inibe a resposta sexual e orgasmo, assim como outros ISRS[8], enquanto outros autores relatam que a paroxetina determina melhorias na interrupção do sono sem efeitos negativos na libido ou ganho de peso[5].

Citalopram e Escitalopram

Alguns autores recomendam citalopram ou escitalopram como 1ª escolha no tratamento das ondas de calor[1]. É relatado que ocorre redução dos fogachos em 49 a 55% com o uso de citalopram em doses de 10, 20 e 30 mg[9] e em 52% com a ingesta de escitalopram em doses de 10 a 20 mg[10]. Doses altas (60 a 80 mg), usadas para depressão, causam sudorese excessiva, e para diminuir os efeitos colaterais, como cefaleia e náusea, recomenda-se iniciar com a metade da dose. Doses baixas são prescritas para fogachos e, geralmente, são bem toleradas[8].

Fluoxetina e Sertralina

As publicações sobre o uso de fluoxetina e sertralina em mulheres com SVM apresentam resultados conflitantes. Em várias pesquisas realizadas com essas drogas, os resultados são menos consistentes, não apresentando melhora estatisticamente significativa dos fogachos[3]. Em vista disso, a Sociedade Norte--americana de Menopausa não recomenda o uso para o tratamento das ondas de calor no climatério[3].

Contrariamente, em trabalhos realizados com mulheres com câncer de mama, a sertralina, na dose de 50 mg/dia, reduziu as ondas de calor[11], assim como a fluoxetina 20 mg/dia, que resultou em melhora, embora modesta, dos fogachos[12]. Sendo assim, as prescrições dessas medicações são recomendadas em vários outros serviços[13].

A dose recomendada de sertralina é de 50 mg/dia, iniciando com 25 mg/dia nos primeiros cinco dias e, se não houver melhora após dois a três meses, recomenda-se mudar a dose para 100 mg/dia. A dose preconizada para a fluoxetina é 20 mg/dia e, se necessário, após dois a três meses, eleva-se a dose para 40 mg/dia.

Venlafaxina, Desvenlafaxina e Duloxetina

Essas drogas são ISRSN e por isso, também, denominadas "dual". A venlafaxina é bem efetiva no tratamento das ondas de calor. Em um trabalho que comparou a venlafaxina 75 mg/dia ao estradiol oral 0,5 mg/dia, observou-se ligeira superioridade do hormônio, no entanto, a diferença é pequena e de relevância clínica incerta[14]. O surgimento de sintomas agudos, como náuseas e vômitos, é frequente e, por isso, recomenda-se iniciar o tratamento com menor dose (37,5 mg/dia) e depois de uma semana aumentar para 75 mg/dia[1].

Um efeito colateral que pode surgir com o uso dos ISRSN é o aumento da pressão arterial (PA) e, portanto, deve ser usado com cautela em pacientes hipertensas[15]. Doses elevadas de venlafaxina (300 mg/dia) podem causar prolongamento grave do intervalo QT[15]. Doses leves a moderadas não estão associadas ao risco aumentado de eventos adversos cardíacos em mulheres idosas[17], indicando que o efeito sobre o intervalo QT é dose-dependente[16].

A desvenlafaxina, um sal succinato, é originado do principal metabolito ativo da venlafaxina e sua dose recomendada é 100 a 150 mg/dia[3].

Outro ISRSN conhecido é a duloxetina, que está indicada para transtorno depressivo maior e ondas de calor na dose de 60 mg/dia[18], podendo-se iniciar com dose de 30 mg/dia e, após sete dias, mudar para 60 mg/dia[19].

ISRS, ISRSN e Tamoxifeno

Em pacientes de câncer de mama que fazem uso de tamoxifeno deve-se ficar atento ao uso de alguns ISRS, como paroxetina e fluoxetina, que são inibidores fortes da enzima CYP2D6. O tamoxifeno é convertido no endoxifeno, o seu metabolito mais ativo, pela enzima CYP2D6[1,20] e, portanto, quando associado a essas drogas, não terá sua ação plena.

Sertralina, duloxetina e bupropiona são inibidores moderados dessa enzima e não são contraindicados[21]; enquanto velafaxina[21,22], desvenlafaxina, citalopram e escitalopram são inibidores fracos da enzima CYP2D6, podendo ser prescritos, com segurança, em mulheres que usam o tamoxifeno[1].

Drogas Anticonvulsivantes e Droga Anti-Hipertensiva de Ação Central

Gabapentina e Pregabalina

A gabapentina é uma droga anticonvulsivante, que diminui a frequência e a intensidade dos SVM[23]. É indicada, também, para tratamento da epilepsia, neuralgia pós-herpética, neuropatia dolorosa do diabetes[1], sendo uma opção para paciente com migrânia associada às ondas de calor[8].

Os eventos adversos citados são: tonturas, instabilidade e sonolência, sendo mais intensos na 1ª e na 2ª semanas[23]. A dose de 900 mg/dia não apresenta mais eventos adversos que 300 mg/dia[24], no entanto, doses mais elevadas (sendo citadas até 2.400 mg/dia) podem causar desorientação, cefaleia e tonturas[3].

A dose recomendada é de 900 mg/dia, dividida em três doses de 300 mg. Para diminuir os efeitos colaterais, inicia-se com 300 mg/noite, acrescentando 300 mg na noite seguinte e depois 300 mg pela manhã[3]. Para pacientes que se queixam de muitos efeitos colaterais, recomenda-se iniciar com 100 mg 1 hora antes dormir e aumentar 100 mg a cada três noites, até aliviar os fogachos ou chegar a 900 mg/dia[1].

A pregabalina é menos estudada que a gabapentina para ondas de calor. Em seguimento por seis semanas, foi observada redução na gravidade e frequência dos fogachos com o uso de baixas doses (75 mg, duas vezes/dia) e altas doses (150 mg, duas vezes/dia). A redução da frequência foi de 58,5 e 61,1% com doses baixas e altas, respectivamente. A tontura foi o efeito colateral mais relatado; e com as doses altas podem apresentar problemas cognitivos[25].

Clonidina

A Clonidina, anti-hipertensivo de ação central, é um agonista α_2-adrenérgico usado para o tratamento das ondas de calor. Em estudo com 80 mulheres, depois de 12 semanas, observou-se que a intensidade dos fogachos foi menor, significativamente, no grupo da clonidina do que no grupo placebo (p = 0,03)[26]. Os efeitos colaterais citados são: hipotensão, tontura, dor de cabeça, boca seca, tonturas, constipação, sedação, elevação da PA após suspensão repentina da medicação e, em doses altas, pode agravar a depressão[3,8].

CLIMATÉRIO E MENOPAUSA

A dose recomendada é 0,1 mg/dia. Essa droga administrada em dose única pode causar diminuição da PA em torno de 5 mmHg. Em vista disso, alguns serviços orientam dividir a dose em duas vezes/dia, o que, geralmente, não afeta a pressão arterial[8].

Na Tabela 27.1 encontram-se as medicações não hormonais, com apresentações disponíveis no Brasil, usadas para tratamento dos SVM.

Tabela 27.1
Medicações não hormonais prescritas para sintomas vasomotores

Terapia não hormonal	Dose recomendada	Modo de usar	Apresentações disponíveis no Brasil
Paroxetina*	10 a 25 mg,	uma vez/dia	10, 15, 20 mg
Citalopram	10, 20, 30 mg	uma vez/dia	20, 40 mg
Escitalopram	10, 20 mg	uma vez/dia	10, 15, 20 mg
Venlafaxina	37,5 a 75 mg	uma vez/dia	37,5, 50, 75, 150 mg
Desvenlafaxina	100, 150 mg	uma vez/dia	50, 100 mg
Duloxetina	60 mg	uma vez/dia	30, 60 mg
Sertralina	50, 100 mg	uma vez/dia	50, 100 mg
Fluoxetina	10, 20 mg	uma vez/dia	10, 20, 90 mg
Gabapentina	600, 900 mg	300 mg, três vezes/dia	300, 400, 600 mg
Pregabalina	150, 300 mg	uma vez/dia	75, 150 mg
Clonidina	0,1 mg	Dose dividida em duas vezes/dia	0,1, 0,15, 0,2 mg

*Brasil: cloridrato de paroxetina (Estados Unidos: mesilato de paroxetina 7,5 mg/dia).

Fitoterápicos, Produtos Derivados de Ervas e Vitaminas

Fitoestrogênios

Existem vários tipos de isoflavonas: genisteína, daidzeína, glicitina, bioquanina A e formononetina[3]. As isoflavonas têm sido indicadas para tratamento das queixas de ondas de calor no climatério, com embasamento em várias publicações na literatura. Entretanto, a eficácia sobre os SVM apresentam dados limitados devido aos trabalhos com pequenas amostras, o uso de várias formas de produtos fitoestrogênios, a variabilidade das doses e a duração dos ensaios[27].

CAPÍTULO 27 Terapias Não Hormonais para os Sintomas Vasomotores

Em alguns trabalhos, a eficácia dessa droga não tem demonstrado ser maior que a do placebo[1,28]. Em meta-análise publicada pela Cochrane Library em 2007, a conclusão foi que não há evidência de benefício no alívio dos fogachos com fitoestrogênios[29]. Posteriormente, em outra publicação da Cochrane Library, em 2013, os mesmos autores confirmaram os resultados de 2007, entretanto, fizeram uma ressalva sobre os "concentrados de genisteína" e argumentaram que seus benefícios mereciam ser mais bem investigados[30].

Na *Guideline* da NICE de 2015, a conduta descrita é orientar as mulheres que, embora haja alguma evidência que isoflavonas ou cohosh preto podem aliviar os SVM, existem várias preparações disponíveis e sua segurança é incerta, as diferentes preparações podem ter variadas apresentações e foram relatadas interações com outros medicamentos[31].

Produtos Derivados de Ervas

Existem inúmeras pesquisas com os produtos derivados de ervas, como erva-de-são-joão (*Hypericum perforatum*), trevo vermelho (*Red clover*), guaraná (*Paullinia cupana*), prímula da noite (*Oenotherabiennis*) e muitos outros, com graus variáveis de eficácia, mas há necessidade de estudos clínicos maiores[28].

Com relação à cimicifuga racemosa (ou *black cohosh* ou *actaea racemosa*), em uma publicação da Cochrane Library, em 2012, os autores concluem que não há evidências suficientes para indicá-la para o tratamento de ondas de calor. Eles afirmam que, devido à grande heterogeneidade entre as publicações, há justificativa para realizar mais estudos[32].

Esse medicamento é usado como suplemento alimentar nos Estados Unidos e para tratamento dos fogachos na Austrália, Coreia do Sul, África do Sul e em muitos países da Europa (Áustria, Bélgica, República Tcheca, Dinamarca, Finlândia, Alemanha, Hungria, Suécia, Suíça e Reino Unido)[28].

As mulheres que tiveram câncer de mama ou são de alto risco para esse câncer devem ser aconselhadas sobre o uso da erva-de-são-joão, pois embora haja alguma evidência no alívio dos SVM, há incerteza sobre as doses apropriadas, a variação na natureza e a potência dos preparativos, a persistência do efeito e interações graves que podem ocorrer com outras drogas, como tamoxifeno, anticoagulantes e anticonvulsivantes[31].

Vitamina E

Trabalhos usando vitamina E (400 UI/dia e 800 UI/dia) e ácido fólico (5 mg/dia) relatam melhora discreta dos SVM e, de acordo com a NAMS, há necessidade de mais trabalhos com amostras maiores[3].

Mudança de Estilo de Vida

As mulheres que são fumantes ou ingerem quantidade maior de álcool (> uma dose/dia) devem ser orientadas para evitar o consumo, pois esses fatores predispõem o surgimento dos SVM[33].

A obesidade é considerada um fator de risco para ondas de calor. Em mulheres com sobrepeso ou obesidade demonstrou-se que intervenção comportamental intensiva, que resultou na redução de 5 kg no peso, de um ponto no IMC e de 5 cm na circunferência abdominal, foi associada à melhora nos fogachos[34].

O exercício físico aeróbico melhora o humor e por isso deve ser sempre recomendado para todas as pacientes climatéricas, mas não há evidência que seja efetivo no tratamento dos fogachos, como demonstrada por meta-análise publicada pela Cochrane Library, em 2014[35]. A ioga também não demonstrou melhorar os SVM[36].

Usar roupas leves, ingerir bebidas geladas e permanecer em locais com temperaturas mais baixas fazem parte das orientações dadas às mulheres com queixas de ondas de calor, embora os dados na literatura sejam limitados[27].

Tratamentos alternativos

Produtos Naturais

A linhaça, que atualmente tem sido muito usada como suplemento alimentar, e o óleo de prímula ou onagra, extraído da planta medicinal *Oenothera biennis L.* (Onagraceae), que é rico em ácido gamalinoleico, não são mais efetivos que o placebo para tratamento dos fogachos[1].

O chá de folha de amora tem sido usado por mulheres brasileiras, embora não sejam encontrados trabalhos publicados em revistas médicas conceituadas.

Acupuntura

Existem vários trabalhos avaliando a acupuntura no manejo das ondas de calor, mas os resultados até o momento são conflitantes[1,3].

Terapias para Diminuir o Estresse

Vários estudos, baseando-se no envolvimento do corpo e da mente com o objetivo de diminuir o estresse e levar ao relaxamento, têm sido desenvolvidos para avaliar seu efeito na diminuição dos fogachos. Entre eles citamos: reflexologia, massagem dos pés, terapia cognitiva comportamental, hipnose, terapia de relaxamento, método baseado na respiração estimulada ou técnica de respiração profunda e *mindfulness*[1,27].

Um trabalho realizado em mulheres com câncer de mama demostrou que a terapia de relaxamento tem efeito leve a moderado na redução dos fogachos[37].

Um estudo utilizando *Mindfulness*, para reduzir o estresse, demostrou ser um recurso clinicamente significativo na redução do grau de incômodo e angústia em mulheres que padecem com as ondas de calor[38].

Todos esses estudos, publicados até o momento, necessitam de estudos adicionais com casuística maior[1,27].

Bloqueio do Gânglio Estrelado

O gânglio estrelado, também denominado gânglio cervicotorácico, localiza-se no nível da sétima vértebra cervical (C7). A injeção de anestésico (5 mL de bupivacaína a 0,5%) no gânglio estrelado determinou a redução dos fogachos moderados e graves[39], mas há necessidade de trabalhos com amostras maiores[27,39].

Referências Bibliográficas

1. Santen RJ, Loprinzi CL, Casper RF. Menopausal hot flashes. UpToDate, 2016. www.uptodate.com.

2. Freeman EW, Guthrie KA, Caan B, Sternfeld B, Cohen LS, Joffe H, et al. Efficacy of escitalopram for hot flashes in healthy menopausal women: a randomized controlled trial. JAMA. 2011;305(3):267-274.

3. NAMS. Nonhormonal management of menopause-associated vasomotor symptoms: 2015 position statement of The North American Menopause Society. Menopause. 2015;22(11):1155-1172.

4 Handley AP, Williams M. The efficacy and tolerability of SSRI/SNRIs in the treatment of vasomotor symptoms in menopausal women: a systematic review. J Am Assoc Nurse Pract. 2015;27(1):54-61.

5. Simon JA, Portman DJ, Kaunitz AM, Mekonnen H, Kazempour Z, Bhaskar S, et al. Low-dose paroxetine 7.5 mg for menopausal vasomotor symptoms: two randomized controlled trials. Menopause. 2013;20(10):1027-1035.

6. Pinkerton JV, Joffe H, Kazempour K, Mekonnen H, Bhaskar S, Lippman J. Low-dose paroxetine (7.5 mg) improves sleep in women with vasomotor symptoms associated with menopause. Menopause. 2014;22(1):50-58.

7. Capriglione S, Plotti F, Montera R, Luvero D, Lopez S, Scaletta G, et al. Role of paroxetine in the management of hot flashes in gynecological cancer survivors: Results of the first randomized single-center controlled trial. Gynecol Oncol. 2016;143(3):584-588.

8. Eden J. Endocrine dilemma: managing menopausal symptoms after breast cancer. Eur J Endocrinol. 2016;174(3):R71-77.

9. Barton DL, LaVasseur BI, Sloan JA, Stawis AN, Flynn KA, Dyar M, et al. Phase III, placebo-controlled trial of three doses of citalopram for the treatment of hot flashes: NCCTG trial N05C9. J Clin Oncol. 2010;10;28(20):3278-3283.

10. Freeman EW, Guthrie KA, Caan B, Sternfeld B, Cohen LS, Joffe H, et al. Efficacy of escitalopram for hot flashes in healthy menopausal women: a randomized controlled trial. JAMA. 2011;19;305(3):267-274.

11. Kimmick GG, Lovato J, McQuellon R, Robinson E, Muss HB. Randomized, double-blind, placebo-controlled, crossover study of sertraline (Zoloft) for the treatment of hot flashes in women with early stage breast cancer taking tamoxifen. Breast J. 2006;12(2):114-122.

12. Loprinzi CL, Sloan JA, Perez EA, Quella SK, Stella PJ, Mailliard JA, et al. Phase III evaluation of fluoxetine for treatment of hot flashes. J Clin Oncol. 2002;15;20(6):1578-1583.

CAPÍTULO 27 Terapias Não Hormonais para os Sintomas Vasomotores

13. Leon-Ferre RA, Majithia N, Loprinzi CL. Management of hot flashes in women with breast cancer receiving ovarian function suppression. Cancer Treat Rev. 2017; 52:82-90.

14. Joffe H, Guthrie KA, LaCroix AZ, Reed SD, Ensrud KE, Manson JE., et al. Low-dose estradiol and the serotonin-norepinephrine reuptake inhibitor venlafaxine for vasomotor symptoms: a randomized clinical trial. JAMA Intern Med. 2014;174(7):1058-1066.

15. Stubbs C, Mattingly L, Crawford SA, Wickersham EA, Brockhaus JL, McCarthy LH. Do SSRIs and SNRIs reduce the frequency and/or severity of hot flashes in menopausal women. J Okla State Med Assoc. 2017;110(5):272-274.

16. Bavle A. Venlafaxine induced QTc interval prolongation in a therapeutic dose. Asian J Psychiatr. 2015;16:63-64.

17. Ho JM, Gomes T, Straus SE, Austin PC, Mamdani M, Juurlink DN. Adverse cardiac events in older patients receiving venlafaxine: a population-based study. J Clin Psychiatry. 2014;75(6):e552-e558.

18. Freeman MP, Hirschberg AM, Wang B, Petrillo LF, Connors S, Regan S, et al. Duloxetine for major depressive disorder and daytime and nighttime hot flashes associated with the menopausal transition. Maturitas. 2013;75(2):170-174.

19. Henry NL, Banerjee M, Wicha M, Van Poznak C, Smerage JB, Schott AF, et al. Pilot study of duloxetine for treatment of aromatase inhibitor-associated musculoskeletal symptoms. Cancer. 2011;15;117(24):5469-5475.

20. Croni-Fenton DP, Damkier P, Lash TL. Metabolism and transport of tamoxifen in relation to its effectiveness: new perspectives on an ongoing controversy. Future Oncol. 2014;10:107-122.

21. Irarrázaval OME, Gaete GL. Antidepressants agents in breast cancer patients using tamoxifen: review of basic and clinical evidence. Rev Med Chil. 2016; 144(10):1326-1335.

22. Noehr-Jensen L, Zwisler ST, Larsen F, Sindrup SH, Damkier P, Brosen K. Escitalopram is a weak inhibitor of the CYP2D6-catalyzed O-demethylation of (+)-tramadol but does not reduce the hypoalgesic effect in experimental pain. Clin Pharmacol Ther. 2009;86(6):626-633.

23. Hayes LP, Carroll DG, Kelley KW. Use of gabapentin for the management of natural or surgical menopausal hot flashes. Ann Pharmacother. 2011;45:388-394.

24. Johns C, Seav SM, Dominick SA, Gorman JR, Li H, Natarajan L, et al. Informing hot flash treatment decisions for breast cancer survivors: a systematic review of randomized trials comparing active interventions. Breast Cancer Res Treat. 2016;156(3):415-426.

25. Nguyen ML. The use of pregabalin in the treatment of hot flashes. Can Pharm J (Ott). 2013;146(4):193-196.

26. Boekhout AH, Vincent AD, Dalesio OB, van den Bosch J, Foekema-Tons JH, Adriaansz S, et al. Management of hot flashes in patients who have breast cancer with venlafaxine and clonidine: a randomized, double-blind, placebo-controlled trial. J Clin Oncol. 2011;29(29):3862-3868.

27. ACOG, Management of Menopausal Symtoms. Obstet & Gynecol. 2014;123(1): 202-216.

28. Drewe J, Bucher KA, Zahner C. A systematic review of non-hormonal treatments of vasomotor symptoms in climacteric and cancer patients. Springer Plus. 2015;4:1-29.

29. Lethaby AE, Marjoribanks J, Kronenberg F, Roberts H, Eden J, Brown J. Phytoestrogens for vasomotor menopausal symptoms. Cochrane Database Syst Rev. 2007;17(4):CD001395.

30. Lethaby A, Marjoribanks J, Kronenberg F, Roberts H, Eden J, Brown J. Phytoestrogens for menopausal vasomotor symptoms. Cochrane Database Syst Rev. 2013;10;(12):CD001395.

31. NICE Guideline 2015. Menopause: diagnosis and management. Disponível em: www.nice.org.uk/guidance/ng23.

32. Leach MJ, Moore V. Black cohosh (Cimicifuga spp.) for menopausal symptoms. Cochrane Database Syst Rev. 2012;12;9:CD007244.

33. Greendale GA, Gold EB. Lifestyle factors: are they related to vasomotor symptoms and do they modify the effectiveness or side effects of hormone therapy? Am J Med. 2005;118(suppl 12B):148-154.

34. Huang AJ, Subak LL, Wing R, West DS, Hernandez AL, Macer J, et al. An intensive behavioral weight loss intervention and hot flushes in women. Arch Intern Med. 2010;12;170(13):1161-1167.

35. Daley A, Stokes-Lampard H, Thomas A, MacArthur C. Exercise for vasomotor menopausal symptoms. Cochrane Database Syst Rev. 2014;28;(11):CD006108.

36. Newton KM, Reed SD, Guthrie KA, Sherman KJ, Booth-LaForce C, Caan B, et al. Efficacy of yoga for vasomotor symptoms: a randomized controlled trial. Menopause. 2014;21(4):339-346.

37. Rada G, Capurro D, Pantoja T, Corbalán J, Moreno G, Letelier LM, et al. Non-hormonal interventions for hot flushes in women with a history of breast cancer. Cochrane Database Syst Rev. 2010;8 (9):CD004923.

CAPÍTULO 27 Terapias Não Hormonais para os Sintomas Vasomotores

38. Carmody JF, Crawford S, Salmoirago-Blotcher E, Leung K, Churchill L, Olendzki N. Mindfulness training for coping with hot flashes: results of a randomized trial. Menopause. 2011;18(6):611-620.

39. Walega DR, Rubin LH, Banuvar S, Shulman LP, Maki PM. Effects of stellate ganglion block on vasomotor symptoms: findings from a randomized controlled clinical trial in postmenopausal women. Menopause. 2014;21(8):807-814.

40. Loprinzi CL, Stearns V, Barton D. Centrally active nonhormonal hot flash therapies. Am J Med. 2005;118(Suppl 12B):118-123.

CAPÍTULO
28

RISCOS E BENEFÍCIOS DA TERAPIA HORMONAL

Eliana Aguiar Petri Nahas

Jorge Nahas Neto

Introdução

A terapia hormonal (TH) representa uma multiplicidade de opções terapêuticas que envolvem diferentes hormônios, distintas vias de administração e diversos regimes de associações hormonais[1]. A TH é considerada o tratamento mais eficaz para os sintomas vasomotores decorrentes da falência ovariana e os benefícios superam os riscos para a maioria das mulheres sintomáticas com menos de 60 anos ou dentro do período de 10 anos da pós-menopausa[2]. Os riscos e benefícios da TH diferem entre as mulheres durante a transição da menopausa em comparação com as mais velhas[1]. A TH em mulheres com mais de 10 anos de pós-menopausa pode associar-se ao aumento no risco de doença cardiovascular. Por outro lado, introduzir a TH na peri e pós-menopausa inicial pode diminuir o risco cardiovascular, conceito conhecido como "janela de oportunidade"[1-3].

Benefícios da Terapia Hormonal

Os principais benefícios estão entre as indicações consagradas para o uso da TH, que são o tratamento dos sintomas vasomotores e da atrofia vulvovaginal e a prevenção da osteoporose e fraturas osteoporóticas[1-4].

Sintomas Vasomotores

A sintomatologia vasomotora (ondas de calor e sudorese noturna) são sintomas mais frequentes na peri e pós-menopausa, acometendo cerca de 60 a 80% das mulheres. A eficácia da TH no alívio desses sintomas está bem estabelecida, sendo considerado o tratamento mais efetivo para essas mulheres[4]. Com o objetivo de avaliar a eficácia da TH no tratamento dos sintomas vasomotores, um estudo de revisão da Cochrane Library, que incluiu 24 ensaios clínicos, demonstrou redução de 75% na ocorrência e de 87% na intensidade dos sintomas em relação ao placebo, independentemente da associação do progestagênio. A redução da sintomatologia com placebo foi, em média, de 30%[5]. Estudo de meta-análise, que incluiu 12 ensaios clínicos avaliou o efeito da terapia estrogênica comparada ao placebo sobre as ondas de calor. Demonstrou redução no número semanal de ondas de calor com o uso de estradiol transdérmico (-22,4 fogachos/semana), de estrogênios conjugados (-19,1 fogachos/semana) e de 17-β-estradiol oral (-16,8 fogachos/semana)[6].

Os resultados sobre TH e os sintomas vasomotores se baseiam em doses convencionais de estrogênios, entretanto, terapias com baixas doses (estrogênios conjugados 0,3 mg, 17-β-estradiol 1 mg e 17-β-estradiol transdérmico 0,025 mg) também são efetivas nos sintomas vasomotores, podendo demorar de 6 a 8 semanas para fornecer alívio adequado, e estão associadas a menor ocorrência de sangramento vaginal e mastalgia[3]. Atualmente, recomenda-se empregar a menor dose efetiva e pelo menor período de tempo necessário. Em todos os recentes consensos sobre TH da menopausa[1-4], o tratamento dos sintomas vasomotores é considerado indicação primária para TH, especialmente para mulheres sintomáticas abaixo dos 60 anos e com menos de 10 anos de menopausa.

Atrofia Vulvovaginal

A atrofia vulvovaginal é uma condição decorrente da redução dos estrogênios nos tecidos da vulva e vagina, sendo diagnosticada com base nos sintomas relatados pela paciente e no exame ginecológico. Os sintomas associados à atrofia, como falta de lubrificação e dispareunia, acometem cerca de 50% das mulheres na pós-menopausa[4]. Entretanto, essa incidência é provavelmente sub-reportada e subestimada[7]. O estudo VIVA (Vaginal Health: Insights, Views and Attitudes)[8] multicêntrico internacional avaliou por meio de um questionário eletrônico a saúde vaginal de 3.250 mulheres (europeias, norte-americanas e canadenses) com idade entre 55-65 anos. Esse estudo constatou que 80% das mulheres relataram sintomas de ressecamento vaginal e 50% dispareunia. As mulheres referiram que a atrofia vulvovaginal trouxe consequências negativas sobre a vida sexual em 80%, sendo que 68% se sentem menos sensuais, com interferência no relacionamento em 40%, e piora da qualidade de vida em 25%[8]. Em outro grande estudo europeu, o REVIVE (Real Women's Views of Treatment Options for Menopausal Vaginal Changes.)[9] com a participação de 3.768 mulheres entre 45-75 anos, o sintoma mais comum da atrofia vulvovaginal foi o ressecamento vaginal (70%), com impacto negativo na satisfação sexual (72%), na espontaneidade para o sexo (66%), na intimidade (62%) e no relacionamento com o parceiro (60%)[9].

O alívio dos sintomas é o principal objetivo do tratamento na atrofia vulvovaginal. As terapias de primeira linha para sintomas leves incluem hidratantes vaginais e lubrificantes. Para as mulheres com sintomas moderados a severos, as preparações de baixa dose de estrogênio vaginal são eficazes e geralmente seguras[3]. Uma revisão da Cochrane Library incluiu dados de 30 estudos clínicos randomizados com 6.235 mulheres avaliadas e demonstrou que os estrogênios tópicos vaginais são mais eficazes no alívio das manifestações atróficas vaginais em comparação ao placebo ou géis não hormonais[10]. A terapia estrogênica promove o crescimento celular vaginal, a maturação celular e a recolonizarão com lactobacilos, aumenta o fluxo sanguíneo vaginal, diminui o pH vaginal para os valores da menacme, e melhora a espessura e a elasticidade vaginal e a resposta sexual[3].

Perda de Massa Óssea

A TH é eficaz na prevenção da perda óssea associada a menopausa e na redução da incidência de todas as fraturas relacionadas com a osteoporose, incluindo fraturas vertebrais e de quadril[1-4]. Uma meta-análise que avaliou o efeito da TH na prevenção e tratamento da osteoporose incluiu 57 ensaios clínicos randomizados e controlados com placebo, e demonstrou que a TH foi eficaz em manter ou melhorar a densidade mineral óssea (DMO), com acréscimo médio em dois anos de 6,8% na DMO da coluna lombar e de 4,1% no colo do fêmur[11]. As evidências da TH na prevenção da perda de DMO existem tanto para doses convencionais quanto para baixas doses, por via oral (estrogênios conjugados e 17-β-estradiol) e transdérmica (17-β-estradiol)[1]. Dados do estudo *Women's Health Initiative* (WHI) demonstraram que o uso de TH combinada comparada ao placebo reduziu o risco de fraturas de quadril, coluna e punho[12]. Esse risco também reduziu quando se utilizou terapia estrogênica isolada para fraturas de quadril e de coluna. Estima-se redução de 4,9 e 5,9 fraturas/1.000 mulheres em cinco anos com o uso de TH combinada ou estrogênios isolados, respectivamente[12]. Com a descontinuação do tratamento, o efeito protetor da TH sobre a DMO reduz rapidamente, embora possa permanecer algum grau de proteção contra fraturas[3].

Consensos internacionais consideram que a TH pode ser indicada para prevenir e tratar a osteoporose em mulheres de elevado risco antes dos 60 anos ou dentro dos primeiros anos de pós-menopausa[1-4]. Contudo, iniciar TH com o único propósito de prevenir fraturas em mulheres após os 60 anos não é recomendado. Na manutenção da TH em mulheres após os 60 anos para prevenção ou tratamento da osteoporose devem-se considerar os riscos em longo prazo quando comparado a outros tratamentos não hormonais de comprovada eficácia. Com base nas evidências sobre eficácia, custo e segurança, a TH pode ser considerada tratamento de primeira linha para prevenir osteoporose em mulheres na pós-menopausa, com idade inferior a 60 anos, especialmente naquelas com sintomas climatéricos[4].

Benefícios Adicionais da Terapia Hormonal

Evidências atuais sugerem outros benefícios da TH sobre os sintomas geniturinários e distúrbios da função sexual e na redução da doença cardiovascular e diabetes, além de melhoria da qualidade de vida em mulheres na pós-menopausa. Esses benefícios, embora reconhecidos, não são considerados suficientes para indicar o uso da TH na ausência das indicações consagradas[4].

Sintomas Geniturinários

A TH apresenta efeito proliferativo no epitélio uretral e da bexiga, podendo ter efeito benéfico sobre os sintomas de urgência urinária, bexiga hiperativa e risco de infecção urinária recorrente em mulheres com atrofia urogenital[3]. Na avaliação dos efeitos da TH em relação aos sintomas urinários, os estrogênios parecem ser mais efetivos que o placebo na diminuição da frequência miccional, na urgência miccional e no aumento da capacidade vesical. Já o estrogênio tópico apresenta melhor benefício que o estrogênio sistêmico[3]. Uma revisão da Cochrane Library, avaliando 34 ensaios clínicos com 19.676 mulheres com incontinência urinária de esforço, concluiu que a terapia estrogênica local pode melhorar os sintomas, mas que a TH combinada sistêmica, com estrogênio e progestagênio tem menor probabilidade de melhora[13]. Mulheres na menopausa e com infecção urinária de repetição podem utilizar terapêutica hormonal local com estrogênios vaginais[4]. Observa-se redução do risco de recorrência de episódios de infecções urinárias por paciente/ano entre as mulheres tratadas com estrogênio comparado ao placebo, relacionado com normalização da flora e redução da colonização por *E. coli*. Esse benefício parece se associar apenas ao uso de estrogênio tópico e não sistêmico.

Função Sexual

A TH pode apresentar benefícios sobre a função sexual. A TH sistêmica ou terapia estrogênica local pode melhorar a satisfação sexual por aumentar a lubrificação vaginal, o fluxo sanguíneo e a sensibilidade da mucosa vaginal e melhorar a dispareunia[3,4]. Contudo, são poucas as evidências que demonstram efeito significativo da TH sobre interesse sexual, excitação, orgasmo ou desejo sexual hipoativo, independentemente do seu efeito no tratamento de outros sintomas da menopausa. Em análise secundária do estudo WHI sobre a atividade sexual, a TH não se correlacionou com aumento da atividade sexual[14]. Se a TH sistêmica está indicada e a paciente tem diminuição da libido, as formulações transdérmicas são preferidas à via oral, pois esta aumenta a globulina carreadora dos hormônios sexuais (SHBG) e reduz a biodisponibilidade da testosterona endógena[3]. A TH com tibolona[15] tem demonstrado melhora na função sexual, incluindo desejo e orgasmo. A TH não é recomendada como tratamento isolado da disfunção sexual[3].

Sistema Cardiovascular

A doença cardiovascular (DCV) é a principal causa de morbidade e mortalidade em mulheres na pós-menopausa. Principais medidas de prevenção são a cessação do tabagismo, a perda de peso, a redução da pressão arterial, o exercício aeróbio regular e controle do diabetes e do perfil lipídico. A TH tem potencial para melhorar o risco cardiovascular através dos seus efeitos benéficos sobre a função vascular, os níveis lipídicos e o metabolismo da glicose[1].

Dados atuais sugerem que, para mulheres saudáveis na peri e pós-menopausa inicial, os benefícios da TH (estrogênio isolado ou associado ao progestagênio) superam os seus riscos, com menos eventos da DCV[3]. O estudo WHI com uso de TH combinada (estrogênio conjugado 0,625 mg/dia associado a acetato de medroxiprogesterona 2,5 mg/dia), apesar de ter demonstrado redução no risco de fraturas osteoporóticas e câncer de cólon, foi interrompido após 5,2 anos de seguimento por aumento no risco de doença cardíaca coronariana (DCC), acidente vascular cerebral (AVC) e tromboembolismo venoso (TEV)[16]. A taxa total de DCC foi de 39 casos *versus* 33/10.000 pessoas/ano quando comparado à TH combinada ao placebo, mas apresentou efeito protetor se utilizada por mulheres mais jovens (50 a 59 anos) e com menos de 10 anos de menopausa[16]. Uma revisão da Cochrane Library revelou que a TH empregada em mulheres com menos de 10 anos após o início da menopausa diminuiu a DCC e reduziu a mortalidade geral por todas as causas, mas aumentou o risco de TEV[17]. Para as mulheres sintomáticas saudáveis com idade inferior a 60 anos ou que estão dentro de 10 anos da pós-menopausa, os efeitos favoráveis da TH na DCV e na mortalidade geral devem ser considerados contra pequeno aumento no risco para TEV[3].

Diabetes

A TH parece diminuir o risco de diabetes tipo 2 pela redução da resistência à insulina não relacionada com o índice de massa corpórea (IMC)[4]. No estudo WHI foi observado redução significativa de 19 e 14% na incidência do diabetes entre as usuárias de TH combinada e estrogênio isolado, respectivamente[16]. Para mulheres entre 50 e 59 anos, estima-se redução de 11 casos/1.000 por cinco anos de uso[4]. Meta-análises de estudos publicados indicaram que com o uso da TH, a incidência de diabetes diminuiu cerca de 40%, com níveis mais baixos de glicose em jejum e hemoglobina glicada[3]. Porém, tais resultados não são suficientes para indicar TH para prevenção primária de diabetes[4].

Qualidade de Vida

Os sintomas da menopausa estão fortemente relacionados com a piora da qualidade de vida quando se utilizam instrumentos específicos de avaliação[1]. As mulheres sintomáticas na linha de base em ensaios clínicos mostram melhora significativa na qualidade de vida, enquanto nenhuma melhora significativa é observada em mulheres pouco assintomáticas[3]. A TH pode melhorar a qualidade de vida em mulheres na peri e pós-menopausa sintomáticas em resposta à melhora obtida com tratamento sobre os sintomas vasomotores e as desordens do sono, do humor e da função sexual[18]. Entretanto, não existem evidências de que a TH melhore a qualidade de vida de mulheres assintomáticas. Deve ser dada especial atenção às mulheres com menopausa natural ou iatrogênica em idade mais jovem porque o ônus da menopausa prematura engloba vários aspectos biopsicossociais que influenciam a qualidade de vida e o bem-estar sexual[1]. Assim, a qualidade de vida, a função sexual e outras queixas relacionadas com a menopausa e que podem interferir na qualidade de vida, como dores articulares e musculares, mudanças de humor e distúrbios do sono, podem melhorar durante a TH[2].

Riscos da Terapia Hormonal

De acordo com a North American Menopause Society (NAMS), o uso da TH estroprogestativa é limitado pelo aumento do risco de câncer de mama em três a cinco anos, enquanto a terapia estrogênica isolada teria maior período de uso com segurança[3]. A International Menopause Society (IMS) não vê motivos para impor limites em relação à duração da TH, referindo que estudos indicam o uso por pelo menos cinco anos em mulheres saudáveis que iniciaram a TH na "janela de oportunidade" e que a continuidade além desse período pode ser realizada baseada no perfil de risco individual de cada mulher[1]. Em consenso, a Sobrac (Associação Brasileira de Climatério) considera que não há duração máxima obrigatória para o uso da TH e que esta deve ser suspensa quando os benefícios não forem mais necessários ou quando a relação risco-benefício for desfavorável[4].

Câncer de Mama

Podem existir diferenças potenciais no risco de câncer de mama com terapia estrogênica isolada ou associada a progestagênios. O efeito da TH sobre o risco de câncer de mama pode depender do tipo de TH, dose, duração do uso, regime, via de administração, exposição prévia e características individuais[3,4]. O risco potencial de câncer de mama deve ser incluído nas discussões sobre benefícios e riscos de TH. Diferentes regimes de TH podem estar associados ao aumento da densidade da mama, o que pode obscurecer a interpretação mamográfica, levando a mais mamografias ou mais biópsias de mama[3]. O possível aumento do risco de câncer de mama associado à TH é pequeno e estimado em menos de 0,1% ao ano, ou seja, uma incidência absoluta de menos de um caso por 1.000 mulheres por ano de uso[1,2]. Esse risco é semelhante ou menor do que o aumento do risco associado a fatores como inatividade física, obesidade e consumo de álcool[1].

Os resultados do WHI sugerem um risco reduzido, porém não significativo, de câncer de mama com estrogênio conjugado (EC) isolado em mulheres histerectomizadas. Em comparação com as mulheres que receberam placebo, as que receberam EC isoladamente mostraram redução não significativa no risco de câncer de mama após 7,2 anos de uso em média, com sete casos a menos de câncer de mama invasivo a cada 10.000 pessoas/ano. Esse padrão de redução no câncer de mama permaneceu evidente até um acompanhamento cumulativo médio de 13 anos[19]. Por outro lado, um risco absoluto de câncer de mama, considerado baixo (menor que 1 caso adicional em 1.000 pessoas/ano de uso), foi observado com estrogênio conjugado associado a acetato de medroxiprogesterona em uso contínuo no estudo WHI[19]. Porém, em reanálise desses dados, esse risco não foi observado em mulheres sem exposição prévia à TH, consistente com resultados de estudos observacionais[3]. Um grande estudo observacional europeu, o E3N cohort, sugeriu que a progesterona micronizada ou a didrogesterona utilizada em associação ao estradiol oral ou percutâneo pode associar-se ao melhor perfil de risco para o câncer de mama que outros progestagênios[20]. No entanto, não há dados suficientes de estudos clínicos para avaliar completamente possíveis diferenças na incidência de câncer de mama empregando diferentes tipos, doses e rotas de estrogênio e tipos de progestogênios[1].

Tromboembolismo Venoso

O risco relacionado com a TH para eventos tromboembólicos venosos graves aumenta com a idade – embora raro em mulheres até 60 anos – e está associado positivamente com obesidade e trombofilias[1]. A incidência estimada de TEV (trombose venosa profunda e embolia pulmonar) é de um a dois casos por 1.000 mulheres/ano[4]. Os dados do estudo WHI mostraram risco aumentado de TEV com uso da TH oral com estrogênio conjugado isolado ou associado a acetato de medroxiprogesterona, de sete casos adicionais por 10 mil mulheres/ano e de 18 casos adicionais por 10 mil mulheres/ano, respectivamente, e com maior risco nos primeiros dois anos de tratamento[16]. Para as mulheres que iniciaram TH com idade inferior a 60 anos, o risco absoluto de TEV foi raro, mas aumentava significativamente com a idade. Meta-análise de ensaios clínicos com mulheres que iniciaram a TH com menos de 10 anos após o início da menopausa ou com idade inferior a 60 anos, evidenciou aumento do risco de TEV no grupo com TH em comparação com uso do placebo[17]. Doses mais baixas de TH oral poderiam conferir menor risco de TEV do que as mais elevadas, mas existem poucos estudos clínicos para comparação[3].

Há evidência de que a via de administração da TH e o tipo de progestagênio associado ao estrogênio sejam importantes no risco de TEV[1]. A progesterona micronizada pode ser menos trombogênica do que outros progestagênios empregados na TH[21]. O uso de estrogênio transdérmico associado à progesterona natural parece ser mais seguro em relação à TEV, especialmente em mulheres de alto risco para TEV[1,21]. No entanto, ensaios clínicos randomizados que tenham comparado a via oral com a transdérmica são ainda escassos e de curta duração[4]. A terapia estrogênica transdérmica deve ser a primeira escolha em mulheres obesas com sintomas climatéricos[1]. Não há evidência de risco aumentado de TEV com uso de baixa dose de estrogênio via vaginal empregado no tratamento da atrofia vulvovaginal. O risco familiar de DCV, de acidente vascular cerebral e de TEV deve ser considerado ao iniciar a TH[3].

Doenças da Vesícula Biliar

O risco de doenças da vesícula biliar aumenta com uso da TH por via oral[3]. A colelitíase, a colecistite e a colecistectomia ocorrem mais frequentemente em mulheres que usam terapia estrogênica na via oral, presumivelmente pelo efeito hepático da primeira passagem após a ingestão oral. Os estrogênios aumentam a secreção e a saturação do colesterol biliar, promovem a precipitação do colesterol na bile e reduzem a motilidade da vesícula biliar, com aumento da cristalização biliar[22]. A via de administração transdérmica parece apresentar menor risco de doença da vesícula biliar[3]. No estudo WHI, o risco da doença da vesícula biliar atribuível à TH foi de 47 casos adicionais por 10.000 mulheres por ano para TH combinada e de 58 casos por 10.000 mulheres por ano para estrogênio isolado[19].

Benefícios x Riscos na Manutenção da Terapia Hormonal

O tempo de manutenção da TH deve ser considerado de acordo com os objetivos da prescrição e com os critérios de segurança na utilização[1], avaliando os benefícios e os riscos. O uso de TH é uma decisão individualizada em que a qualidade de vida e os fatores de risco, como idade, tempo de pós-menopausa, e risco individual de tromboembolismo, de doença cardiovascular e de câncer de mama, devem ser avaliados[4]. O momento do início da TH, a dose e a via de administração têm importante papel na tomada de decisão. Em uma reanálise do estudo WHI, as mulheres que apresentaram maiores benefícios com o uso de TH foram aquelas com idade entre 50 e 59 anos ou com menos de 10 anos de pós-menopausa. Esses benefícios incluíram a redução da incidência de doença cardiovascular e da mortalidade[23].

Referências Bibliográficas

1. Baber RJ, Panay N, Fenton A. IMS Writing Group. 2016 IMS Recommendations on women's midlife health and menopause hormone therapy. Climacteric 2016;19:109-50.

2. de Villiers TJ, Halb JE, Pinkerton JV, Cerdas Pérez S, Rees M, Yang C, Pierro DD. Revised global consensus statement on menopausal hormone therapy. Maturitas 2016;91:153-155.

3. North American Menopause Society (NAMS). The 2017 hormone therapy position statement of the North American Menopause Society. Menopause 2017;24:728-753.

4. Wender MCO, Pompei LM, Fernandes CE. Associação Brasileira de Climatério (Sobrac). Consenso brasileiro de terapêutica hormonal da menopausa 2014. São Paulo: Leitura Médica, 2014. Disponível em: http://www.sobrac.org.br.

5. Maclennan AH, Broadbent JL, Lester S, Moore V. Oral oestrogen replacement therapy versus placebo for hot flushes. Cochrane Database Syst Rev. 2004;18;(4):CD002978.

6. Nelson HD. Commonly used types of postmenopausal estrogen for treatment of hot flashes: scientific review. JAMA 2004;291:1610-20.

7. Palacios S, Castelo-Branco C, Currie H, Mijatovic V, Nappi R, Simon J, Rees M. Update on management of genitourinary syndrome of menopause: A practical guide. Maturitas 2015;82:307–312.

8. Nappi RE, Kokot-Kierepa M. Vaginal Health: Insights, Views & Attitudes (VIVA) – results from an international survey. Climacteric 2012;15:36–44

9. Nappi R, Palacios S, Panay N, Particco M, Krychman M. Vulvar and vaginal atrophy in four European countries: evidence from the European REVIVE Survey. Climacteric 2016;19:188-97.

10. Lethaby A, Ayeleke RO, Roberts H. Local oestrogen for vaginal atrophy in postmenopausal women. Cochrane Database Sys Rev 2016;8:CD001500.

CAPÍTULO 28 Riscos e Benefícios da Terapia Hormonal **433**

11. Wells G, Tugwell P, Shea B, Guyatt G, Peterson J, Zytaruk N, Robinson V, Henry D, O'Connell D, Cranney A. Osteoporosis Methodology Group and The Osteoporosis Research Advisory Group. Meta-analyses of therapies for postmenopausal osteoporosis. V. Meta-analysis of the efficacy of hormone replacement therapy in treating and preventing osteoporosis in postmenopausal women. Endocr Rev 2002;23:529-39.

12. Cauley JA, Robbins J, Chen Z, Cummings SR, Jackson RD, LaCroix AZ, LeBoff M, Lewis CE, McGowan J, Neuner J, Pettinger M, Stefanick ML, Wactawski-Wende J, Watts NB, Women's Health Initiative Investigators. Effects of estrogen plus progestin on risk of fracture and bone mineral density: the Women's Health Initiative Randomized Trial. JAMA 2003;290:1729-38

13. Cody JD, Jacobs ML, Richardson K, Moehrer B, Hextall A. Oestrogen therapy for urinary incontinence in post-menopausal women. Cochrane Database of Systematic Reviews. Cochrane Database Syst Rev 2012;10:CD001405.

14. Gass ML, Cochrane BB, Larson JC, Manson JE, Barnabei VM, Brzyski RG, Lane DS, LaValleur J, Ockene JK, Mouton CP, Barad DH. Patterns and predictors of sexual activity among women in the hormone therapy trials of the Women's Health Initiative. Menopause 2011;18:1160-71.

15. Nijland EA, Weijmar Schultz WC, Nathorst-Boös J, Helmond FA, Van Lunsen RH, Palacios S, Norman RJ, Mulder RJ, Davis SR. LISA study investigators. Tibolone and transdermal E2/NETA for the treatment of female sexual dysfunction in naturally menopausal women: results of a randomized active-controlled trial. J Sex Med 2008;5:646-56.

16. Rossouw JE, Anderson GL, Prentice RL, LaCroix AZ, Kooperberg C, Stefanick ML, Jackson RD, Beresford SA, Howard BV, Johnson KC, Kotchen JM, Ockene J. Writing Group for the Women's Health Initiative Investigators. Risks and benefits of estrogen plus progestin in healthy postmenopausal women: principal results from The Women's Health Initiative randomized controlled trial. JAMA. 2002;288:321-33.

17. Boardman HM, Hartley L, Eisinga A. et al. Hormone therapy for preventing cardiovascular disease in post-menopausal women. Cochrane Database Syst Rev 2015;(3):CD002229.

18. Hays J, Ockene JK, Brunner RL, Kotchen JM, Manson JE, Patterson RE, Aragaki AK, Shumaker SA, Brzyski RG, LaCroix AZ, Granek IA, Valanis BG. Women's Health Initiative Investigators. Effects of estrogen plus progestin on health-related quality of life. N Engl J Med. 2003;348:1839-54.

19. Manson JE, Chlebowski RT, Stefanick ML, et al. Menopausal hormone therapy and health outcomes during the intervention and extended poststopping phases of the Women's Health Initiative randomized trials. JAMA 2013;310:1353-1368.

20. Fournier A, Berrino F, Clavell-Chapelon F. Unequal risks for breast cancer associated with different hormone replacement therapies: results from the E3N cohort study. Breast Cancer Res Treat 2008;107:103–11

21. Canonico M, Oger E, Plu-Bureau G, et al. Estrogen and Thromboembolism Risk (ESTHER) Study Group. Hormone therapy and venous thromboembolism among postmenopausal women: impact of the route of estrogen administration and progestogens: the ESTHER study. Circulation 2007;115:840-845.

22. Cirillo DJ, Wallace RB, Rodabough RJ, et al. Effect of estrogen therapy on gallbladder disease. JAMA 2005;293:330-339.

23. Rossouw JE, Prentice RL, Manson JE, Wu L, Barad D, Barnabei VM, Ko M, LaCroix AZ, Margolis KL, Stefanick ML. Postmenopausal hormone therapy and risk of cardiovascular disease by age and years since menopause. JAMA 2007;297:1465-77.

ÍNDICE

A

Abortamento, 68
Aborto espontâneo, 68
Acetato de noretindrona, 322
Acidente vascular cerebral, 98, 112
Ácido
  fítico, 204
  fólico, 235
  glicólico, 203
  lático, 203
  retinoico, 203
Acrocórdon, 209
Acupuntura, 415
Alcoolismo, 125
Alfa-hidroxiácidos, 203
Alopecia androgenética de padrão feminino, 214
Alterações
  de humor e cognição, 45
  dermatológicas comuns no climatério, 205
  do peso, 82
  hormonais e função sexual, 186
  metabólicas na menopausa, 79
Amenorreia, 321
  hipergonadotrófica, 26
Anamnese, 260
Andrógênios, 85, 397
  ao longo da vida da mulher, 334
  contraindicações, 342
  efeitos colaterais, 342
  segurança, 342

suplementação com, 191
tratamento com, 339
vias de administração dos, 191
Androstenediona, 44, 334
Anemia(s)
  falciforme, 29
  hemolíticas autoimunes, 29
Anormalidades
  cromossômicas e genéticas, 69
Anticoncepcionais na perimenopausa, 57
Artrite reumatoide, 128
Aspectos
  cardiovasculares, 97
  dermatológicos, 199
  gastrointestinais, 221
Atividade física, 229, 230, 236
Atrofia
  cutânea generalizada, 201
  urogenital, 46, 207, 285
  vulvovaginal, 169, 171
Avaliação
  laboratorial global, 134
  vertebral por imagem, 132

B

Baixa densidade mineral óssea, 337
Baixo peso ao nascer, 71
Bazedoxifeno, 313
Bisfosfonatos, 138, 161
Bloqueio do gânglio estrelado, 415

Bupropiona, 193, 410

C

Cabelos, 214
Cálcio, 233
Calcitonina de salmão, 139
Câncer
  colorretal, 270
  de colo uterino, 267, 369
  de cólon, 369
  de endométrio, 367
  de mama, 265
    terapia hormonal e associação com o risco de, 351
    terapia hormonal e risco para, 350
  de ovários, 366
  de pulmão, 369
  de reto, 369
  ginecológicos, 269
  terapia hormonal e, 365
Carboidratos, 231
Chá de folha de amora, 414
Cicatrização das feridas cutâneas, 201
Cido kójico, 204
Cipionato/ enantato de testosterona, 341
Citalopram, 409
Climatério, 11
  alterações dermatológicas comuns, 205
  aspectos
    cardiovasculares, 97

436 CLIMATÉRIO E MENOPAUSA

dermatológicos, 199
gastrointestinais, 221
endocrinologia, 11
endocrinopatias, 149
fisiologia, 13
nutrição e atividade física
no, 229
pós-menopausa, 12
precoce, 26
sexualidade no, 185
síndrome urogenital
no, 169
transição menopáusica, 12
tratamento para a
disfunção sexual
feminina no, 189
tromboembolismo, 377
trombose, 377
Clonidina, 411
Cognição, alterações de, 45, 46
Colágeno, 200
Colo do útero, câncer de, 369
Cólon, câncer de, 369
Complicações da segunda
metade da gestação, 70
Componentes celulares
ovarianos, 14
Composição corporal, 338
Constipação intestinal, 222,
225
Contagem de folículos antrais
ovarianos, 13
Contraceptivos, 58
Crescimento dos cabelos, 214

D
Declínio da fertilidade, 54
Deficiência
androgênica feminina, 335
de iodo, 87
Demência, 127
Denosumabe, 140
Densidade mineral óssea
(DMO), 121, 159, 337
prematura, 31
Densitometria óssea, 273
Depleção da atividade
folicular, 27
Depressão, 45, 84, 249, 251, 252
Descolamento prematuro de
placenta, 71

Desidroepiandrosterona
(DHEA), 178, 192, 341
Desogestrel, 322
Desordens nutricionais, 128
Desvenlafaxina, 253, 410
DHEA
(desidroepiandrosterona),
178, 192, 341
Di-hidrotestosterona, 334
Diabetes mellitus, 29, 70, 79,
104, 128, 155, 156, 263
classificação do, 80
envelhecimento ovariano
feminino e, 81
função sexual da mulher na
pós-menopausa e, 83
gestacional, 105
menopausa e risco de, 81
tipo 1, 81
tipo 2, 81
Disfunção(ões)
no desenvolvimento dos
folículos, 14
sexual
de curta duração, 186
feminina no climatério
tratamento para a, 189
tireoidianas, 86
Dislipidemia, 85, 102, 110, 155,
156, 264
Distúrbios
do sono, 83
pigmentares, 212
Doença(s)
arterial coronária, 99
apresentação clínica
da, 106
diagnóstico, 108
prognóstico, 109
tratamento, 110
associadas à osteoporose,
127
associadas à perda óssea
e/ou à fratura de
fragilidade, 127
autoimunes associadas à
insuficiência ovariana
prematura, 30
cardiovascular, 97, 100, 155
epidemiologia, 100
fatores de risco, 101

menopausa e, 100
rastreamento de fatores
de risco para, 262
celíaca, 128
de Addison, 29
inflamatória intestinal, 128
pulmonar obstrutiva
crônica, 128
sexualmente transmissíveis,
272
Droga(s)
anticonvulsivantes, 411
anti-hipertensiva de ação
central, 411
Duloxetina, 410

E
Endocrinologia do
climatério, 11
Endocrinopatias no
climatério, 149
Endométrio, câncer de, 367
Envelhecimento
da pele e anexos, 199
prevenção, 203
ovariano feminino, diabetes
e, 81
Equilíbrio, 242
Escitalopram, 253, 409
Esgotamento folicular, 25
Esporte, 230
Estradiol, 312
Estresse, 415
Estriol, 312
Estrogênio, 89, 171, 173, 190,
282, 307, 397
isolado, 351
naturais, 309
via vaginal em mulheres
com antecedente pessoal
de câncer de mama, 359
Etinodiol, 322
Etonogestrel, 322
Evolução hormonal na
pós-menopausa, 82
Exame físico/ginecológico,
260, 261
Exercício físico, 230, 236
aeróbios, 241
avaliação pré-participação,
240

benefícios do, 239
importância do, 237
    efeitos cardiovasculares e peso, 237
    efeitos sobre a imunidade e risco de câncer, 238
    efeitos sobre cognição e humor, 238
    efeitos sobre os sintomas de dor, 238
    efeitos sobre os sintomas sexuais, 238
    efeitos sobre os sintomas vasomotores ou fogachos, 238
    efeitos sobre sintomas somáticos, 238
prescrição de, 241
resistidos, 242
riscos da prática de, 240

F

Falência ovariana
    precoce, 26
    prematura, 26, 288
    presumida, 26
Falha na retroalimentação negativa hipofisária, 14
Fator de crescimento produzido por células da granulosa dos folículos antrais, 44
Ferro, 233
Fertilização in vitro (FIV), 55
Fibanserina, 192
Fibroma mole, 209
Finasterida, 215
Fitoestrogênios, 202, 412
Fitoterápicos, 412
Flexibilidade, 242
Fluoxetina, 409
Fogachos, 44, 260, 298
Fotoprotetores, 204
Fratura(s)
    diagnóstico e avaliação de, 128
    do quadril, 122
Função sexual, 286
    alterações hormonais e, 186
    feminina, 338
    parceria e, 188

G

Gabapentina, 411
Ganho de peso na meia-idade, 88
Gasto energético, 231
Gel/adesivo de testosterona, 341
Gestação
    complicações da segunda metade da, 70
    ectópica, 68
    múltipla, 68
    no final da vida reprodutiva, 67
Gestodeno, 322
Glicocorticoides, 126
Glitazonas, 127
GnRH, 126

H

Hidratantes vaginais, 174, 192
HIIT (*high intensity interval training*), 242
Hiperparatireodismo primário, 160
Hiperplasia sebácea, 210
Hiperqueratose palmar e plantar, 212
Hipersensibilidade à progesterona, 205
Hipertensão, 71
    arterial sistêmica, 105, 263
Hipertireoidismo, 152
Hipoestrogenismo, 28
    da pós-menopausa, 200
    na fisiologia feminina, 18
    na pós-menopausa, 44
    prematuro, 288
Hipotireoidismo, 29, 87, 149
    subclínico, 87
História clínica, 260
Hormônio(s)
    antimulleriano, 16, 44
    bioidênticos, 393, 394
        compostos individualizados, 395
        dados epidemiológicos, 395
        evidências, 398
        posição das agências de fiscalização (FDA, EMAS e ANVISA), 400

segurança dos, 399
    tipos de, 396
    luteinizante, 14
    tireoidianos, 86
Humor, alterações de, 45

I

Implante de testosterona, 341
Incontinência urinária, 46
Índice de saúde vaginal, 172
Infarte do miocárdio, 98, 102
    tratamento do, 111
Inibidores
    da fosfodiesterase tipo 5 (PDE5i), 193
    de aromatase, 126
    seletivos da recaptação de serotonina (ISRS), 126, 408, 410
    seletivos da recaptação de serotonina e norepinefrina (ISRSN), 408, 410
Insuficiência
    androgênica
        consequências na mulher, 337
        diagnóstico da, 336
    estrogênica, 19
    hormonal, 19
    ovariana precoce, 26
    ovariana prematura (IOP), 25, 26
        causas de, 28
        diagnóstico, 28
        doenças autoimunes associadas à, 30
        e fertilidade, 35
        tratamento, 31
    ovariana primária, 26
    renal crônica, 128
Irregularidade
    menstrual, 47
Isoflavona, 202

J

Janela da oportunidade, 297

K

Keratoderma climatericum, 212

L

Laser CO_2 Fracionado, 175
Laser Vaginal, 194
Levotiroxina, 152
Linestrenol, 322
Linhaça, 414
Lipídios, 232
Líquen
   escleroatrófico, 207
   escleroso, 207
Liquenificação, 206
Lubrificantes, 175, 192
Luteinização precoce ou fora
   de fase (LOOP), 14

M

Malformações fetais
   na ausência de
   cromossomopatias, 69
Mama, terapia hormonal e,
   349
Marcadores bioquímicos da
   remodelação óssea, 133
Massa óssea, 237
Medicamentos
   anabólicos ou formadores,
   141
   anticatabólicos, 137
   antirreabsortivos, 137
Melanoma maligno, 213
Melanose senil, 213
Memória, 46
Menacme, 11, 13
Meningioma, 370
Menopausa, 4, 11, 12
   alterações metabólicas
   na, 79
   diagnóstico de, 260
   e doença cardiovascular, 100
   e risco de diabetes, 81
   precoce, 12
   precoce, 26, 125
   síndrome geniturinária da,
   284
   tardia, 12
Metabolismo dos lipídios, 85
Metiltestosterona, 341
Minerais, 233
Moduladores seletivos dos
   receptores estrogênicos
   (SERMS), 139, 202, 312

Monoamina, 193
Morbidade obstétrica na
   perimenopausa, 56
Morte materna, 72
Mudança de estilo de vida, 414
Musculação, 242

N

Necessidades nutricionais, 231
Neoplasias malignas de ovário,
   163
Nódulos de tireoide, 153
Noretindrona, 322
Noretinodrel, 322
Noretisterona, 322
Norgestimato, 322
Nutrição no climatério, 229,
   230

O

Obesidade, 87, 103, 155, 264
Óbitos fetal e neonatal, 72
Ocitocina vaginal, 178
Ondas de calor, 260
Osteoporose, 158, 287
   doenças associadas à, 127
   epidemiologia, 122
   fatores comportamentais e
   ambientais, 125
   fatores de risco, 123, 124
   história e exame físico, 128
   idiopática, 121
   induzida por drogas, 126
   pós-menopausa, 121, 131
   primária, 121, 160
   quadro clínico, 123
   rastreamento da, 272
   secundária, 134, 135, 160
   tratamento da, 135
Ovários, câncer de, 366
Oxandrolona, 341

P

Papiloma cutâneo, 209
Parceria e a função sexual, 188
Paroxetina, 408
Parto prematuro, 71
Perimenopausa, 41, 42, 54
   anticoncepcionais na, 57
   aspectos reprodutivos
   da, 53

   diagnóstico, 48
   fisiopatologia, 42
   morbidade obstétrica na, 56
   quadro clínico, 44
   riscos da fase, 59
   testes laboratoriais, 48
Pilates, 242
Piridoxina, 235
Placenta prévia, 71
Porfiria cutânea tardia, 214
Pós-menopausa, 12, 17
   evolução hormonal na, 82
   hipoestrogenismo na, 44
Pré-menopausa, 12
   tardia, 12
Pregabalina, 411
Pregnona, 321
Primeira passagem hepática,
   309
Produtos derivados de ervas,
   412, 413
Produtos naturais, 414
Progestagênios, 89, 319, 397
   de 1ª geração, 321
   de 2ª geração, 322
   de 3ª geração, 322
   de 4ª geração, 322
   doses de, 324
   tipos de, 321
   vias de administração, 325
      intrauterina, 326
      intravaginal, 326
      percutânea, 326
Progesterona, 301, 319
   com proteção endometrial,
   320
   endógena, 320
   indicação de, 289
   por via oral, 321
Propedêutica da mulher
   climatérica, 259
Proteínas, 232
PTH 1-34, 141
Pulmão, câncer de, 369
Púrpura trombocitopênica, 29

Q

Qualidade de vida, 283, 339
Quantificação da massa óssea,
   130
Quedas, 125, 273

Índice **439**

Queratose seborreica, 209
   pigmentada, 210

R

Radiofrequência fracionada, 176
Raloxifeno, 139, 162
Reposição estrogênica, 201
Retinoides, 204
Reto, câncer de, 369
Retroalimentação negativa hipofisária, 14
Riscos da fase perimenopausa, 59
Rosácea, 211

S

Sarcopenia, 237
Sedentarismo, 103
Selênio, 234
Senectude, 11
SERMs (moduladores seletivos do receptor de estrogênio), 139, 202, 312
Sertralina, 409, 410
Sexualidade, 185
Síndrome
   da insuciência androgênica (SIA), 333
   de Turner, 29
   do climatério, 259, 261
      diagnóstico de, 260
   do intestino irritável, 223
   do ovário policístico, 106
   do X frágil, 29
   geniturinária
      da menopausa, 284
      da pós-menopausa, 170
         diagnóstico, 172
         tratamento, 173
   metabólica, 82, 104, 156
   urogenital no climatério, 169
Sintomas vasomotores, 17, 44, 282, 298
   terapias não hormonais para os, 407

Sobrepeso, 103
Sulfato de desidroepiandrosterona, 334
Suplementação de vitamina D, 136

T

Tabagismo, 102, 125, 264
Talassemias, 29
Tamoxifeno, 410
Terapia hormonal, 137, 297
   androgênios, 333
   atuais indicações da, 282
   bioidêntica (THB), 394
   complicações dermatológicas associadas a, 205
   contraindicações, 298
   da diabética na pós-enopausa, 84
   e associação com o risco de câncer de mama, 351
   e câncer, 365
   e mama, 349
   e risco para câncer de mama, 350
      mulheres de alto risco genético, 356
         por lesões precursoras, 354
   em mulheres com antecedente pessoal de câncer de mama, 358
   estrogênios empregados em, 308
   indicações, 281
   monitoramento, 301
   na menopausa, 89
      alteração de peso, 90
   no climatério, 297
   regime(s)
      cíclicos, 300
      contínuo com estrogênio/ progestagênio, 301
      de administração, 300

Terapias não hormonais para os sintomas vasomotores, 407
   medicamentosa, 408
Teriparatida (PTH 1-34), 141
Teste da saliva, 396
Testosterona, 44, 334
   transdérmica, 174
Tiamina, 234
Tiazolidinedionas, 127
Tibolona, 192, 283, 286, 288, 353
Tireoidite autoimune, 87
Tireopatias, 149
Tireotrofina, 150
Tissue selective estrogen complex (TSEC), 312
Transição menopausal precoce, 12
   tardia, 12
Transtorno(s)
   bipolar, 251
   do humor no climatério, 249
Tromboembolismo, 377
   venoso, 311
Trombose, 377

U

Undecanoato de testosterona, 341

V

Velafaxina, 410
Venlafaxina, 410
Vitaminas, 233, 412
   A, 234
   B_1, 234
   B_6, 235
   B_{12}, 235
   C, 236
   D, 236
   E, 414
Vulvovaginite atrófica, 206

Z

Zinco, 233

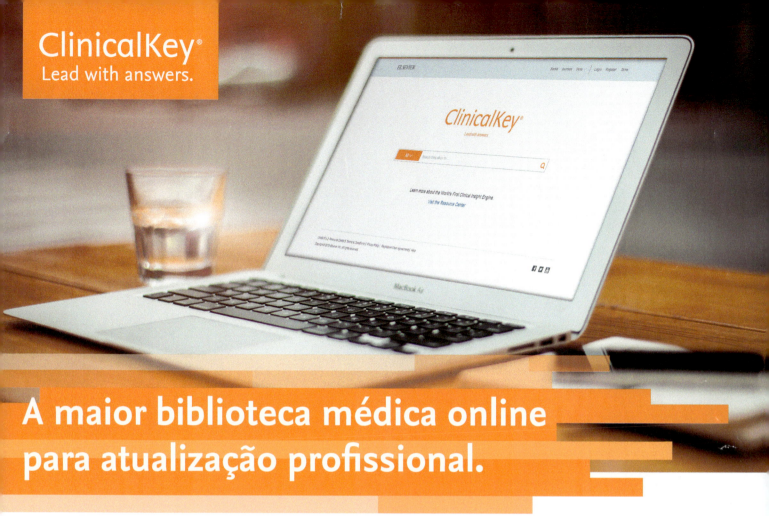

A maior biblioteca médica online para atualização profissional.

ClinicalKey é a única fonte de busca clínica que oferece a informação mais confiável, atualizada e abrangente, a qualquer hora, e em qualquer lugar.

A maior base de dados clínica

Mais de 1.000 e-books para download, 600 periódicos, 2.900 monografias sobre drogas, 17.000 vídeos de procedimentos, 2.000.000 de imagens e muito mais.

Buscas mais rápidas

Design que facilita a navegação e ferramentas que salvam o histórico de buscas, capturam e exportam imagens para uso em aulas e palestras.

A melhor tomada de decisão

Informações rápidas e precisas baseadas em evidências para o cuidado à beira do leito, Guidelines, MEDLINE indexado por completo, ensaios clínicos e muito mais.

Experimente. Acesse: www.elsevier.com.br/clinicalkey

Empowering Knowledge

ELSEVIER